SpringerWienNewYork

Berit Schneider
Wolfgang Bigenzahn

Stimmdiagnostik

Ein Leitfaden für die Praxis

Ao.Univ.Prof Dr. Berit Schneider
Klinische Abteilung Phoniatrie-Logopädie
der Univ.-HNO-Klinik
Allgemeines Krankenhaus,
Währinger Gürtel 18-20, A-1090 Wien

Univ.Prof DDr. Wolfgang Bigenzahn
Leiter der Klinische Abteilung Phoniatrie-Logopädie
der Univ.-HNO-Klinik
Allgemeines Krankenhaus,
Währinger Gürtel 18-20, A-1090 Wien

Das Werk ist urheberrechtlich geschützt.
Die dadurch begründeten Rechte, insbesondere die der Übersetzung, des Nachdruckes, der Entnahme von Abbildungen, der Funksendung, der Wiedergabe auf photomechanischem oder ähnlichem Wege und der Speicherung in Datenverarbeitungsanlagen, bleiben, auch bei nur auszugsweiser Verwertung, vorbehalten. Die Wiedergabe von Gebrauchsnamen, Handelsnamen, Warenbezeichnungen usw. in diesem Buch berechtigt auch ohne besondere Kennzeichnung nicht zu der Annahme, dass solche Namen im Sinne der Warenzeichen- und Markenschutz-Gesetzgebung als frei zu betrachten wären und daher von jedermann benutzt werden dürfen.

Produkthaftung: Sämtliche Angaben in diesem Fachbuch erfolgen trotz sorgfältiger Bearbeitung und Kontrolle ohne Gewähr. Insbesondere Angaben über Dosierungsanweisungen und Applikationsformen müssen vom jeweiligen Anwender im Einzelfall anhand anderer Literaturstellen auf ihre Richtigkeit überprüft werden. Eine Haftung des Autors oder des Verlages aus dem Inhalt dieses Werkes ist ausgeschlossen.

© 2007 Springer-Verlag/Wien • Printed in Austria
Springer-Verlag Wien New York ist ein Unternehmen von
Springer Science+Business Media
springer.at

Umschlagbild: GettyImages/IconicaWoman Listening to Music/Sarma Ozols
Graphische Gestaltung: Springer-Verlag, Wien
Druck: Druckerei Theiss GmbH, 9431 St. Stefan, Österreich
Gedruckt auf säurefreiem, chlorfrei gebleichtem Papier – TCF
SPIN: 11377597

Mit 206 Abbildungen

Bibliografische Information der Deutschen Bibliothek
Die Deutsche Bibliothek verzeichnet diese Publikation in der Deutschen Nationalbibliografie; detaillierte bibliografische Daten sind im Internet über http://dnb.ddb.de abrufbar.

ISBN-13 978-3-211-25216-1 Springer-Verlag Wien New York

Inhalt

Vorwort 1

KAPITEL 1
Kommunikationsbedarf in der modernen Gesellschaft 3
Stimmliches Risiko durch Erfolgs- und Leistungsdruck im Beruf 5
Weniger Stimmstörungen durch verbesserte Prävention 8
Stimmdiagnostik in der Logopädie... 9
Qualitätssicherung in der klinischen Stimmdiagnostik 10

KAPITEL 2
Wichtige Einsatzgebiete der Stimmdiagnostik 11
Einteilung von Stimmstörungen... 11
Differentialdiagnostik und Verlaufsbeurteilung von Stimmstörungen 17
Beurteilung der phoniatrischen Tauglichkeit für den Stimmberuf 18
Stimmdiagnostik im gesangspädagogischen und stimmtherapeutischen Bereich 21

KAPITEL 3
Physikalisch-akustische Grundlagen und deren Kenngrößen 23
Schall, Schwingung, Welle.. 23
Schallquellen.. 25
Physikalische Einflüsse auf die Schallausbreitung 25
Grundlagen der Raumakustik 27

KAPITEL 4
Anatomie und Physiologie der Stimme 29
Funktionsbereiche der Stimmproduktion 29
Atemformen 30
Anatomie der Stimmlippen 31
Stimmlippenschwingungen 33
Eigenschaften des primären Kehlkopfklangs............................... 34
Aufbau und Funktion des Vokaltraktes 35
Grundlagen der Artikulation 37

KAPITEL 5
Sprech- und Singstimme 43
Sprechen und Singen im Vergleich.. 43
Die ausgebildete Sprechstimme (Sprecherstimme) 43
Die ausgebildete Singstimme (Sängerstimme) 45
Klassifizierung der Stimmlagen... 49
Die Stimme im Raum.. 51

KAPITEL 6
Entwicklung stimmdiagnostischer Methoden 53

Inhalt

KAPITEL 7
Systematik der modernen Stimmdiagnostik 55

KAPITEL 8
Basisprotokoll der European Laryngological Society (ELS) zur funktionellen Stimmbeurteilung 57

KAPITEL 9
Bewertung stimmdiagnostischer Befunde unter Berücksichtigung des Basisprotokolls der ELS 59

KAPITEL 10
Aerodynamische Messungen 61
Atemvolumina und Atemkapazitäten 61
Lungenfunktionsdiagnostik im klassischen Sinne 62
Atemfunktionsmessungen in der Stimmdiagnostik 67

KAPITEL 11
Untersuchungsmethoden des Kehlkopfes 73
Inspektion und Palpation 73
Indirekte Laryngoskopie mit dem Kehlkopfspiegel 73
Lupenlaryngoskopie 74
Analoge und digitale Befunddokumentation 76
Visualisierung der Stimmlippenschwingungen mit Hilfe der Stroboskopie 78
Darstellung der Stimmlippenschwingungen mit der Shutter-Technik 90
Videostrobokymographie 90
Echtzeitaufnahmen (Hochgeschwindigkeitskinematographie und Kymographie) 91
Elektroglottographie 95

KAPITEL 12
Stimmfeldmessung 97
Stimmfeldmessung zur Beurteilung von Konstitution und Leistungsfähigkeit der Stimme 97
Stimmfeldmessung 97
Durchführung der Sprechstimmfeldmessung 98
Durchführung der Singstimmfeldmessung 100

KAPITEL 13
Stimmbelastungstest zur Überprüfung der stimmlichen Belastungsfähigkeit 105
Simulation der alltäglichen Sprechstimmbelastung im klinischen Test 105
Technische und räumliche Voraussetzungen 105

Allgemeine Durchführung	106
Auswertung des Stimmbelastungstests	106
Stimmdiagnostische Untersuchungen zum Stimmbelastungstest	107
Auswahl des Schwierigkeitsgrades beim Stimmbelastungstest	108
Indikationen für einen Stimmbelastungstest	108

KAPITEL 14
Auditiv-perzeptive Stimmklangbeurteilung — 111

GRBAS-Skala	112
RBH-Klassifikation	114
Consensus Auditory-Perceptual Evaluation of Voice (CAPE-V)	116
Vor- und Nachteile auditiv-perzeptiver Heiserkeitsbeurteilungen	116
Auditive Beurteilung prosodischer (linguistischer und paralinguistischer) Merkmale	117

KAPITEL 15
Computergestützte Stimmklanganalysen — 119

Stimmsignalaufnahmen	120
Schallspeicherung und signaltechnische Verarbeitung eines Stimmsignals	122
Auflösung und Abtastrate digitaler Signale	122
Akustische Analyse von dysphonen Stimmen	123
Spektralanalysen der Stimme	134
Objektivierung prosodischer Merkmale	144

KAPITEL 16
Multiparametrische Index-Bildung zur Beschreibung von Stimmqualität und -quantität — 147

Dysphonia Severity Index (DSI) nach *Wuyts* et al.	147
Dysphonie-Index nach *Friedrich*	148

KAPITEL 17
Selbsteinschätzung der stimmlichen Situation durch den Patienten — 149

Visuelle Analogskalen	149
Voice Handicap Index (VHI)	150
Voice-related Quality of Life (V-RQOL)	150

Inhalt

KAPITEL 18
Stimmdiagnostik in der klinischen Praxis 151

KAPITEL 19
Klinische Beispiele organischer Dysphonien 151
Akute Laryngitis 153
Chronische Laryngitis 156
Leukoplakie der Stimmlippe 161
Reinke Ödem 165
Refluxlaryngitis 169
Larynxpapillomatose 172
Larynxkarzinom 176
Stimmlippenlähmungen 180
Sulcus vocalis 191
Stimmlippenzyste 194
Teleangiektasien und Stimmlippenhämatome 197
Laryngeale Intubationsschäden 199
Mutationsdysphonien 201
Stimmveränderungen im Klimakterium 205
Presbyphonie 207

KAPITEL 20
Klinische Beispiele funktioneller Dysphonien 213
Funktionelle Dysphonien mit hypofunktioneller Symptomatik 214
Funktionelle Dysphonien mit hyperfunktioneller Symptomatik 216

KAPITEL 21
Klinische Beispiele phonationsassoziierter Stimmlippenveränderungen 227

KAPITEL 22
Tauglichkeitsuntersuchungen bei Stimmberufen 243
Screeninguntersuchung zur Stimmtauglichkeit bei zukünftigen
Stimmberufsanwärtern mittels Punktescore-Ranking 246

KAPITEL 23
Stimmdiagnostik im Rahmen von medizinischen Gutachten 251

KAPITEL 24
Übungen und Lernbeispiele 255
Patientenbeispiele zur selbständigen Auswertung und Diagnosefindung 256
Lösungen 279

Literatur 291
Anhang 297
Stichwortverzeichnis 303

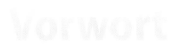

Vorwort

Das vorliegende Lehrbuch resultiert aus unseren Bemühungen um die Vermittlung stimmdiagnostischer Grundlagen sowie um die Standardisierung der Stimmfunktionsdiagnostik in der klinischen Praxis. Intensive Vortrags- und Unterrichtstätigkeit in den letzten Jahren und nicht zuletzt die Wiener Fortbildungskurse zur „Praxis der Stimmdiagnostik" haben das wachsende Interesse an stimmdiagnostischen Kenntnissen aufgezeigt.

Qualitätssicherung und -kontrolle als Forderungen des modernen Qualitätsmanagements geben dem klinischen Einsatz stimmdiagnostischer Methoden starke Impulse. Daneben gewinnen auch Dokumentation und wissenschaftliche Aufbereitung der Untersuchungsbefunde an Bedeutung.

Dieser Leitfaden soll helfen, Diagnostik und Therapiebeurteilung von Stimmstörungen auf der Grundlage stimmdiagnostischer Parameter zu erlernen, vorhandenes Wissen zu vertiefen sowie Transparenz und Nachvollziehbarkeit im stimmdiagnostischen Bereich zu erhöhen. Die Autoren erheben dabei nicht den Anspruch, das Gebiet der Stimmdiagnostik zur Gänze wissenschaftlich abzudecken bzw. „Leitlinien" zu erstellen. Vielmehr soll ein systematischer Überblick über klinisch relevante stimmdiagnostische Methoden gegeben werden, der zugleich Erfahrungen im Erlernen von deren Grundlagen berücksichtigt. Dabei möge die zunächst breite Vielgestaltigkeit der theoretischen Möglichkeiten nicht darüber hinweg täuschen, dass trotz technischer Fortschritte die apparative Stimmdiagnostik noch immer nicht in der Lage ist, das geschulte Ohr des erfahrenen Untersuchers zu ersetzen.

Die Autoren danken dem Springer-Verlag für die Unterstützung, diese Thematik dem interessierten Fach- und Leserkreis zugänglich zu machen.

Berit Schneider
Wolfgang Bigenzahn
Wien, Frühjahr 2007

KAPITEL 1
KOMMUNIKATIONSBEDARF IN DER MODERNEN GESELLSCHAFT

Stimme und Sprache sind untrennbar miteinander verbunden. Sprache ist sowohl in gesprochener als auch geschriebener Form Träger gedanklich-inhaltlicher Ideen des täglichen Informationsaustauschs. Vereinfacht dargestellt beruht die verbale Kommunikationskette auf vier Säulen *(Abbildung 1)*, unterstützt durch nonverbale Signale:

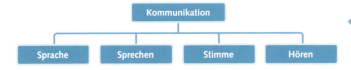

Abb. 1: Säulen der verbalen Kommunikation

1. zentrale Planung („Sprache")
2. Umsetzung in periphere Artikulationsvorgänge („Sprechen")
3. Phonation („Stimme")
4. Aufnahme bzw. akustische und zentrale Wahrnehmung des Stimm- und Sprachschalls („Hören").

Die verbale Kommunikation beginnt mit der zentralen gedanklichen Konzeption einer Information, die einer anderen Person mitgeteilt werden soll. Nach Erstellung entsprechender sprachlicher Ausdruckskonzepte wird sie sprechmotorisch bzw. artikulatorisch umgesetzt und als Sprachschall dem Zuhörer/Empfänger gesendet. Der Sprechvorgang ist dabei direkt an die Stimmgebung (Phonation) gebunden. Sprechen ist ohne Stimme als klanglicher Energieträger nicht möglich. Das resultierende akustische Produkt enthält das gedanklich-inhaltliche Konzept. Es wird vom Gesprächspartner mit dem Ohr aufgenommen, akustisch analysiert und zentral wahrgenommen. Im Falle einer Stimmstörung kann die kommunikative Fähigkeit unterschiedlich stark beeinträchtigt sein.

Kommunikationsdedarf in der modernen Gesellschaft

DEFINITION PHONIATRIE

Die Phoniatrie befasst sich mit der Ätiologie, Diagnostik und Therapie von Kommunikationsstörungen (Störungen von Sprache, Sprechen, Stimme und/oder Hören). Interdisziplinär ausgerichtet ist sie mit anderen medizinischen Disziplinen verbunden und arbeitet eng mit Fächern wie Phonetik, Linguistik, Kommunikationswissenschaften, Soziologie, Pädagogik, Musik, Akustik und Nachrichtentechnik zusammen.

Die Fähigkeit zur **verbalen Kommunikation** ist Voraussetzung für soziale Integration, persönliche Zufriedenheit und berufliche Kompetenz. Eine gesunde Stimme gewinnt in unserer Kommunikationsgesellschaft immer mehr an Bedeutung. Sie ist in allen Lebensbereichen, ob Schule, Beruf oder Freizeit, so wichtig geworden wie nie zuvor. Zugleich beobachtet man trotz vermehrter Aufklärung über stimmliche Risikofaktoren (u.a. Nikotin, Alkohol, übermäßige Stimmbelastung, schlechte Sprechtechnik) eine Zunahme der **Kommunikationsstörungen.** Erfahrungen im Umgang mit stimmgestörten Patienten haben gezeigt, dass eine gesunde Stimme von unschätzbarem Wert ist. Derzeit leiden weltweit Millionen von Menschen an Stimmstörungen (Dysphonien). Für deren Zunahme werden in erster Linie steigender Kommunikationsbedarf, ungesunde Lebensweise, erhöhte Schadstoffbelastungen am Arbeitsplatz und in der Umwelt, sowie hohe berufliche vokale Anforderungen verantwortlich gemacht.

Internationale und nationale Initiativen (z.B. World Voice Day, World Voice Congress, Pan European Voice Conference) haben sich in Prävention, Therapie und gesellschafliche politische Bewußtseinsförderung zum Ziel gesetzt. Zwei weitere Entwicklungen beschäftigen zunehmend Wissenschaft und Volkswirtschaft: zum einem wird die Bevölkerung in den Industrienationen immer älter und zum anderen haben sich die Anforderungen an die verbale Kommunikation in allen Lebensbereichen deutlich erhöht. Modernisierung und technischer Fortschritt erschließen ständig neue Kommunikationsweisen mit höherer stimmlicher Belastung und Beanspruchung.

Aus medizinischer Sicht nimmt die Phoniatrie in der Diagnostik und Behandlung von Stimmstörungen eine Schlüsselrolle ein: in der Erstellung von Kriterien für die Beurteilung einer gesunden Stimmfunktion sowie der Beschreibung pathologischer Abweichungen.

Stimmliches Risiko durch Erfolgs- und Leistungsdruck im Beruf

Vor dem Hintergrund, dass bereits etwa 80% aller Berufsgruppen verbale Kommunikation als Arbeitsmittel einsetzen [107], ist es zunehmend wichtig, dem Ansteigen von Stimmstörungen entgegenzuwirken. Allein in den USA werden die Folgekosten zur Behandlung von Kommunikationsstörungen, zu denen neben den Stimmstörungen auch Hör-, Sprech- und Sprachstörungen zu zählen sind, jährlich auf 2,5 – 3% des Bruttosozialproduktes (154-186 Mrd.Dollar) geschätzt. Diese Zahlen sind nicht allein aus gesundheitspolitischen Gesichtspunkten wichtig, sondern sie machen auch die volkswirtschaftliche Belastung durch anfallende Kosten für Prävention, Diagnostik und Therapie von Kommunikationsstörungen deutlich.

In Abhängigkeit vom Ausmaß der stimmlichen Anforderungen werden Berufe nach *Kaufman et Isaccson* [69] und *Stemple* [135, 136] in Gruppen (Level I-IV) eingeteilt.

Je höher die berufliche Stimmbelastung ist, desto mehr steigt das Risiko für die Entstehung einer dadurch bedingten Stimmstörung (Berufsdysphonie). Die Gruppeneinteilung unterliegt qualitativ völlig unterschiedlichen Ansprüchen (Tabelle 1, S. 6). In den künstlerischen Hochleistungsberufen des Levels I werden bei großer Belastung hohe stimmtechnische Fertigkeiten vorausgesetzt [147].

Bei Berufsgruppen des Levels II ist die Belastung der Stimme zwar groß, die Anforderungen an die Qualität dagegen eher durchschnittlich.

An der Klinischen Abteilung für Phoniatrie-Logopädie der Medizinischen Universität Wien werden etwa ein Viertel aller Patienten wegen Stimmproblemen behandelt.

LEVEL I
Hochleistungs-Stimmberufe (elite vocal performer)
z.B. Sänger, Schauspieler
Bereits geringfügige Abweichungen der Stimmfunktion können zu schweren beruflichen Konsequenzen führen.

LEVEL II
Berufssprecher (professional voice users)
z.B. Lehrer, Geistliche, Dozenten, Politiker
Moderate Belastungen können die berufliche Leistungsfähigkeit einschränken bzw. den beruflichen Einsatz unmöglich machen.

LEVEL III
Nicht-Berufssprecher (non-vocal professionals)
z.B. Rechtsanwälte, Mediziner, Geschäftsleute, Rezeptionisten
Die Stimme wird zur Berufsausübung benötigt, schwere Dysphonien können diese unmöglich machen.

LEVEL IV
Berufe ohne Stimmbedarf (non-vocal non professionals)
z.B. Laboranten, Büroangestellte, Bibliothekare
Auch bei schwerer Stimmstörung ist eine Berufsausübung möglich.

Kommunikationsbedarf in der modernen Gesellschaft

In einer Studie wiesen mehr als die Hälfte des Patienten eine funktionelle Dysphonie auf, zum Teil bereits mit sekundär organischen Stimmlippenveränderungen (z.B. Stimmlippenknötchen): 17 % übten Hochleistungsstimmberufe aus (Level I), 30 % waren Angehörige von Berufsgruppen des Levels II, größtenteils Lehrer [82].

TABELLE 1
Prozentualer Anteil ausgewählter Stimmberufsgruppen nach *Vilkman* [147]

Prozentualer Anteil an der Gesamtzahl der in Stimmberufen Tätigen		Belastung	Qualität
Schauspieler, Sänger (0,3%)	Level I	hoch	hoch
Radio- und TV-Journalisten (0,2%)	Level II	mittel	hoch
Lehrer / Erzieher (16%) Telefonisten (0,9%) Telemarketing (1,4%) Priester (0,3%)	Level II	hoch	mittel
Bankangestellte, Versicherungs- und Vertriebspersonal (50%) Ärzte, Anwälte, Pflegepersonal	Level III	mittel	mittel

Angehörige von Berufsgruppen mit großer Stimmbelastung sind besonders gefährdet, funktionelle Stimmstörungen mit bzw. ohne sekundär-organischen Stimmlippenveränderungen (Phonationsverdickungen) zu entwickeln. Berufsbedingte Stimmstörungen (Berufsdysphonien) sind in der Liste anerkannter Berufskrankheiten bisher nicht aufgeführt. Dennoch können diese eine Berufsunfähigkeit bedingen. Die typischen Symptome reichen von Heiserkeit, Räusperzwang, Trockenheitsgefühl, Halsschmerzen und Stimmbelastungsproblemen bis hin zu Stimmversagen. Berufsgruppen wie Lehrer, Call-Center-Agents (Telefonisten), Sänger und Schauspieler stehen daher seit Jahren im Mittelpunkt des klinisch-wissenschaftlichen Interesses.

Bekanntlich nehmen **Lehrer und Erzieher** im Kommunikationsprozess eine besondere stimmerzieherische Rolle ein, da sie allein durch ihre Vorbildwirkung großen Einfluss auf die Stimmbildung der Schüler ausüben. Dabei unterliegen Pädagogen in besonderem Maße der Gefahr eine funktionelle Stimmstörung zu entwickeln, bedingt durch zu langen, intensiven Stimmgebrauch bei hohem Lärmpegel und Anpassung an die kindliche Stimme (z.B.Sprechen in hohen Frequenzbereichen).

Die stimmtechnische Ausbildung und berufsbegleitende Leistungsoptimierung findet im Lehrberuf noch zu wenig Beachtung.

Künstlerische Hochleistungsstimmberufe wie **Sänger und Schauspieler** unterliegen trotz langjähriger intensiver Stimmausbildung einer besonders hohen Beanspruchung. Sie stehen in ihrer künstlerischen Ausbildung und später in ihrem Arbeitsalltag unter erheblicher physisch-psychischer Anspannung und Belastung, was zu subjektiven Beschwerden und Indispositionen führen kann. Man muß das hohe Risiko kennen, dem heute der Künstler durch Konkurrenzdruck und Kommerzialisierung des Musikbetriebes ausgesetzt ist. Zu wenig wird auf individuelle stimmliche Entwicklungen und Bedürfnisse des Künstlers eingegangen. Das Anforderungsprofil ist durchaus mit dem eines Hochleistungssportlers vergleichbar. Während die Bühne für den Besucher eher einen „Ort der Fantasie" darstellt, ist sie für den Sänger und Schauspieler ein Arbeitsplatz. Rollenanforderungen und Interpretationen erfordern mehr als nur eine „schöne" Stimme. Nicht selten ist rollenbedingte Emotionalität wichtiger als Stimmtechnik. Spitzenleistungen lassen sich im Künstlerischen nur erreichen, wenn Körper, Stimme, Emotion und Ausdruck im Gleichklang sind. Bereits minimale stimmliche Einbußen können die berufliche Karriere gefährden. Der Grat zwischen stimmlicher Höchstleistung und stimmlicher Schädigung ist schmal.

Unsere Erfahrungen zeigen, dass Sänger und Schauspieler eher spät ärztliche Hilfe in Anspruch nehmen und anfängliche Beschwerden zunächst bagatellisieren. Umso größer ist die Stresssituation im Falle einer Erkrankung. Für Bühnenkünstler sind Phoniater und Hals-Nasen-Ohren-Fachärzte die primären Ansprechpartner.

Weniger Stimmstörungen durch verbesserte Prävention

Wissenschaftliche Arbeiten und klinische Erfahrungen über Inzidenz, Prävalenz und Ätiopathogenese von Stimmberufsproblemen haben dazu beitragen können, Risikofaktoren für spätere Berufsdysphonien zu evaluieren sowie begleitende stimmtherapeutische Konzepte zu erarbeiten.

Die Prävention von Stimmstörungen orientiert sich an den spezifischen Risikofaktoren. Auf der Grundlage des Arbeits- und Gesundheitsschutzes für Sprechberufe konnten als wesentliche Faktoren für die Entstehung von Stimmstörungen u.a. stimmkonstitutionelle Defizite, fehlende Stimmtechnik, mangelndes Stimmbewußtsein und falsche Atemtechnik herausgearbeitet werden. So ist in den letzten Jahren das Angebot externer berufsbegleitender Seminare zu Stimmtraining und ökonomischer Stimmgebung mit Vermittlung von Informationen zu Stimmphysiologie und -hygiene gestiegen. Eine gezielte Stimmschulung erscheint daher schon während der Ausbildung sinnvoll.

Die Prävention sollte bereits vor Eintritt in den Berufsalltag beginnen und das Bewusstsein für das „Arbeitsinstrument Stimme" früh genug schärfen.

Gesundheitspolitischem Streben nach flächendeckender, präventiver Gesundenuntersuchung entsprechend, sollten zukünftig angehende Sprechberufler die Möglichkeit einer phoniatrischen Beratung und Diagnostik auf Krankenkassenkosten in Anspruch nehmen können, um rechtzeitig – noch vor Auftreten stimmlicher Beschwerden – präventive Maßnahmen (z.B. stimmhygienische Beratung, Stimmübungstherapie) einleiten zu können.

Berufsberatungseinrichtungen kommt die Aufgabe zu, auf die Bedeutung einer leistungsfähigen, gesunden Stimme aufmerksam zu machen und entsprechendes Informationsmaterial mit wichtigen Tipps und Empfehlungen bereitzustellen. Fachübergreifende Vortrags- und Fortbildungstätigkeit kann zu einer verbesserten Aufklärung über die Bedeutung der Berufsstimme beitragen.

Stimmdiagnostik in der Logopädie

Die Logopädie ist die Lehre der Übungsbehandlung von Erkrankungen auf dem Gebiet der Phoniatrie und Pädaudiologie. Beide Berufsgruppen sind in der Österreichischen Gesellschaft für Logopädie, Phoniatrie und Pädaudiologie (Gründung 1926) vereint. Logopädische Einrichtungen sind in steigendem Maße stimmdiagnostische Leistungsanbieter.

In Abhängigkeit von der jeweiligen Stimmproblematik variiert die logopädische Diagnostik. Sie ist Voraussetzung für die störungsspezifische und differenzierte logopädische Behandlung.

Anamnese und Befunderhebung haben zum Ziel, die spezielle Therapiebedürftigkeit des Patienten abzuklären. Durch die Verlaufsdiagnostik im therapeutischen Prozeß können Therapieziele überprüft und falls notwendig angepasst werden. Die logopädische Therapie konzentriert sich darauf, dem stimmgestörten Patienten seine kommunikative Selbständigkeit in persönlichen, sozialen und beruflichen Lebensbereichen wiederzugeben bzw. zu erhalten. Soziales Umfeld und individuelle Umgebungsbedingungen müssen in die Therapieplanung einbezogen werden. Darüber hinaus gilt es, eine resonanzreiche, tragfähige und belastbare Stimme auf Basis des individuell möglichen Optimums und des bewussten Einsatzes erlernter stimmhygienischer Maßnahmen zu trainieren.

Je nach Krankheitsverlauf und Störungsgrad haben sprach- und stimmtherapeutische Interventionen verschiedene Ausrichtungen.

> Es ist dringend zu empfehlen, phoniatrische Tauglichkeitsuntersuchungen in das Auswahlverfahren an Ausbildungsstätten für stimmintensive Berufe (z.B. Schauspiel, Lehramt, Logopädie) zu integrieren und die Aufklärung über stimmphysiologische und stimmschädigende Aspekte zu intensivieren. Wie wir in eigenen Untersuchungen zeigen konnten, lassen sich frühe Formen von sekundär-organischen Stimmlippenveränderungen, z.B. beginnende Phonationsverdickungen, rein auditiv nicht erfassen [113, 114]. Es ist nicht ausreichend, lediglich Personen mit hörbaren Stimmauffälligkeiten einer ärztlichen Abklärung zuzuführen.

BERUFSBILD DES LOGOPÄDEN/-IN

Logopäden arbeiten in der Prävention, Diagnostik, Therapie und wissenschaftlichen Erforschung von menschlichen Kommunikationsstörungen im verbalen und nonverbalen Bereich und den damit im Zusammenhang stehenden Störungen und Behinderungen. Logopäden sind befähigt, Störungen des Sprachverständnisses, der gesprochenen und geschriebenen Sprache, des Sprechens, der Atmung, der Stimme, der Mundfunktion, des Hörvermögens und der Wahrnehmung, die bei allen Altersgruppen auftreten können, zu untersuchen, zu diagnostizieren und zu behandeln. Sie führen diese Behandlungen eigenverantwortlich, aber auf ärztliche Anordnung hin aus.

Hilfsmittelversorgung, -anpassung und -schulung (z.B. elektronische Stimmersatzgeräte nach Laryngektomie, Stimmverstärker oder Computersoftware) sind weitere Teilbereiche, die je nach stimmlicher Situation Bestandteil logopädischer Therapie sein können.

Qualitätssicherung in der klinischen Stimmdiagnostik

Qualitätssicherung ist in den letzten Jahren zu einem wichtigen Thema der Medizin geworden. Im Wesentlichen verfolgt sie zwei Ziele: einerseits die verbesserte Patientenversorgung, andererseits die effiziente und effektive Leistungserbringung [35]. Wesen der Qualitätssicherung ist es, Unterschiede zwischen angestrebter und tatsächlich bestehender Qualität aufzuzeigen und Ursachen zu analysieren, um Verbesserungen einleiten zu können. Voraussetzung dafür ist, dass Qualität messbar wird. Es sind einheitliche Kriterien und Standards notwendig, an denen die Qualität beurteilt werden kann. Als Standard wird das Ausprägungsmerkmal eines Kriteriums bezeichnet, welches als Normalwert bzw. als Zielgröße angegeben wird.

Die Qualitätssicherung in der Stimmdiagnostik gestaltet sich im Vergleich zu anderen medizinischen Bereichen schwierig, da Kriterien und Standards aufgrund der Komplexität von Stimme und Sprache nicht einfach zu definieren sind.
Erste Erfolge konnten nicht zuletzt auf Grund intensiver Bemühungen um eine standardisierte Grunddiagnostik der Stimme erzielt werden [35, 126].
Zusätzliche Kostenaufwendungen zur gerätetechnischen Ausstattung stimmdiagnostischer Spezialambulanzen müssen den Qualitätskriterien der Evidence-Based-Medicine entsprechen und im Verhältnis zum zu erwartenden Benefit stehen.

WICHTIGE EINSATZGEBIETE DER STIMMDIAGNOSTIK

Einteilung von Stimmstörungen

Aus symptomatischer Sicht sind von einer gesunden Stimme mit normalem Stimmklang **(Euphonie)** einerseits die **Dysphonie** (gestörter Stimmklang mit noch erkennbarer harmonischer Struktur) und andererseits **Aphonie** (Stimmlosigkeit mit lediglich geräuschhafter Phonation ohne harmonische Grundstruktur) abzugrenzen.

Im klinischen Alltag werden terminologisch alle Arten von Stimmstörungen unter dem Begriff „Dysphonien" zusammengefasst. Ihre Hauptsymptome sind neben dem gestörten Stimmklang (Heiserkeit) Einschränkungen der stimmlichen Belastbarkeit und subjektive Missempfindungen (Tabelle 2).

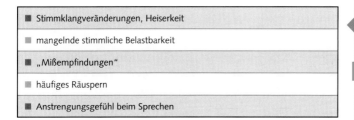

- Stimmklangveränderungen, Heiserkeit
- mangelnde stimmliche Belastbarkeit
- „Mißempfindungen"
- häufiges Räuspern
- Anstrengungsgefühl beim Sprechen

TABELLE 2
Hauptsymptome von Stimmstörungen

Wie in *Abbildung 2* dargestellt lassen sich Stimmstörungen in organische und funktionelle Dysphonien unterteilen, ihre Ätiologie umfasst ein weites Spektrum.

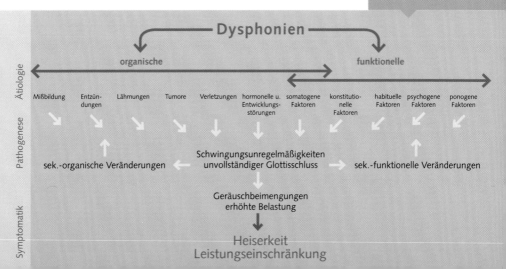

Abb. 2: Ätiologie, Pathogenese und Symptomatik von Stimmstörungen [modifiziert nach 37]

Im Krankheitsverlauf einer organischen Dysphonie kann es zusätzlich funktionelle Komponenten („sek.-funktionelle Veränderungen") geben. Die Entstehung von sekundär organischen Stimmlippenveränderungen („sek.-organische Veränderungen") auf der Grundlage einer funktionellen Störung ist möglich. Oft ist keine klare Trennung zwischen organischen und funktionellen Dysphonien möglich.

> **DEFINITION**
> Stimmklangveränderungen (Heiserkeit) und Einschränkungen der stimmlichen Leistungsfähigkeit bei primär erkennbaren laryngealen morphologischen Veränderungen.

Organische Dysphonien

Darunter werden alle diejenigen Erkrankungen zusammengefasst, bei denen primär ursächlich **morphologische Veränderungen** im Kehlkopfbereich zu erkennen sind. Hinzu kommen stimmliche Beeinträchtigungen durch nervale Funktionsschäden, hormonelle Einflüsse (z.B. Mutationsdysphonien, prämenstruelle / menstruelle / klimakterische Laryngopathien, Veränderungen während der Schwangerschaft, Keimdrüsenerkrankungen mit Virilisierungserscheinungen, Schilddrüsenerkrankungen) und Nebenwirkungen von Medikamenten (z.B. ACE-Hemmer, Diuretika, einige Antibiotika und Fungizide). Darüber hinaus kann der Kehlkopf auch Manifestationsort systemischer Erkrankungen sein, die einer interdisziplinären Diagnostik und Kooperation bedürfen. Bei endokrinologischen Umstellungen werden nicht nur morphologische Veränderungen im Kehlkopf, sondern auch Veränderungen der körperlichen und seelischen Konstitution beobachtet, die wiederum Heiserkeit bedingen können.

Selbst Muskelverspannungen im Schulter-Nacken-Bereich und degenerative Wirbelsäulenveränderungen (zervikogene Dysphonie), sowie Alterungsprozesse (Presbyphonie) können Stimmstörungen verursachen.

> **DEFINITION**
> Stimmklangveränderungen (Heiserkeit) und Einschränkungen der stimmlichen Leistungsfähigkeit ohne primär ursächliche laryngeale Veränderungen.

Funktionelle Dysphonien

Unter dem Begriff funktionelle Dysphonien werden Stimmstörungen zusammengefasst, bei denen sich keine primären morphologischen Veränderungen an den zur Phonation notwendigen laryngealen Strukturen erkennen lassen. Der Patient klagt trotzdem über Störungen des Stimmklanges sowie Einbußen der stimmlichen Leistungsfähigkeit.

Die Ätiopathogenese funktioneller Dysphonien konnte bisher nicht eindeutig geklärt werden. Nach dem „Zuviel" oder „Zuwenig" an muskulärer Spannung hinsichtlich Anblasedruck (v.a. Aktivität des Atemtraktes) bzw. glottischen Widerstandes (Stimmlippenspannung) unterscheidet man **hyperfunktionelle und hypofunktionelle Symptomatiken.** Beide Formen können als Kompensationen bzw. Dekompensationen ineinander übergehen.

Aktuelle Beobachtungen zeigen eine Zunahme funktioneller Dysphonien innerhalb des HNO Patientengutes HNO-ärztlicher bzw. phoniatrischer Sprechstunden. Etwa 40 % der Stimmpatienten, einige Autoren geben bis zu 60 % an, leiden an funktionell bedingten Stimmstörungen, so dass diesem Krankheitsbild in Zukunft mehr Bedeutung zukommen wird.

Als besonders wichtiger potentieller Risikofaktor für spätere Berufsdysphonien konnte in eigenen Studien die **konstitutionelle Hypofunktion** herausgearbeitet werden. Sie wird diagnostiziert, wenn Probanden bzw. Patienten weder mit der Rufstimme noch mit lauter Singstimme maximale Schalldruckpegel über 90 dB erreichen. Im Falle hoher stimmlicher Beanspruchung ermüden diese Stimmen sehr leicht bzw. sind den stimmlichen Beanspruchungen dauerhaft nicht gewachsen. Die Notwendigkeit, eine konstitutionelle Hypofunktion möglichst noch vor dem Einstieg in den Berufsalltag zu diagnostizieren, wurde durch Untersuchungen in Unterrichtssituationen bestätigt [118]. Allerdings konnte auch der Nachweis erbracht werden, dass intensives logopädisches Stimmtraining eine konstitutionelle Stimmschwäche überwinden kann [120].

Hörminderungen können ursächlich für habituell lauten Stimmgebrauch sein.

Der Vielzahl ätiologischer Faktoren lassen sich im Wesentlichen fünf Hauptkomponenten zuordnen [aus 154]:
- *konstitutionell*
- *habituell* (=gewohnheistmäßig)
- *ponogen* (=bedingt durch berufliche Stimmbeanspruchung)
- *psychogen*
- *symptomatogen* (=stimmliche Probleme als Begleitsymptom einer konsumierenden Grunderkrankung).

Abb. 3

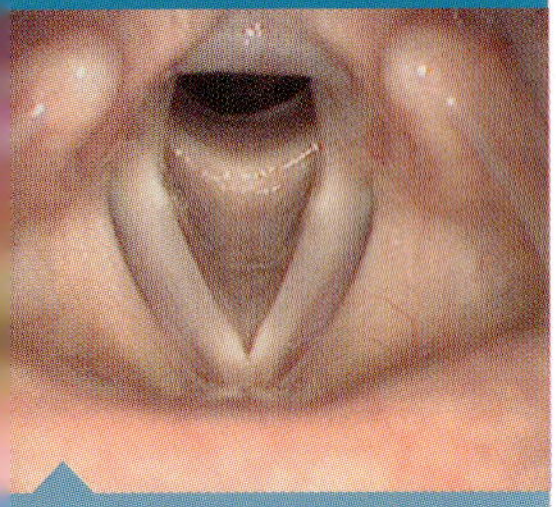

Abb. 3.1: Normale Stimmlippen

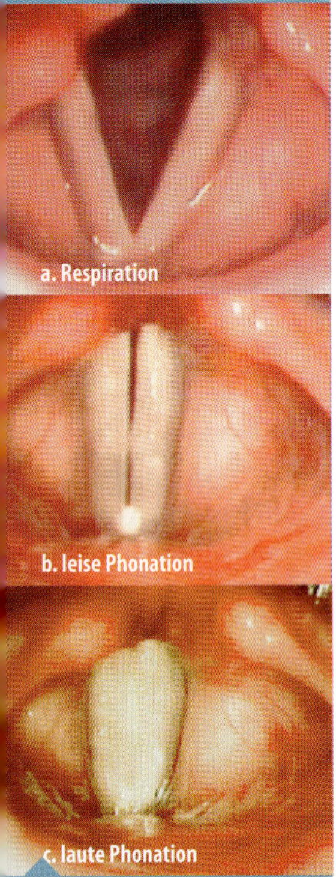

a. Respiration

b. leise Phonation

c. laute Phonation

Abb. 3.2: Funktionelle Phonationsverdickung

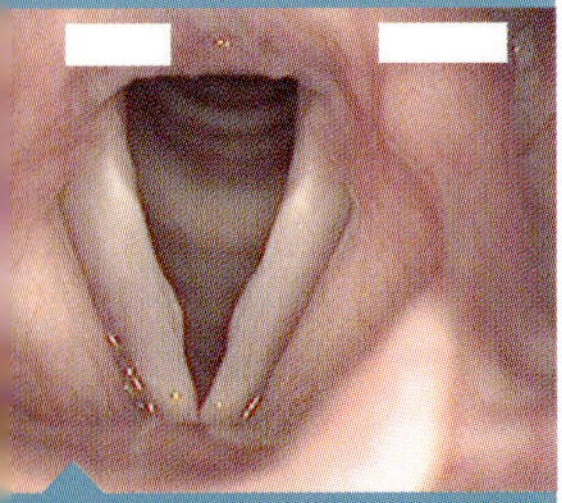

Abb. 3.3: Stimmlippenknötchen

Phonationsassoziierte (sekundär-organische) Stimmlippenveränderungen

Bei länger bestehenden funktionellen Stimmproblemen ist die Ausbildung von sekundär organischen Stimmlippenveränderungen möglich. Als Folge von Überbelastung zeigen sich zunächst Stimmlippenhyperämien oder Gefäßektasien, später kann es zur Entstehung von Stimmlippenödemen, -knötchen, -polypen und Kontaktveränderungen kommen. Vor der eigentlichen Manifestation klassischer Stimmlippenknötchen bilden sich zunächst so genannte „funktionelle Phonationsverdickungen" [129]. Diese sind in der Regel in der Respirationsphase nicht sichtbar, markieren sich aber stroboskopisch bei leiser Phonation als diskrete Knötchenansätze *(Abbildung 3.2)*. Die typischen Stimmlippenknötchen sind bereits in Respiration als beidseitige Verdickungen am Übergang vom vorderen zum mittleren Stimmlippendrittel zu erkennen *(Abbildung 3.3)*. Diese Befunde konnten bei etwa 10 % der untersuchten euphonen Stimmberufsanwärterinnen erhoben werden [114].

In den letzten Jahren wurden wissenschaftliche Erkenntnisse zur Ätiopathogenese phonationsassoziierter Stimmlippenveränderungen veröffentlicht, die zu einem neuen Verständnis und veränderten therapeutischen Vorgehensweisen geführt haben. Bisher wurden Stimmlippenknötchen und -polypen makroskopisch und histologisch als unterschiedliche Entitäten angesehen. Stimmlippenknötchen wurden fast ausschließlich als beidseitige perlenfarbige Verdickungen am Übergang vom vorderen zum mittleren Stimmlippendrittel beschrieben. Als Stimmlippenpolypen galten jedoch ungestielte oder gestielte, einseitige, meist im vorderen Drittel gelegene Veränderungen, die je nach makroskopischer Erscheinung als ödematöser, myxomatöser oder teleangiektatischer Polyp subklassifiziert wurden [siehe Kapitel 21, Seite 227). Bei den Stimmlippenknötchen unterschied man je nach Schwingungsbild zwischen weichen und harten Knötchen. Neuere Studien belegen jedoch, dass Stimmlippenknötchen und -polypen eher als histologische „Altersverläufe" *(Abbildung 4)* anzusehen sind. *Marcotullio* et al. [83] zeigten, dass zwischen beiden Gruppen keine wesentlichen histologischen Unterschiede bestehen, sondern Stimmlippenknötchen „früheren Phasen" und Polypen „späteren Phasen" zugeordnet werden können. Die Arbeiten von *Wallis* et al. [145] bestätigten diese Ansicht. Die Autoren schlussfolgerten, dass ein kontinuierlicher Verlauf von Knötchen zu Polyp durchaus möglich sei und beide durch traumatische und mechanische Einflüsse bedingt wären. *Dikkers* und *Nickkels* [22] fanden bei Stimmlippenknötchen Ablagerungen von Kollagen Typ IV und Fibronektin als Folge chronischer Traumatisierung, dagegen ödematöse Lakunen in den Interzellularräumen bei Reinke-Ödemen.

Abb. 4: Histologische „Altersphasen" von Phonationsverdickungen (nach *Marcotullio* et al. 2002)

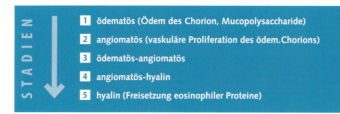

STADIEN
1. ödematös (Ödem des Chorion, Mucopolysaccharide)
2. angiomatös (vaskuläre Proliferation des ödem. Chorions)
3. ödematös-angiomatös
4. angiomatös-hyalin
5. hyalin (Freisetzung eosinophiler Proteine)

Diese Ergebnisse legen den Schluss nahe, dass frühe Formen sekundär organischer Veränderungen einer funktionell orientierten Stimmübungstherapie und späte Formen dagegen einer phonochirurgischen Intervention zugeführt werden sollten.

Stimmverbessernde Chirurgie (Phonochirurgie) auf der Grundlage moderner Stimmdiagnostik

Die Indikationsstellung und Planung eines phonochirurgischen Eingriffs basiert auf einer Reihe stimmdiagnostischer Voruntersuchungen. Im Bestreben um Verbesserung und Erhaltung der stimmlichen Leistungsfähigkeit und in Anbetracht neuer Erkenntnisse zur Physiologie und Pathophysiologie der Stimme hat die Phonochirurgie in den letzten Jahren einen Paradigmenwechsel erfahren: die Operationsindikation wird nicht mehr nur bei klinisch auffälligen Befunden gestellt, sondern wird zunehmend von funktionellen Aspekten mitbestimmt.

Die Entscheidung zu einem phonochirurgischen Eingriff orientiert sich an den Beschwerden des Patienten, den Stimmleistungskriterien und Schwingungsparametern.

So wie es heute undenkbar wäre, eine Ohroperation ohne präoperative audiologische Diagnostik durchzuführen, sollte jeder phonochirurgische Eingriff nicht ohne vorherige Diagnostik und Dokumentation von Stimmlippenfunktion und Stimmklang erfolgen.

Der Begriff **Phonochirurgie** wurde 1963 von v. Leden und Arnold eingeführt [75].

> **DEFINITION**
>
> Unter dem Begriff „Phonochirurgie" werden alle operativen Methoden zur Verbesserung, Erhaltung und Wiederherstellung der stimmlichen Leistungsfähigkeit zusammengefasst.

Nach *Friedrich* und *Bigenzahn* [38] können phonochirurgische Methoden in vier Gruppen unterschieden werden:

- Stimmlippenchirurgie
- Eingriffe am Kehlkopfskelett
- neuromuskuläre Chirurgie
- rekonstruktive Chirurgie.

Phonochirurgische Eingriffe an den Stimmlippen werden einerseits endolaryngeal **indirekt**, andererseits **direkt** mikrochirurgisch durchgeführt. Nach der Art des verwendeten Instrumentariums unterscheidet man konventionelle und laserchirurgische Eingriffe.

Stimmverbessernde Operationen sind durch externe Zugänge zum Kehlkopfskelett mit Veränderungen von Stellung und Spannung der Stimmlippen möglich. Beispielsweise kann bei einseitiger Stimmlippenlähmung je nach präoperativer Stimmlippenstellung entweder durch endolaryngeale Stimmlippenaugmentation oder externe Stimmlippenmedialisation (Thyroplastik Typ I nach Isshiki) ein vollständiger Stimmlippenschluss hergestellt werden.

Die neuromuskuläre Chirurgie zur Reinnervation des Kehlkopfes stellt einen viel versprechenden Ansatz zur Wiederherstellung der gestörten Motorik nach Stimmlippenlähmungen dar, hat derzeit aber noch keinen Eingang in die klinische Routine gefunden.

Bei Verlust funktioneller und morphologischer Kehlkopfstrukturen oder des gesamten Kehlkopfes kann die Kommunikationsfähigkeit mit rekonstruktiven Maßnahmen verbessert werden.

Bei allen phonochirurgischen Eingriffen sollte die funktionelle Struktur der Stimmlippen erhalten oder wiederhergestellt werden: *Nawka* [87] nennt dafür vier wichtige Grundsätze:

- Schichtaufbau der Stimmlippe beachten
- Gewebe nur minimal exzidieren
- Rupturen der superfizialen Lamina propria minimieren
- Epithel am freien, schwingungsfähigen Stimmlippenrand erhalten.

Differentialdiagnostik und Verlaufsbeurteilung von Stimmstörungen

Die Begutachtung und Verlaufsdokumentation von Stimmstörungen erfordert in zunehmendem Masse objektive, reproduzierbare Untersuchungsergebnisse.

Jahrzehntelang bestand in der Diagnostik so genannter nicht-organischer Stimmstörungen eine diagnostische Lücke. Die Verlegenheit, für Stimmprobleme keine morphologisch fassbare Ursache finden zu können, führt dazu, dass die Diagnose „funktionelle Stimmstörung" gestellt wird. Immer wieder werden mikroorganische Veränderungen als Ursache diskutiert, die jedoch mit den zur Verfügung stehenden diagnostischen Methoden noch nicht zu erfassen seien. Kleine subepitheliale Narben an den Stimmlippen (z.B. Sulcus vocalis) sind beispielsweise erst seit dem Einsatz lichtstarker

Endoskope in Verbindung mit stroboskopischen Schwingungsaufzeichnungen erkennbar. Erst der Erkenntnisgewinn aus jahrelangen klinischen Beobachtungen mit hochleistungsfähigem Instrumentarium hat die Bedeutung und Notwendigkeit eines interdisziplinären Diagnostik- und Therapieansatzes bei einer Vielzahl von Stimmstörungen aufgezeigt. Stimmdiagnostische Anwendungsmöglichkeiten ergeben sich darüber hinaus auch bei der Bearbeitung wissenschaftlicher Fragestellungen.

Die Art und Weise eines therapeutischen Vorgehens kann nicht nach besser oder schlechter beurteilt werden, solange keine objektiven bzw. quantitativen Daten vorliegen, die einen prä- und posttherapeutischen Vergleich zulassen.

Die Validierung therapeutischer Methoden ist erst möglich, wenn standardisierte und transparente Messverfahren zur Verfügung stehen. Die derzeit noch immer verwendete Vielzahl nicht standardisierter Untersuchungsmethoden mit unterschiedlichen Normierungen und Messbedingungen verhindert einen direkten Vergleich der Stimmcharakteristika. Für evidenzbasierte Studien ist daher eine einheitliche Diagnostik mit reliablen und validen Daten unumgänglich. Die Erarbeitung stimmdiagnostischer Kriterien ist eine der Hauptaufgaben der Phoniatrie, Logopädie und funktionsorientierten Laryngologie, die in den nächsten Jahren dringend notwendig ist.

Beurteilung der phoniatrischen Tauglichkeit für den Stimmberuf

Stimmprobleme bei Sprechberufen nehmen zu. Dabei setzen immer mehr Berufe eine gut belastbare Stimme voraus. Studien zu stimmlichen Auffälligkeiten bei zukünftigen Stimm- und Sprechberuflern liegen vor [8, 25, 81, 130]. *Elias* et al. (1977) fanden bei 37 von 65 ausgebildeten Sängern Zeichen einer Refluxlaryngitis, Stimmlippenknötchen, -zysten bzw. teleangiektatische Veränderungen und Larynxasymmetrien [25].

Berger [8] und *Simberg* et al. [130] berichten über einen klinisch relevanten Anteil stimmgestörter Pädagogikstudenten infolge gutartiger Larynxveränderungen.

Nur wenige Ausbildungseinrichtungen verlangen im Rahmen von Eignungsverfahren stimmliche Tauglichkeitsuntersuchungen, zumal dafür gesetzliche Vorgaben fehlen.

Wenn nur Bewerber mit bereits auffällig heiserer Stimme einer phoniatrischen Abklärung zugewiesen werden, können mögliche potentielle laryngeale Risikofaktoren für spätere Berufsdysphonien nicht ausreichend erfasst werden.

Eigene Studien bestätigten den hohen Anteil an laryngealen Auffälligkeiten bei so genannten „stimmgesunden" Stimmberufsanwärtern [114]. Klinische Befunde, z.B. Kehlkopfmissbildungen oder Larynxpapillomatosen, die als Kontraindikationen für einen Stimmberuf anzusehen sind, wurden zwar in der untersuchten Testpopulation nicht gefunden, jedoch ließen sich bei mehr als einem Viertel der untersuchten Probanden laryngeale Auffälligkeiten diagnostizieren *(Tabelle 3)*. Abgesehen von akuten Kehlkopfentzündungen, die im Rahmen eines Infektes der oberen Atemwege temporär auftreten können, wurden andere organische und sekundär organische Stimmlippenveränderungen festgestellt. Eine besondere Bedeutung kommt dabei dem hohen Prozentsatz sekundär-organischer Stimmlippenveränderungen zu, die hier in so genannte frühe Formen (funktionelle Phonationsverdickungen) und typische Stimmlippenknötchen unterteilt wurden.

> **Das Ziel stimmlicher Tauglichkeitsuntersuchungen besteht im Wesentlichen in der fachlichen Überprüfung der Voraussetzungen für einen stimmintensiven Beruf und in der Prävention von Berufsdysphonien durch Identifizierung potentieller Risikofaktoren.**

> **Ziel stimmlicher Tauglichkeitsuntersuchungen ist nicht die Eignungstestung der für den Beruf notwendigen fachbezogenen Fähigkeiten und Fertigkeiten, sondern die Überprüfung konstitutioneller organischer und funktioneller Voraussetzungen im Bereich des Stimm- und Sprechapparates für einen Stimm- bzw. Sprechberuf.**

TABELLE 3
Laryngoskopische und stroboskopische Untersuchungsergebnisse zu Beginn und am Ende der Ausbildung von Pädagogikstudenten [aus 117]

		2000 n=165	2002** n=101
organische Stimmlippenveränderungen	Refluxlaryngitis	4w / 1m*	1w / 0m
	akute Laryngitis	2w / 1m	1w / 0m
sekundär organische Stimmlippenveränderungen	funktionelle Phonationsverdickungen	22w / 0m (13%)	11w /1m (11%/1%)
	Stimmlippenknötchen	13w / 0m (9%)	13w / 0m (13%)

* w = weiblich / m = männlich
** bisher nicht veröffentlichte Daten

INHALTE EINER PHONIATRISCHEN STIMMTAUGLICHKEITSUNTERSUCHUNG

- Anamnese
- auditive Stimmklangbeurteilung
- Stimmfunktionsuntersuchungen (Messung der Vitalkapazität, s/z-Ratio, Phonationsquotient, Akzente der Spontansprache, Haltungs- und Atemfunktionsbewertung)
- Überprüfung des orofazialen Systems
- Ausschluss von Lautbildungsfehlern (z.B. Sigmatismus, Schetismus)
- Stimmfeldmessung
- Spiegelbefund
- Stroboskopie zur Stimmlippenschwingungsanalyse
- Hörprüfung (Audiometrie)

Die Ergebnisse zeigten außerdem, dass insbesondere Personen mit konstitutioneller stimmlicher Hypofunktion und geringer stimmlicher Leistungsfähigkeit zur Entwicklung von funktionellen Dysphonien und in deren Folge häufiger zu sekundären morphologischen Veränderungen am freien Stimmlippenrand neigen. Diese Personen benötigen daher aus klinischer Sicht unbedingt fachtherapeutische Unterstützung, z.B. eine logopädische Stimmübungstherapie.

Für die phoniatrische Tauglichkeitsbeurteilung gilt *(Tabelle 4)*, dass all diejenigen für einen Stimmberuf als tauglich gelten, die ohne laryngeale Auffälligkeiten über eine gut steigerungsfähige Stimme mit maximalen Schalldruckpegeln über 90 dB sowie über einen Tonhöhenumfang der Singstimme von mindestens zwei Oktaven mit guter Belastbarkeit der Stimme verfügen. Stimmberufsanwärter mit sekundär-organischen Stimmlippenveränderungen bzw. konstitutionellen Hypofunktionen, sind als „bedingt stimmtauglich" zu bewerten. Normalisieren sich die Befunde trotz intensiver Therapiebemühungen nicht, sollte im Sinne des Patienten von einer beruflichen Karriere in einem stimmintensiven Beruf abgeraten werden.

TABELLE 4
Kriterien für die Beurteilung der Stimmtauglichkeit

Bewertung	Bedundkonstellation
stimmlich tauglich	Zum Untersuchungszeitpunkt bestehen keine organischen oder funktionellen Auffälligkeiten. Die Stimmkonstitution entspricht den Normkriterien. Es finden sich keine Hinweise für Einschränkungen der stimmlichen Belastbarkeit.
bedingt stimmlich tauglich	Zum Untersuchungszeitpunkt bestehen morphologische oder funktionelle Auffälligkeiten, die jedoch eine Normalisierung der Stimmfunktion nach entsprechender Therapie erwarten lassen. Eine konstitutionelle Hypofunktion oder eine eingeschränkte stimmliche Belastungsfähigkeit gelten vor Antreten eines Stimmberufs als Risikofaktoren und sollten daher stimmtherapeutisch behandelt werden.
stimmlich nicht tauglich	Probanden mit morphologischen Veränderungen und auditiven Stimmklangveränderungen (Heiserkeit) sowie eingeschränkter stimmlicher Leistungsfähigkeit, die auch nach intensiver medizinischer und stimmfunktioneller Betreuung keine Verbesserung erwarten lassen, sollte von einem stimmintensiven Beruf abgeraten werden.

KRITERIEN FÜR DIE BEFÜRWORTUNG EINER STIMMLICHEN TAUGLICHKEIT	
■ unauffälliger Stimmklang (R0 B0 H0)	■ Tonhöhenumfang mind. 2 Oktaven (24 HT)
■ keine Artikulationsfehler	■ s/z-Ratio ≈ 1
■ keine orofazialen Dysfunktionen	■ gute stimmliche Belastbarkeit
■ normale Sing- und Sprechstimmfunktion	■ regelrechte Videolaryngoskopie und -stroboskopie
■ maximale SPL-Werte über 90 dB	
■ Stimmdynamik mind. 35 dB	■ normales Hörvermögen (Normakusis)

Stimmdiagnostik im gesangspädagogischen und stimmtherapeutischen Bereich

Mit der Entwicklung von Stimm- und Sprachanalysesystemen stellt sich immer häufiger die Frage, inwieweit diese in Gesangspädagogik bzw. Stimmtherapie für Ausbildungs- bzw. Therapiezwecke genutzt werden können. Auch wenn sich Fachleute darüber einig sind, dass Lehrer oder Stimmtherapeuten nicht durch Computertrainingsprogramme zu ersetzen sind, so werden zu gewissen Aufgabenstellungen Überlegungen angestellt, Lernprozesse durch computergestütztes (Bio-)Feedback zu beschleunigen. Feedback über eine stimmliche Leistung kann wesentlich zum Verständnis über stimmphysiologische Prozesse beitragen. Da sich die an der Stimmbildung beteiligten Vorgänge weitestgehend der bewussten Wahrnehmung und Kontrolle entziehen, wird nach Möglichkeiten gesucht, die Lernprozesse für neue Stimmgebungsmuster zu unterstützen.

Es hat sich als sinnvoll erwiesen, stimmdiagnostische Kontrolluntersuchungen in regelmäßigen Abständen durchzuführen, um den Probanden bzw. Patienten Fortschritte ihres Könnens zu demonstrieren.

Biofeedback ist eine Technik, bei der eine Information über einen normalerweise unbewussten physiologischen Vorgang als sichtbares, hörbares oder anderweitig nachvollziehbares Signal übermittelt wird. Seit mehr als vierzig Jahren werden verschiedene Techniken eingesetzt, um Herzfrequenz, Blutdruck, Gehirntätigkeit, Atemfrequenz, Hautleitwiderstand

Wichtige Einsatzgebiete der Stimmdiagnostik

oder Muskelaktivität zu messen. Diese Biosignale werden dem Patienten in optischer Form zur Verfügung gestellt. Der Patient kann an der Intensität der Signale erkennen, ob und inwieweit die Signale von Normwerten abweichen und mentale bzw. körperliche Verhaltensänderungen notwendig sind.

In der Gesangspädagogik und logopädischen Stimmtherapie werden Feedback-Methoden mit Zurückhaltung eingesetzt, obwohl eine Reihe stimmlicher Merkmale (z.B. Grundfrequenz, Schalldruckpegel, Spektralverteilung) optisch dargestellt und dem Probanden/Patienten nachvollziehbar gemacht werden können.

Erste positive Biofeedback-Effekte in der Stimmtherapie liegen vor [103]. In Anbetracht der komplexen Stimm- und Sprachproduktion ist es schwierig, geeignete Zielparameter für Biofeedback-Programme zu definieren. Hinzu kommt, dass selbst nach Klärung der Frage, *was* trainiert, noch lange nicht klar ist, *wie* trainiert werden soll. Schließlich ergibt sich noch das Problem, isolierte Übungsbedingungen in eine wirklichkeitsnahe Situation zu überführen. So erscheint es für einen Gesangsstudenten wenig sinnvoll, den Sängerformanten isoliert über Computerprogramme zu trainieren, wenn es ihm nicht gelingt, das Erlernte in einem Gesangsvortrag umzusetzen.

PHYSIKALISCH-AKUSTISCHE GRUNDLAGEN UND DEREN KENNGRÖSSEN 3

Schall, Schwingung, Welle

Schall ist eine periodische Druckschwankung, die sich in einem elastischen Medium (z.B. Luft, Wasser, Festkörper) ausbreitet.

Physikalische Vorgänge, die nach einem bestimmten Zeitabschnitt immer wieder den gleichen Zustand erreichen, werden **Schwingungen** genannt. Schwingungen sind im Gegensatz zu Wellen stationär. Die Zeitabschnitte können entweder gleich („periodisch") oder verschieden („nichtperiodisch") sein. Beide Schwingungsarten treten sowohl in linearen als auch nichtlinearen Übertragungssystemen auf. In einem *linearen* Übertragungssystem bleiben Eingangs- und Ausgangsamplitude konstant (*Abbildung 5*), in einem **nichtlinearen** System weicht die Ausgangsamplitude von der Eingangsamplitude ab.

Eine **einfache Sinusschwingung** wird harmonische Schwingung genannt und in der Akustik als „reiner Ton" bezeichnet (*Tabelle 5*).

Die Zeitdauer eines vollständigen Schwingungszyklus, von und bis Wiedererreichen des Ausgangszustandes, nennt man **Periode**. Die Amplitude (A_{max}) beschreibt die maximale Auslenkung bzw. Schwingungsweite aus der Ruhelage. Die Frequenz (f) gibt die Anzahl der Schwingungen pro Sekunde (Einheit: Hertz mit 1Hz=1/s) an.

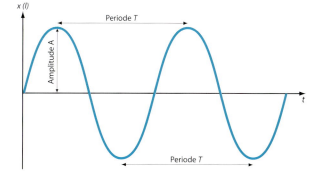

Abb. 5: Periodische Schwingung (Sinusschwingung)

Physikalisch- akustische Grundlagen und deren Kenngrößen

Die additive Überlagerung zweier harmonischer Schwingungen mit gleicher Frequenz ergibt wieder eine harmonische Schwingung derselben Frequenz, allerdings hängt deren Amplitude und Phase von den Amplituden der beiden Teilschwingungen ab.

Jede komplizierte periodische Schwingung entsteht aus der Summation von periodischen Sinusschwingungen. Durch Anwendung der Fourier-Analyse (siehe Kapitel 15, Seite 134) kann sie in ihre Einzelkomponenten zerlegt werden. Zusammengesetzte periodische Schwingungen mit harmonischen Teilverhältnissen (ganzzahlige Vielfache der Grundschwingung) bilden einen *Klang* (Grundton mit seinen Obertönen).

Nichtperiodische Schwingungen, deren Teilschwingungen keinen gesetzmäßigen Zusammenhang erkennen lassen, nennt man *Geräusch*.

TABELLE 5
Definition

reiner Ton	einfache Sinusschwingung
Tongemisch	aus Tönen beliebiger Frequenz zusammengesetzter Schall
Klang	aus harmonischen Teiltönen bestehender Schall
Geräusch	Tongemisch ohne harmonische Teiltonstruktur, dem ein kontinuierliches Spektrum entspricht
Knall	Schallstoß von kurzer Zeitdauer und großer Schallstärke
Lärm	jede Art von Schall, die eine gewollte Schallaufnahme oder Stille stört

WICHTIGE BEGRIFFE

Periodendauer (T) einer Schwingung: nach einer Zeitdauer T [ms] wiederholt sich das Signal in identischer Weise

(Grund-) Frequenz einer Schwingung: Zusammenhang zur Periodendauer T: $f=1/T$ [Hz], definiert die Grundtonhöhe einer periodischen Schwingung, beim Sprechen oder Singen auch als F0 bezeichnet

Obertöne (Teiltöne): ganzzahlige Vielfache einer periodischen Grundschwingung

Als **Welle** wird eine sich in einem Medium fortpflanzende Schwingung bezeichnet. Da sich diese dort mit konstanter Geschwindigkeit ausbreitet, kann ihr eine Wellenlänge zugeordnet werden. Die Wellenlänge entspricht dabei der Strecke, die eine Schallwelle während einer Schwingung zurücklegt.

Eine Schallquelle strahlt den Schall in alle Richtungen aus. Sie kann daher als punktförmig angesehen werden, von ihr breitet sich die Schallwelle kugelförmig aus („Kugelwelle"). Von den Charakteristika einer Schallwelle ist für die Stimmdiagnostik insbesondere der Schalldruck von Bedeutung, der durch das menschliche Ohr bzw. geeignete Mikrophone aufgenommen werden kann. Dem menschlichen Hörvermögen entsprechend wird für den Schalldruck (=Schalldruckpegel) eine logarithmische Skalierung verwendet. Die dafür gebräuchliche logarithmische Größe dB (Dezibel) ist keine Einheit im engeren Sinne, sondern eine Referenzgröße. Erst die Angabe eines Bezugswertes macht aus dB eine Einheit. Für den Schalldruckpegel (SPL in dB) ist die Bezugsgröße p_0=0,00002 Pa (Pa = Pascal) bzw. 20 mPa, dieser Wert beschreibt den Schalldruck der Hörschwelle für einen Sinuston mit f=1000 Hz.

Die Umrechnung von Schalldruck zu Schalldruckpegel erfolgt nach der Formel:

$$L \text{ Pegel [dB]} = 20 \times \log(\text{Schalldruck } p / \text{ Referenzdruck } p_0)$$

Schalldrucke, die vom menschlichen Ohr verarbeitet werden können, liegen zwischen 10^{-5} und 10^2 Pa. Zur Vereinfachung für den Umgang mit solchen Größen werden in der Akustik meist logarithmische Größen in Pegeln dargestellt.

Schallquellen

Als Schallquellen werden Energiewandler bzw. akustische Sender bezeichnet, die eine zugeführte mechanische oder elektrische Energie in Schallenergie umwandeln.

Bei der menschlichen Stimme und bei der überwiegenden Zahl der Musikinstrumente wird mechanische Energie umgesetzt.

Physikalische Einflüsse auf die Schallausbreitung

Eine ungehinderte Schallausbreitung kann praktisch nie stattfinden. In allen Resonanzkörpern und Räumen finden sich Begrenzungs- und Trennflächen, die die Schallausbreitung nach physikalischen Gesetzmäßigkeiten unterschiedlich behindern.

Reflexion

Nach dem Fresnel-Huygenschen Prinzip kann jedes Teilchen in einem elastischen Medium, das im Zuge einer Wellenausbreitung angeregt wird, wieder Quelle einer elementaren Kugelwelle (Elementarwelle) sein. Jedes Auftreffen einer Schallwelle auf eine Trennfläche unterschiedlichen Mediums führt zur Anregung neuer Elementarwellen, die sich hinter der Trennfläche als auch wieder zurück in das schallheranführende Medium ausbreiten können. Die zurückwandernde Welle nennt man reflektierte Welle.

Ein Sonderfall der Reflexion ergibt sich, wenn der Einfallswinkel senkrecht auf die Trennfläche trifft ($\alpha=0°$). Es kommt zu einer Überlagerung zwischen der primären und der reflektierten Welle. Je nach Phasenlage führt dies zu einer Erhöhung bzw. Erniedrigung, im Extremfall zur Auslöschung der Amplitude.

Brechung und Schalldämmung

In Wirklichkeit wird eine Schallwelle an Oberflächen nicht nur reflektiert, sondern es kommt auch zu einer Brechung des hindurchgehenden Anteils. Die Richtung des Schalls im zweiten Medium entspricht dem aus der Optik bekannten Brechungsgesetz. Die Eigenschaft eines Trennmediums, entsprechend seines Schallabsorptionsgrades nur einen Teil der auftreffenden Schallenergie hindurch zu lassen, wird als Schalldämmung bezeichnet. Durch das Trennmedium selbst findet wiederum ein Schallfluss statt. Ein Teil davon wird in den Raum zurückgestrahlt, d.h. die insgesamt reflektierte Schallenergie wird wieder erhöht. Trifft eine Schallwelle auf einen weichen, verformbaren oder porösen Körper, so wird sie ganz oder teilweise absorbiert, es folgt eine Umwandlung von Schallenergie in Wärme.

Beugung

Dringen Schallwellen in Ritzen oder Löcher ein, so breiten sie sich in dem dahinter liegenden Raum nicht strahlartig, sondern infolge der Beugung wieder nach allen Richtungen aus.

Grundlagen der Raumakustik

Räume unterscheiden sich beträchtlich hinsichtlich ihrer akustischen Wirkung auf Sprach-, Stimm- und Musikwiedergabe. Je nach Verwendungszweck müssen sie bestimmte raumakustische Anforderungen erfüllen. Man kann z.B. zwischen Aufnahme- und Wiedergaberäumen unterscheiden, die Art des jeweiligen Schallereignisses bestimmt die Wahl des Raumes mit seinen akustischen Eigenschaften.

Der Raumeindruck ergibt sich aus dem Empfinden des Zusammenwirkens von Schallquellen (Klangkörpern) mit ihrer räumlichen Umgebung einschließlich der Einbeziehung des Hörers.

Der *geometrischen Raumakustik* liegen vorwiegend die Gesetze der Schallreflexion zugrunde. Befindet sich in einem Raum eine Schallquelle, von der ein z.B. kugelförmiges Schallereignis ausgeht, so treffen die Schallwellen nach kurzer Zeit auf die nächstgelegenen Wände auf und werden dort reflektiert. Der Direktschall erfasst nach und nach sämtliche Wände des Raumes, so dass die Zahl der Reflexionen zunimmt. Schließlich wird nicht nur der direkte, sondern auch der bereits reflektierte Schall wieder reflektiert. Die wiederholten Reflexionen führen zu einer fortlaufenden Durchmischung des Raumes mit Schallwellen.

Wenn direkter und reflektierter Schall nicht als Wiederholung des Schallsignals empfunden werden, entsteht der Eindruck der *Halligkeit.* Wird jedoch der reflektierte Schall als Wiederholung des Direktschalls wahrgenommen, hat man das Gefühl eines *Echos.*

> **Aufnahmen von Stimmsignalen für akustische Analysen bzw. stimmdiagnostische Messungen sollten in möglichst echofreier, nachhallarmer Umgebung erfolgen, um raumakustische Einflüsse zu vermeiden. Darüber hinaus sollten stimmdiagnostische Messungen grundsätzlich in lärmisolierten Räumen mit Umgebungsschalldruckpegeln unter 45 dB erfolgen.**

KAPITEL 4: ANATOMIE UND PHYSIOLOGIE DER STIMME

Anatomische Kenntnisse sind Grundvoraussetzung für das Verständnis stimmphysiologischer und pathologischer Veränderungen und die dafür notwendige Auswahl stimmdiagnostischer Methoden.

Der Thematik dieses Fachbuches folgend muss auf detaillierte anatomisch-morphologische Darstellungen verzichtet und auf entsprechende Fachliteratur verwiesen werden.

Funktionsbereiche der Stimmproduktion

Für Stimmbildung und Artikulation kommen der Rohschallerzeugung (Quelle) im Kehlkopf und der Nachschaltung eines Resonators mit Filterfunktion (Vokaltrakt) nach *Fant* (1960) besondere Bedeutung zu [28].

Die Anatomie und Funktionsweise der an der Stimmgebung beteiligten Organe wird oft mit dem Aufbau einer Orgel (Blasebalg als Windkessel, Zungenwerk zur Klangentstehung und Orgelpfeife als Resonator) verglichen. Analog dazu ist die Phonation an drei Funktionsbereiche gekoppelt *(Abbildung 6)*:

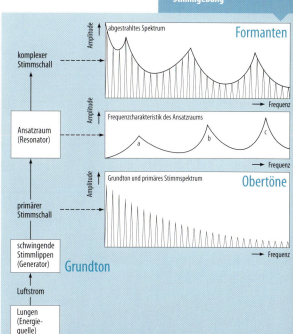

Abb. 6: Funktionsbereiche zur Stimmgebung

- Atmung als Windkesselsystem zur Bereitstellung aerodynamischer Energie (Initiation)
- Kehlkopf/Glottis als Ton- bzw. Primärklanggenerator und Quelle des akustischen Signals (Phonation)
- Ansatzrohr als Resonator mit Überformung und Filterung des Schallsignals

Ihre Steuerung und Koordination unterliegt den Funktionen des zentralen Nervensystems.

Bei Phonation wird der Ausatemstrom durch die oszillierenden Stimmlippenbewegungen periodisch unterbrochen. Dabei beeinflusst die Stimmlippenspannung wesentlich die Wechselwirkungen zwischen den aerodynamischen und myoelastischen Kräften.

Die Strukturen des äußeren und inneren Atemapparates sind in erster Linie für die Regulierung des exspiratorischen Luftstromes zur Bereitstellung des für die Phonation erforderlichen subglottischen Druckes verantwortlich. Eine stabile und ausgewogene Stimmlippenspannung erlaubt eine große Stimmdynamik bei nur geringen subglottischen Druckveränderungen [144].

Atemformen

Hinsichtlich der Atemformen lassen sich unterschiedliche Atemtypen unterscheiden *(Tabelle 6)*. Die gemischte kosto-abdominelle Atmung bei Phonation gilt als physiologisch. Hoch- oder Schnappatmung bzw. isolierte Abdominal- und Thorakalatmung bedingen funktionelle Atemstörungen, die Ursache für funktionelle Stimmstörungen sein können.

TABELLE 6
Atemformen

Bauch- (Abdominal-) Atmung	synonym: Zwerchfell- (Diaphragmal-) Atmung	■ Abflachen und Tiefertreten des Zwerchfells durch Kontraktion der Muskelfasern, wobei die Baucheingeweide nach vorn verlagert werden ■ in Ruhe werden zwei Drittel des Atemvolumens durch Bauchatmung bewegt
Brust- (Thorakal-) Atmung	synonym: Rippen-(Kostal-) Atmung	■ Erweiterung des Brustraumes durch Kontraktion der äußeren Zwischenrippenmuskulatur und Hebung der Rippen ■ bei Flankenatmung insbesondere seitliche Brustraumerweiterung durch Hebung der unteren Rippen
gemischte kosto-abdominelle Atmung	physiologische Atemform!	Kombination von Bauchatmung (überwiegender Anteil) und Brustatmung
Hochatmung	synonym: kostoklavikuläre Atmung (pathologisch)	Brustatmung in Kombination mit Hebung des Schultergürtels durch Aktivierung der Atemhilfsmuskeln

Der primäre Stimmschall des Kehlkopfes durchströmt die teilweise formvariablen Ansatzräume und wird durch deren Resonanzeigenschaften variiert: Erst durch die physikalischen Prozesse in diesem Resonanzkörper wird der primäre Kehlkopfklang in den außerhalb des Mundraumes hörbaren Stimmklang umgewandelt.

Anatomie der Stimmlippen

Die Stimmlippen können in einen membranösen und kartilaginären Abschnitt unterteilt werden, wobei das Größenverhältnis üblicherweise 2/3 zu 1/3 beträgt. Die Glottis kann dementsprechend in die *Pars intermembranacea* (von der vorderen Kommissur bis zu den Processus vocales) und die *Pars intercartilaginea* (von den Processus vocales bis zur hinteren Kommissur bzw. Interarytaenoidregion) unterteilt werden.

Lichtmikroskopisch lässt sich die Glottis in verschiedene histologische Zonen untergliedern [39]:

- **Zone 1:** 20 % der Glottislänge im Bereich der so genannten vorderen Übergangszone mit dem Nodulus elasticus anterior und kollagenen Fasern, die die Stimmlippe vorne am inneren Perichondrium des Schildknorpels fixieren
- **Zone 2:** 29 %, freischwingender Mittelteil der anterioren Glottis mit typischem histologischen Schichtaufbau der Stimmlippen
- **Zone 3:** 7%, sog. hintere Übergangszone mit dem Nodus elasticus posterior mit Insertion des Ligamentum vocale am Stellknorpel
- **Zone 4:** 9 %, kartilaginärer Anteil der Stimmlippe in der posterioren Glottis mit elastischem Knorpel des Processus vocalis als Grundlage
- **Zone 5:** 34 %, laterale Wand der posterioren Glottis, Grundlage bildet der hyaline Knorpel des Aryknorpels

Dabei umfassen die Zonen 1 bis 3 den anterioren Glottisbereich (zu vergleichen mit der Pars intermembranacea) und die Zonen 4 und 5 den posterioren (zu vergleichen mit der Pars intercartilaginea).

Der größte Teil der anterioren Glottis ist frei schwingend mit einem typischen Schichtaufbau:

- mehrschichtiges unverhorntes Plattenepithel
- dreischichtige Lamina propria
- Musculus vocalis

Der mehrschichtige Aufbau der Stimmlippen wurde bereits 1981 von *Hirano* als „Body-Cover-Modell" beschrieben [50]. Er bezeichnete den Musculus vocalis als Körper mit großer Masse („body"), der von einer kleinen Masse „cover" (Stimmlippenepithel und obere Schicht der Lamina propria) eingehüllt wird. Beide Massen werden durch die mittlere und untere Schicht der Lamina propria miteinander gekoppelt („Mantelfutter").

Die oberflächliche Schicht der Lamina propria (genannt „Reinke-Raum") besteht aus lockerem Bindegewebe und enthält nur wenige Elastinfasern [83, 98]. In der mittleren Schicht überwiegen elastische und in der tiefen die kollagenen Fasern. Die beiden tiefer gelegenen Schichten der Lamina propria, die das eigentliche Stimmband (Ligamentum vocale) bilden, sind mit dem Perimysium des M. vocalis verbunden und bilden mit ihm eine funktionelle Einheit. Die extrazelluläre Matrix der Lamina propria enthält neben Faserproteinen verschiedene Glykosaminoglykane, wie z.B. Hyaluronsäure und Proteoglykane.

TABELLE 7

Aufbau der Stimmlippen und seine funktionelle Zuordnung in das „Body-Cover-Modell" nach Hirano

Anatomie der Stimmlippen			Body-Cover-Modell	
Epithel			Schleimhautoberfläche	„cover"
Lamina propria		oberflächliche Schicht	Schleimhaut	„cover"
		mittlere Schicht	Stimmband	„Mantelfutter"/Transition
		tiefe Schicht	Stimmband	„Mantelfutter"/Transition
M. vocalis			Muskel	„body"

Friedrich et al. (1993) fanden bei Männern und Frauen unterschiedliche Maße des frei schwingenden Stimmlippenanteils [34]. Möglicherweise sind sie verantwortlich für die unterschiedlichen Sprechstimmlagen bei Männern und Frauen.

Stimmlippenschwingungen

Eine Stimmlippenschwingung besteht aus einer periodischen Öffnung und Schließung. Die Bewegungsform der Stimmlippen setzt sich dabei aus einer horizontalen und vertikalen Komponente zusammen. Aus dem geschlossenen Zustand beginnt ein etwa ellipsenförmiger Öffnungs- und Schließungsvorgang.

Die einfachste Beschreibung der Stimmlippenschwingung wird mit dem Ein-Massen-Modell *(Abbildung 7)* erreicht. In dieses Modell gehen die gesamte schwingende Masse der Stimmlippen (m), die Elastizität (Federkonstante D) und die Dämpfung ein. Eine realitätsnähere Beschreibung des tatsächlichen Schwingungsvorganges mit Berücksichtigung der horizontalen und vertikalen Schwingungskomponenten findet sich jedoch im Zwei-Massen-Modell der Stimmlippen. Dabei sind die Massen m_1 und m_2 durch eine weitere Feder miteinander verbunden.

Die periodische Schwingungsanregung ist entscheidend für die Bildung der Vokale, sie gilt als akustische Quelle.

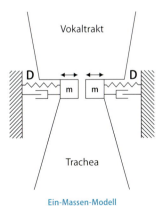

Abb. 7: Ein-Massen-Modell (links) und Zwei-Massen-Modell (rechts) zur Beschreibung der Stimmlippenschwingung

Bei der Bildung der sogenannten *Creaky Voice* (synonym vocal fry) ist der knorpelige Teil der Stimmlippen fest verschlossen. Der intermembranöse Anteil der Stimmlippen schwingt mit geringer Frequenz (40 bis 90 Hz) und geringer Amplitude, so dass einzelne Glottisschläge wahrnehmbar sind.

Eigenschaften des primären Kehlkopfklangs

Der durch die Stimmlippenschwingungen entstehende „primäre Kehlkopfton" ist nicht wie oft angenommen ein einzelner Ton, sondern ein Klang. Experimentelle Studien an exzidierten Kehlköpfen haben gezeigt, dass der Stimmklang wie bei allen Musikinstrumenten obertonreich ist, diese Erkenntnisse wurden durch elektroakustische Untersuchungen vertieft. Dieser Klang besteht aus verschiedenen Teiltönen, die zu einem Ganzen verschmelzen. Auftreten und Aufbau der Teiltonreihe sind naturbedingt. Der tiefste Teilton (Grundfrequenz) wird von einer endlichen Anzahl an Obertönen begleitet *(Abbildung 8)*.

Voraussetzung für das Verständnis der Akustik der menschlichen Stimme ist das Wissen um die spektrale Zusammensetzung des primären Kehlkopfklanges und seiner Veränderung beim Durchlaufen des Vokaltraktes.

OBERTON (OT)

ganzzahliges Vielfaches der Grundfrequenz F0

Beispiel: wenn F0=220 Hz, dann ist OT1=440 Hz, OT2=660 Hz, OT3=880 Hz etc.

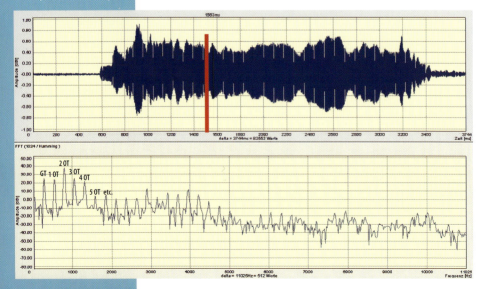

Abb. 8: Fast Fourier Transformation eines gehaltenen Vokals /a:/ mit einer Grundfrequenz von ~262 Hz (senkrechte rote Linie im oberen Bildabschnitt kennzeichnet den analytischen Ausschnitt): im unteren Bildabschnitt Darstellung des Grundtones (GT) und seiner ganzzahligen Vielfachen (OT 1-5 nummeriert)

Aufbau und Funktion des Vokaltraktes

Der Vokaltrakt (syn. Ansatzrohr, Ansatzraum, Resonanzraum) umfasst alle luftgefüllten Räume oberhalb der Glottis *(Abbildung 9 und 10)*, er wird in starre und flexible Anteile unterteilt *(Tabelle 8)*. Die von den Stimmlippenschwingungen erzeugte akustische Energie wird entlang des Vokaltraktes fortgeleitet und durch die anatomischen Eng- und Weitstellungen in unterschiedlicher Weise akustisch gefiltert.

starre Anteile	flexible Anteile
Nasennebenhöhlensystem Nasenhaupthöhle	Kehlkopfeingang Rachen (mit Epi-, Oro- und Hypopharynx) Mundhöhle Mundvorhof

TABELLE 8
Bestandteile des Vokaltraktes

Resonanz- und Filterfunktion des Vokaltraktes

Jeder schwingungsfähige Körper besitzt eine oder mehrere Eigenfrequenzen (Resonanzfrequenzen). Der Vokaltrakt ist nach *Fant* funktionell gesehen ein schwingungsfähiger Hohlkörper mit mehreren Resonanzfrequenzen (Eigenresonanzen), der auf den primären Stimmschall wie ein Resonator einwirkt [28]. In einem solchen Resonator werden Frequenzen, die im Bereich dieser Eigenfrequenzen liegen, besonders gut übertragen, während andere Frequenzen abgeschwächt oder ausgelöscht werden.

Die unterschiedlichen Filterwirkungen des Vokaltraktes lassen sich am ehesten durch die Analogie zwischen dem Vokaltrakt und einem röhrenförmigen Schalldämpfersystem erklären *(Abbildung 11)*. Jede Querschnittsänderung in einer Röhre führt zu einer Reflexion und teilweisen Transmission der einfallenden Schallwelle. Durch Veränderungen des Ansatzrohres entstehen unterschiedliche Klangfarben und Sprachlautbildungen.

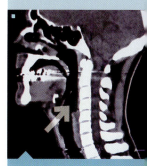

Abb. 9: Computertomographie des Kopf-Hals-Bereiches: Abgrenzung des Vokaltraktes (schwarz) möglich

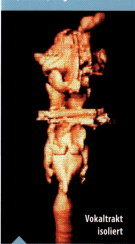

Vokaltrakt isoliert

Abb. 10: 3D-Rekonstruktion aller Anteile des Vokaltraktes (rot) nach einer computertomographischen Untersuchung

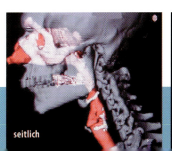

seitlich

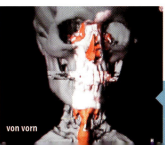

von vorn

Anatomie und Physiologie der Stimme

Die Erzeugung von Stimme und Sprache entsteht somit durch die zeitvariable akustische Filterung des Quellensignals (Primärklang der Stimmlippenschwingungen oder aperiodische Anregung) durch den Vokaltrakt.

Die anatomischen Strukturen des gesamten Vokaltraktes sind für die unterschiedlichen Klangvariationen der menschlichen Stimme verantwortlich. Willkürliche Bewegungen von Zunge, Lippen, Gaumensegel, Kiefer und Kehlkopf verändern Länge, Querschnitt und Form des Vokaltraktes, wodurch nicht zuletzt die Bildung der verschiedenen Vokale und Konsonanten möglich wird.

Durch vokaltraktspezifische Resonanzverstärkung werden umschriebene Frequenzbereiche energetisch verstärkt. Diese Energiemaxima im Frequenzspektrum werden als **Formanten** bezeichnet und entsprechend ihres Auftretens nummeriert. Zwischen ihnen gelegen finden sich zum Teil stark ausgeprägte Energieminima, sog. **Antiformanten**.

Die Lage der Formanten bestimmen die unterschiedlichen Vokale und die Klangfarbe der Stimme. Die ersten beiden Formanten im Frequenzspektrum (F1 und F2) charakterisieren den Vokal, die Formanten F3 bis F5 die individuelle Klangfarbe.

Anatomische Unterschiede des Ansatzrohres in Länge, Konfiguration und Querschnitt bei Männern und Frauen bedingen unterschiedliche Frequenzbereiche der Formanten bei beiden Geschlechtern. Der kürzere Vokaltrakt zwischen Lippen und Glottis bei Frauen im Vergleich zu Männern bewirkt höher gelegene Formanten.

Formant: Energiemaximum im Frequenzspektrum

Antiformant: Energieminimum zwischen den Formanten

Abb. 11: Klassisches Röhrenmodell des Vokaltraktes

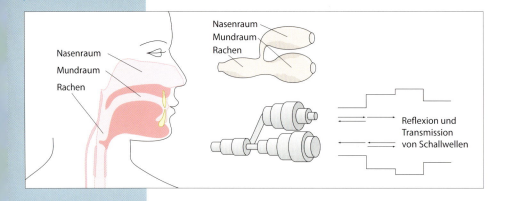

Grundlagen der Artikulation

Terminologie

Unter Artikulation werden aus phonetischer Sicht alle Vorgänge zusammengefasst, die der Erzeugung von Sprachlauten dienen. Der **Artikulationsapparat** ist der Teil des Vokaltraktes, der den erzeugten Laut produziert. Als **Artikulationsort** bzw. **Artikulationsstelle** *(Abbildung 12)* bezeichnet man jene (eher statischen) Regionen im Mundraum, die für die mehr oder weniger beweglichen **Artikulationsorgane** (Artikulatoren: Unterkiefer, Zunge, Lippe, weicher Gaumen, Zäpfchen, Rachen und Kehlkopf mit Stimmlippenritze/Glottis) Bewegungsziel bei der Sprachlautbildung sind. Die einzelnen Artikulatoren unterscheiden sich je nach anatomischer Beschaffenheit hinsichtlich ihrer Beweglichkeit.

Je nach Bildungsstelle werden die Artikulationsorte eingeteilt:

- Oberlippe — labial
- obere Schneidezähne — dental
- harter Gaumen — palatal
- weicher Gaumen — velar
- Zäpfchen — uvular
- Rachenwand — pharyngeal
- Kehldeckel — epiglottal
- Stimmlippenritze — glottal

> Man unterscheidet unterschiedliche **Artikulationsarten** (Reibung, Verschluss, orale und nasale Öffnung).

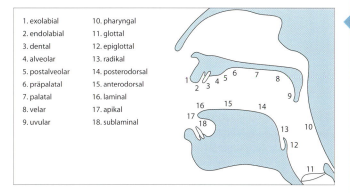

Abb. 12: Artikulationsorte

1. exolabial
2. endolabial
3. dental
4. alveolar
5. postalveolar
6. präpalatal
7. palatal
8. velar
9. uvular
10. pharyngal
11. glottal
12. epiglottal
13. radikal
14. posterodorsal
15. anterodorsal
16. laminal
17. apikal
18. sublaminal

Bildung von Konsonanten

Ein konsonantischer Laut entsteht durch die Bildung einer Engstelle oder eines Verschlusses zwischen Artikulationsort und -organ.

Durch Angabe von Artikulationsort, Artikulationsart, Artikulator und stimmhafter bzw. stimmloser Phonation lassen sich Konsonanten hinreichend beschreiben *(Tabelle 9)*.

TABELLE 9
Klassifizierung der Konsonanten

Plosive (Verschlusslaute)	kompletter oraler (und velarer) Verschluss
Nasale	kompletter oraler Verschluss mit abgesenktem Velum, so dass der Luftstrom nur durch die Nase entweichen kann
Vibranten (gerollte Laute)	intermittierende orale Verschlüsse
Frikative	starke zentrale Enge, durch die es zur Geräuschbildung infolge von Turbulenzen kommt
Laterale Frikative	zentraler oraler Verschluss mit starker seitlicher Enge, an der es zur Geräuschbildung kommt
Approximanten	schwache zentrale Enge ohne Geräuschbildung, da der Luftstrom nahezu ungehindert passieren kann
Laterale Approximanten	zentraler oraler Verschluss mit schwacher seitlicher Enge ohne Geräuschbeimengung
Affrikaten	Kombination aus Plosiv und Frikativ

Vokalbildung und akustische Grundlagen

Das traditionelle System der Vokalklassifikation basiert auf drei Positionen:
1. vertikale Zungenstellung: *hoch – niedrig*
2. horizontale Zungenstellung: *vorn – hinten*
3. Lippenstellung: *gespreizt – gerundet*

Die Anzahl der möglichen Vokale ist nahezu unendlich, der Übergang zwischen ihnen fließend. Das vokalische Artikulationsprinzip besteht in der spezifischen Gestaltung der Ansatzräume. Während man sich bei der Beschreibung von Konsonanten auf die Lage der engsten Annäherung zweier Artikulatoren bezieht, wird bei Vokalen auf die „absolute" Zungenhöhe und Lage dieses „höchsten Punktes" geachtet.

Grundlagen der Artikulation

Nach dem Grad der Zungenhebung werden hohe, mittlere und tiefe Vokale unterschieden, nach dem Ort der Zungenwölbung Vorder- und Hinterzungenvokale, nach der Lippenstellung gerundete und ungerundete Vokale. Das Beschreibungskriterium offen bzw. geschlossen korreliert im Deutschen mit der Kürze bzw. Länge des Vokals (z.B. /i:/ in bieten: geschlossener, ungerundeter, vorderer Hochzungenvokal).

Die artikulatorische Phonetik definiert sog. "Kardinalvokale", an denen sich das Vokalsystem einer Sprache (mit Unterschieden zwischen den Sprachen) orientiert. Vokale unterscheiden sich durch die Klangfarbe, die durch die Filterfunktion des Ansatzrohres entsteht. Entsprechend der Zungenlage können diese Kardinalvokale in Form eines "Vokalvierecks" dargestellt werden.

Die Kardinalvokale (KV) haben ihre höchste Zungenstellung an der Peripherie des Vokalraums. Zwei davon befinden sich in leicht erfühlbaren Positionen: KV /i:/ wird mit der vordersten und höchsten möglichen Zungenstellung gebildet, während *KV* /ɑ:/ der niedrigste (offenste) und hinterste mögliche Vokal ist. Bei /i:/ steht der Kehlkopf hoch und bei /u:/ tief *(Abbildung 13)*.

Vokale

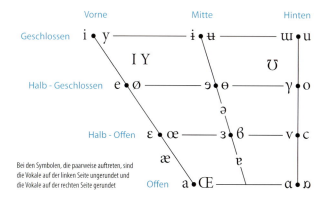

Abb. 13: „Vokalviereck" der Kardinalvokale unter Berücksichtigung von Kieferöffnung und Zungenlage

Es ist jedoch anzumerken, dass sämtliche Vokale der deutschen Sprache auch mit nahezu geschlossenen Zahnreihen verständlich gebildet werden können.

Die akustischen Eigenschaften der Vokale werden in erster Linie durch die Formanten F1 und F2 bestimmt.

Abbildung 14 zeigt die ersten beiden Formanten der wesentlichen Vokale. Es ist deutlich, dass F2 von den hinteren zu den vorderen Vokalen stetig ansteigt. F1 und F2 liegen bei den geschlossenen Vokalen im Vergleich zu den offenen etwas weiter auseinander.

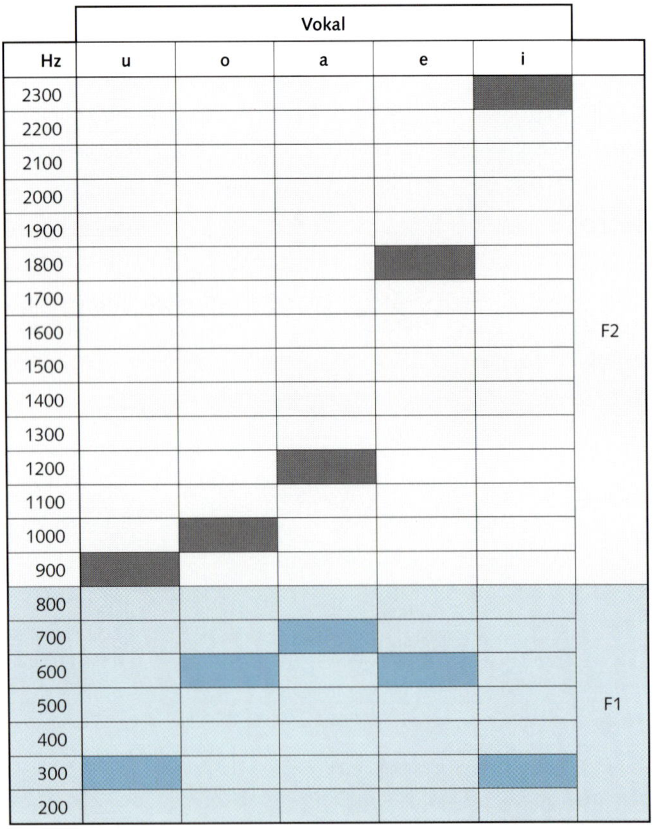

Abb. 14: Lage der „Vokalformanten" F1 und F2

Hz	____	___	Vokal	___	___	
	u	o	a	e	i	
2300					■	
2200						
2100						
2000						
1900						
1800				■		
1700						
1600						F2
1500						
1400						
1300						
1200			■			
1100						
1000		■				
900	■					
800						
700			▨			
600				▨		
500		▨				F1
400						
300	▨				▨	
200						

Die Lage des ersten Formanten (F1) hängt vom Abstand zwischen Kehlkopf (Glottisebene) und Zungenenge ab, die des zweiten Formanten (F2) vom Abstand zwischen Zungenenge und Mundöffnung. Je größer der Abstand, desto tiefer liegt die jeweilige Formantfrequenz.

Die Lage der Formanten ist unabhängig von der Tonhöhe, auf der ein Vokal gesprochen oder gesungen wird. Formanten sind nur abhängig von der Hohlraumgestalt des Ansatzrohres. Werden /i:/ und /u:/ auf gleicher Tonhöhe gesprochen, so scheint /i:/ durch den höher liegenden 2. Formanten heller zu klingen.

Die Vokalfarbe wird dunkler, wenn tiefere oder höhere Teiltöne außerhalb der typischen Formantbereiche verstärkt werden. Die beiden ersten Formanten sind für die Identifizierung der Vokale allerdings von unterschiedlicher Bedeutung. Der 1. Formant ist nicht zwangsläufig immer der wichtigste. Während dieser eher für die Erkennung der so genannten dunklen Vokale (/u:/ und /o:/) verantwortlich ist, ist es für die helleren Vokale der 2. Formant. Man unterscheidet daher die beiden ersten Formanten in einen Haupt- und einen Nebenformanten *(Tabelle 10)*.

Vokal	Hauptbereich um ca.	Nebenbereich um ca.
u	320 Hz	(800 Hz)
o	500 Hz	(1000 Hz)
a	1000 Hz	(1400 Hz)
ö	1500 Hz	500 Hz
ü	1650 Hz	320 Hz
ä	1800 Hz	700 Hz
e	2300 Hz	500 Hz
i	3200 Hz	320 Hz

TABELLE 10

Frequenzbereiche der Formanten deutscher Vokale (unterteilt in Haupt- und Nebenbereiche)

KAPITEL 5
SPRECH- UND SINGSTIMME

Sprechen und Singen im Vergleich

Jede stimmliche Äußerung, ob gesprochen oder gesungen, beruht auf den gleichen physikalischen und physiologischen Gesetzmäßigkeiten der Tonproduktion. Trotz einer Reihe daraus resultierender Gemeinsamkeiten bestehen zwischen Sprechen und Singen grundlegende Unterschiede *(Tabelle 11)*.

TABELLE 11
Unterschiede zwischen Sprechen und Singen

	Sprechen	Singen
Tonbewegungen	gleitende Bewegungen des Grundtons, vornehmlich Verwendung des tiefen Registers (♀=Brustregister, ♂=Modalregister)	sprunghafte Bewegungen mit festgelegten Tonhöhen und Intervallsprüngen
verwendeter Tonhöhenumfang	gering, ca. ½ bis 1 Oktave	groß, 2 bis 2 ½ Oktaven
Melodie- und Rhythmusverläufe	nicht vorgeschrieben, frei wählbar	durch Notentext vorgegeben
Vokallänge Konsonantenlänge	konsonantenorientierte Artikulation, Konsonanten- zu Vokaldauer ca. 1:1,2, deutlich unterschiedliche Formung der Vokalformanten zur besseren Textverständlichkeit	da nur Vokale gesungen werden können, Verschiebung des Konsonant-Vokal-Verhältnisses zugunsten der Vokale (1:4,5) Bemühung um Vokalausgleich, um Ansatzrohr so wenig wie möglich zu verändern und Klangfarbe auszugleichen
Körperhaltung	vielfältig einsetzbar	eingeschränkt
Atemfunktion/ Stützvorgang	geringere Anforderungen an die Atemstütze	Atemvorgang und Stützfunktion intensiver, längere Ausatemphasen bei langen Phrasen

Beim Sprechen steht der sachliche Inhalt im Vordergrund, die Phonationsprozesse laufen eher unbewusst ab. Beim Singen dagegen werden Stimmqualität und Klangformung bewusst gestaltet, aber auch die künstlerische Umsetzung des Textinhaltes gezielt verfolgt.

Die ausgebildete Sprechstimme (Sprecherstimme)

Je nach Ausbildungsstand unterscheidet man die trainierte/ ausgebildete und die untrainierte/laienhafte Sprechstimme.

KAPITEL 5
Sprech- und Singstimme

Die Kunst der Rhetorik und Ausbildung der Sprechstimme genoss bereits im griechischen Altertum eine überaus hohe Wertschätzung. Im modernen Kommunikationszeitalter gewinnt sie im Bestreben um gesellschaftliche Anerkennung und beruflichen Erfolg eine neue Dimension. Die geschulte Vortragsstimme verlangt entsprechendes Wissen um Sprechtechnik sowie Vertrautheit im Umgang mit der Gestaltung des gesprochenen Wortes. Der Weg von einer untrainierten Umgangsprechstimme zur ausgebildeten Sprecherstimme ist lang und durch ähnliche Entwicklungsphasen geprägt, wie man sie von der Gesangsausbildung kennt. Bei der **Sprecherziehung** steht das Erkennen der optimalen Sprechtonhöhe am Beginn der Ausbildung. Die Sprecherziehung lehrt die Beherrschung stimmphysiologischer Funktionen. In langen Übungsphasen müssen Körperbeherrschung, Vordersitz der Laute, Vokalbewusstsein und -formung, Resonanzgefühl und Konsonantenkraft erlernt werden. Erst kraftvolle Artikulation, intensive Vokal- und Konsonantenbildung sowie ein voller Klang überzeugen im Vortrag. Die moderne Sprecherziehung zielt nicht nur auf Ausbildung der Artikulation, sondern erfasst den Sprecher in seiner gesamten Persönlichkeit.

Die wichtigsten zu erlernenden Grundfähigkeiten moderner Sprecherziehung umfassen [1]:
- Kontrolle über Spannungsverhältnisse im Körper
- natürliche Körperhaltung im Hinblick auf ein an die zu erbringende Leistung angepasstes Gleichgewicht zwischen körperlicher An- und Entspannung
- kombinierte Phonationsatmung
- Weite der Resonanzräume zur Bildung einer klang- und modulationsfähigen Stimme
- ausschöpfende Bewegungen der Sprechwerkzeuge bei der Bildung der Vokale und Konsonanten
- Beibehalten der natürlichen Sprechstimmlage (Indifferenzlage) mit mühelosem Ein- und Absetzen der Stimme
- Schulung des Gehörs zur Wahrnehmung kleinster stimmlicher und artikulatorischer Veränderungen

- Formungs- und Mitteilungswillen für sinn- und bedeutungsvolles Sprechen
- Erlernen eines Hörer- und Raumbezuges beim Vortrag
- Beherrschung des Umgangs mit Sprache

Die ausgebildete Singstimme (Sängerstimme)

Wie bei der Sprechstimme wird zwischen der trainierten/ausgebildeten und untrainierten/laienhaften Singstimme unterschieden.

Die Entwicklung und Ausbildung einer Sängerstimme wird maßgeblich von gesellschaftlichen und traditionellen Einflüssen geprägt. Ein aus anatomisch-physiologischer Sicht optimal erscheinender Körperbau bzw. Stimmapparat ist keine Garantie für eine reife künstlerische Leistung bzw. beruflichen Erfolg. Erst der Wille zum musikalischen Ausdruck und die natürliche Begabung führen zur künstlerischen Entfaltung der „Stimme".

Jeder Mensch verfügt über naturgegebene Voraussetzungen, die ihm das Singen mehr oder wenig gut erlauben. In welcher Weise eine Laienstimme trainiert werden kann, hängt nicht unwesentlich vom angestrebten Genre und von persönlichen Zielen ab.

Während die Singstimme die spontane gesangliche Äußerung beschreibt, setzt die Sängerstimme eine künstlerisch-gesangstechnische Ausbildung voraus.

Sicher macht sich der Sänger beim Singen keine Gedanken über stimmphysiologische Zusammenhänge. Um einen optimalen „Stimmsitz" zu erreichen, vertraut er auf das subjektive Vibrationsempfinden und die audiophonatorische Rückkopplung.

Der Umgang mit den Sprachlauten ist bei einem klassischen Sänger anders als bei einem Sprecher. Auch wenn bei Vokalmusik neben einer auf Klang ausgerichteten Stimmführung eine gute Textverständlichkeit erwünscht ist, werden beim Singen andere Ausbildungsziele verfolgt. Neben der Entwicklung eines großen Tonhöhenumfanges wird gesangstechnisch insbesondere an der Linienführung der Stimme durch möglichst lange Vokale (=Klangträger) gearbeitet. Da die Erkennbarkeit der Vokale durch die Formanten bestimmt ist, ergeben sich in hohen Frequenzbereichen gelegentlich Probleme der Textverständlichkeit: zum Teil liegen Grundtöne oberhalb der Formant-Frequenzen, wodurch im Spektrum wichtige Informationen für die akustische Vokalidentifizierung verloren gehen.

Vokalausgleich und „Decken"

Im klassischen Gesang wird die klangliche Angleichung hell und dunkel klingender Vokale angestrebt. Die geringe Abdunkelung von Vokalen in höherer Lage durch bewusste Tiefhaltung des Kehlkopfes wird als „Decken" bezeichnet. Dadurch kann einerseits der Vokalcharakter besser erhalten bleiben, andererseits gelingt der Registerausgleich zwischen dem tiefen und hohen Stimmregister beim Aus- und Abwärtssingen leichter [129].

Intonationssicherheit und Formanttuning

Hohe Stimmen haben das Problem, dass die Teiltöne hoher Frequenzen im primären Kehlkopfklang weit auseinander liegen. So kann es sein, dass für die Bildung eines bestimmten Vokals im notwendigen Frequenzbereich keine Teiltöne zur Verstärkung enthalten sind. Im Bestreben, Teiltöne des Primärspektrums und Resonanzmaxima des Vokaltraktes zusammenzubringen, kann es passieren, dass vom Sänger entweder die Tonhöhen an die Resonanzeigenschaften oder die Resonanzmaxima in Richtung der Frequenzen der Teiltöne verschoben werden. Wenn die Abstimmung zugunsten der Formantstruktur geschieht, kann es zu **Intonationsproblemen** (distonieren=zu hoch bzw. detonieren=zu tief) kommen. Aus gesangspädagogischer Sicht ist daher die Formantabstimmung, das **Formanttuning** [141], zu empfehlen, d.h. die

Die ausgebildete Singstimme (Sängerstimme)

Vokalfarben werden in ihren Frequenzen so verändert, dass sie korrekt im Frequenzbereich der Teiltöne liegen.

Timbre

Durch abgestimmte Kieferöffnung, Zungenlage und Kehlkopftiefstellung kann nicht nur die Veränderung der Formantlagen erreicht, sondern zusätzlich die Färbung des individuellen Timbres beeinflusst werden.

Register

Als „Register" werden eine Reihe aufeinander folgender Stimmklänge mit gleicher Klangqualität bezeichnet. Beim Auf- und Abwärtssingen über den gesamten Tonhöhenumfang lassen sich bei einem ungeübten Sänger mindestens zwei Register unterscheiden *(Tabelle 12)*. Das tiefe Register wird beim Mann als Modal- bei der Frau als Brustregister bezeichnet. Das hohe Register nennt man beim Mann Falsett und bei der Frau Kopfregister. Darüber hinaus kann sich beim Mann gelegentlich in der Tiefe ein zusätzliches Strohbassregister und bei der Frau in der Höhe ein Pfeifregister anschließen. Überschneidungsbereiche zwischen den Registern werden als **amphotere Klänge** bezeichnet, gelegentlich findet sich für diesen Bereich die Bezeichnung eines mittleren Stimmregisters. Die unterschiedlichen Register können perzeptiv und akustisch abgegrenzt werden, sie finden je nach Gesangsstil unterschiedliche Verwendung. Während in popularen Gesangsrichtungen überwiegend der tiefe Registerbereich ausgebildet und verwendet wird *(Abbildung 15)*, muss der klassische Sänger nicht hörbare Übergänge zwischen den Registern erlernen, um den Eindruck eines **„Einregisters"** zu erwecken.

Register	Männer	Frauen
tiefes Register	Modalregister	Brustregister
hohes Register	Falsett	Kopfregister
Sonderformen	Strohbassregister	Pfeifregister

TABELLE 12
Register bei Mann und Frau

Abb. 15: Stimmfeld eines Musicalsängers mit drastischem Abfall des Schalldruckpegels bei Übergang in das Falsettregister (blauer Pfeil)

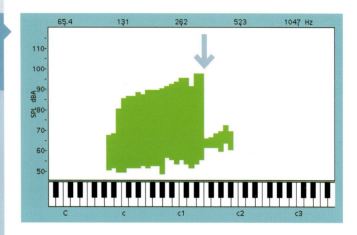

Sängerformant

Das Spektrum eines klassisch gesungenen Tons umfasst außer den bereits genannten fünf Formanten einen Extraformanten („Sängerformant"). Der Sängerformant kann als markantes Kennzeichen einer hochqualifizierten klassischen Sängerstimme bezeichnet werden; er bestimmt Glanz, Metall und Tragfähigkeit einer Stimme. In den Vokalspektren männlicher Sänger wurde dieses Energiemaximum bei etwa 3000 Hz identifiziert. Internationale Forscher haben Auftreten und Lage bei männlichen und weiblichen Profisängern untersucht und kamen zu teilweise unterschiedlichen Ergebnissen. Während einige von der Existenz des Sängerformanten in beiden Geschlechtern ausgehen, sind andere überzeugt, dass er nur im männlichen Geschlecht durch die Clusterung des dritten, vierten und fünften Formanten entsteht [141]. Seine Amplitude wird durch die Amplituden der Partialtöne des Primärschalls bestimmt. Die Frage, ob der Sängerformant auch bei Frauen auftritt, ist noch nicht endgültig geklärt. Vermutlich ist er bei Altistinnen stärker ausgeprägt als bei Sopranistinnen.

Ein nicht ausgebildeter Sänger ist kaum in der Lage, durch bewusste Gestaltung der Formanten und Extraformanten eine Maximierung des abgestrahlten Klanges zu erreichen. Im Gegensatz zum klassischen Sänger sind Popularmusik-Sänger nicht auf die Ausbildung des Sängerformanten angewiesen. Schlagersänger, Musicalinterpreten oder Jazzer müssen vielmehr den Umgang mit Mikrophonen erlernen, welche ihnen einerseits die notwendige Verstärkung, andererseits die Erzeugung und Verwendung anderer Gesangselemente und -stilistiken ermöglicht.

Vibrato und Tremolo

Während die untrainierte Singstimme in der Regel eher gerade klingt, weist die trainierte klassische Gesangsstimme Grundtonschwankungen, ein Vibrato, auf. Physikalisch gesehen beschreibt das Vibrato periodische Modulationen der Phonationsfrequenz [127]. Man unterscheidet ein **Tonhöhen- oder Frequenzvibrato** und ein **Intensitäts- oder Amplitudenvibrato**. Darüber hinaus kann man gelegentlich ein **Klangfarben- oder Timbrevibrato** beobachten. Der erfahrene Sänger verwendet das Vibrato als Gestaltungs- und Ausdrucksmittel.

Am leichtesten lassen sich Frequenzschwankungen heraushören. Eine Vibratofrequenz von ±5–7 Hz um den Grundton wird in der Regel als angenehm und schön empfunden. Frequenzschwankungen unter 5 Hz bezeichnet man als enges oder langsames, über 7 Hz als weites oder schnelles Vibrato. Je schneller die Geschwindigkeit, desto unangenehmer ist der Klangeindruck. Schnellere und weniger gleichmäßige Modulationen werden auch als Tremolo bezeichnet.

Die perzeptive Bedeutung von Intensitätsschwankungen, im Idealfall zwischen 2–5 dB, wird oft überschätzt, ebenso das Klangfarbenvibrato, welches Pulsationen der Klangfarbe durch periodische Schwankungen der Teiltonstruktur beschreibt.

Klassifizierung der Stimmlagen

Die individuell beanspruchten Stimmumfänge beschreiben die Stimmlagen oder Stimmgattungen. Die Angaben in der Literatur zu Tonhöhenumfängen für die verschiedenen Stimmlagen variieren nur geringfügig *(Tabelle 13)*.

Sprech- und Singstimme

Nicht nur für die Bewertung der Gesangsliteratur und für Rollenbesetzungen, sondern für die allgemeine Bewertung der Stimmkonstitution ist die Klassifizierung der Singstimme unverzichtbar, um nicht zuletzt Leistungsgrenzen und funktionelle Abweichungen zu erkennen.

Falsche Klassifizierungen können Ursache von Stimmproblemen bis hin zum völligen Stimmversagen sein.

Die weiblichen Stimmlagen werden in Sopran, Mezzosopran und Alt unterschieden, die männlichen in Tenor, Bariton und Bass. Diese Stimmlagen lassen sich auch bei Nichtsängern finden. Ihre Klassifizierung richtet sich in erster Linie nach dem Tonhöhenumfang, berücksichtigt aber auch Registerübergangsbereiche, Sprechstimmlage und Timbre.

TABELLE 13

Übersicht über die Klassifizierung der Stimmlagen unter Berücksichtigung der Tonhöhenumfänge im Kunstgesang

Autor	weibliche Stimmlagen			männliche Stimmlagen		
	Sopran	Mezzosopran	Alt	Tenor	Bariton	Bass
Lobe-Neumann*	$c^1 - c^3$	$a - as^2$	$f - f^2$	$B - b^1$	$G - g^1$	$E - e^1$
Reinecke*	$c^1 - c^3$	$a - c^3$	$f - f^2$	$c - c^2$	$A - fis^1$	$C - c^1$
Gutzmann*	$h - h^2$	$g - g^2$	$e - e^2$	$H - h^1$	$G - g^1$	$C - c^1$
Frank und Sparber**	$a - c^3 (f^3)$	$g - c^3$	$f - c^3$	$Ais - dis^2$	$A - g^1 (a^1)$	$E - c^1 (g^1)$

* [45]   ** [33]

Für jeden Sänger, auch den Laienchorsänger, ist es wichtig, seine individuelle Stimmlage zu kennen, um mögliche Fehlbelastungen durch z.B. falsche Literaturwahl zu vermeiden.

Jede Stimmlage lässt sich zusätzlich in sog. „Zwischenfächer" differenzieren, die dem Grundcharakter der Stimme (Klangfarbe, Tonumfang, Volumen) entsprechen und bei Rollenbesetzungen zu berücksichtigen sind, z. B.:

1. Sopran: Koloratursopran, lyrischer Sopran, dramatischer Sopran, jugendlich-dramatischer Sopran, Soubrette.
2. Mezzosopran: lyrischer Mezzosopran, dramatischer Mezzosopran

3. Alt: lyrischer Alt, Spielalt, dramatischer Alt
4. Tenor: Tenorbuffo/Spieltenor, lyrischer Tenor, jugendlicher Heldentenor, Heldentenor, Charaktertenor.
5. Bariton: lyrischer Bariton, Kavalierbariton, Heldenbariton.
6. Bass: Bassbuffo/Spielbass, Baßbariton, seriöser Bass.

Die Stimme im Raum

Das Hören der eigenen Stimme sowie das subjektive Klanggefühl wird wesentlich von Raumeigenschaften (v.a. Akustik, Nachhallzeit und Absorption bestimmter Frequenzbereiche) beeinflusst. In einem Saal mit geringer Nachhallzeit ist das Singen mühevoll und der Sänger ermüdet in der Regel rascher. Je länger die Nachhallzeit, desto leichter erscheint die Stimmgebung.

Gesprochene Sprache wird in einem mittelgroßen Saal am besten bei einer Nachhallzeit von 1 Sekunde verstanden, gesungene dagegen bei >1 Sekunde. Für den Klangeindruck ist eine frequenzabhängige Nachhallzeit mit Gewichtung auf tiefere Frequenzen wünschenswert, da durch energetische Hervorhebung tieferer Frequenzbereiche im Spektrum die Stimme wärmer klingt.

Der Zuschauer hört den direkten und reflektierten Schall in zeitlicher Verzögerung. Hohe Frequenzen (Sängerformant, Formanten der Vokale /e:/ und /i:/) erreichen den Zuschauer aufgrund ihrer geradlinigen Ausbreitung direkt, während der Sänger selbst nur den reflektierten Schall wahrnimmt. In einem Raum mit geringem Nachhall muss der Sänger die fehlende Raumwahrnehmung durch Kompensationen, wie z.B. audiophonatorische Kontrolle und Vibrationsempfindung, ausgleichen.

Die Sprachverständlichkeit ist ein grundlegendes Kriterium für die Auswahl von Räumen für Präsentationen und tontechnische Aufnahmen.

ENTWICKLUNG STIMMDIAGNOSTISCHER METHODEN

Bereits in der Antike war die Entstehung des Schalls als Folge von Schwingungen eines Körpers bekannt. Störungen und Erkrankungen der Stimme beschäftigen den Menschen schon seit dem klassischen Altertum; Kenntnisse über Physiologie und Pathologie der Stimmproduktion sind hingegen vergleichsweise jung.

Bis in die Mitte des 19. Jahrhunderts wusste man nicht genau, wie und wo die Stimme produziert wird. Nichts desto trotz feierten damals Opernstars große Triumphe. Man könnte meinen, dass auch ohne Kenntnisse über Kehlkopfanatomie und Stimmphysiologie eine erfolgreiche Sängerkarriere möglich sei.

Die Ära der Stimmdiagnostik begann erst im Jahre 1854, als der spanische Gesangslehrer *Manuel Garcia* im Selbstversuch erstmalig seinen Kehlkopf beim Singen unter Zuhilfenahme eines Zahnarztspiegels beobachtete.

Heute stehen wir vor ganz anderen Herausforderungen als noch vor 150 Jahren. Moderne stimmdiagnostische Methoden stehen als effiziente Hilfsmittel zur detaillierten Diagnose, Dokumentation und Früherkennung von Dysphonien zur Verfügung.

Wissenschaftliche Aktivitäten konzentrierten sich zunächst auf die Visualisierung der Stimmlippenfunktion. *Czermak* und *Türk* (1857) modifizierten Garcias Technik und entwickelten unabhängig voneinander den heute noch gebräuchlichen Kehlkopfspiegel und schufen damit die Voraussetzung für die Entwicklung der funktionsorientierten Laryngologie.

Die Verwendung der Stroboskopie zur Beobachtung der Stimmlippenschwingungen bei Phonation geht auf *Schönhärl* zurück, der das stroboskopische Prinzip, obwohl schon etwa 100 Jahre bekannt, für die Kehlkopfdiagnostik attraktiv machte [122]. Die rasante Entwicklung der Computertechnologien ermöglicht heute neben einer zunehmenden Vereinfachung der Gerätebedienung, Datenspeicherung und -abrufbarkeit, auch eine wesentlich leichtere Auswertbarkeit der Befunde.

KAPITEL 6

Entwicklung stimmdiagnostischer Methoden

Der Terminus „Akustik" wurde erstmals im Jahre 1693 verwendet. Nach Arbeiten über Schallgeschwindigkeit von *Newton* und *Laplace* erfolgte die systematische Erforschung der Akustik durch *Cladni*, *Ohm*, *von Helmholtz* und *Rayleigh*. Bereits 1861 gelang *Phillipp Reiss* die erste erfolgreiche Übertragung der menschlichen Stimme auf elektronischem Wege (Geburtsjahr der Elektroakustik). Im Bereich der akustischen Stimmklanganalyse sollte es Jahrzehnte dauern, bis die Beschreibung akustischer Analysen pathologischer Stimmen publiziert wurde. *Lieberman* (1961) beobachtete einen Jitter-Anstieg (siehe Seite 124) bei kranken Stimmen [76, 77], obwohl auf die Periodenschwankungen bereits von *Simon* im Jahre 1927 hingewiesen wurde.

In den 70iger und 80iger Jahren wurden unzählige Studien über theoretische Hintergründe und klinische Anwendbarkeit des Jitters durchgeführt. Zunächst war man überzeugt, nicht nur mit Jitter, sondern auch mit anderen Parametern (z.B. Shimmer, siehe Seite 126) objektive Möglichkeiten zur Heiserkeitsbeurteilung gefunden zu haben. Die anfängliche Euphorie wurde durch spätere klinische Studien gebremst.

Technische Neuentwicklungen der letzten Jahre haben zu einer Weiterentwicklung nicht nur im Bereich der visuellen Analyse der Stimmlippenschwingungen (z.B. Hochgeschwindigkeitskinematographie), sondern auch zu einem Erkenntnisgewinn über Analysemöglichkeiten des akustischen Stimmprodukts (z.B. Spektral- und Periodizitätsanalysen) und deren klinische Verwertbarkeit geführt.

KAPITEL 7
SYSTEMATIK DER MODERNEN STIMMDIAGNOSTIK

Derzeit kommen weltweit unterschiedliche Untersuchungsmethoden zur Anwendung, die zum großen Teil auf subjektiven Beurteilungskriterien beruhen und stark von regionalen Einflüssen geprägt sind. Für die Diagnosestellung und Bewertung von Therapieergebnissen werden im internationalen Maßstab systematische und valide Untersuchungsmethoden nach einem standardisierten Protokoll gefordert.

In den vergangenen Jahren wurden verschiedene multiparametrische Konzepte für eine systematische Stimmdiagnostik vorgeschlagen. Es ist Aufgabe der Zukunft, diese in der täglichen Arbeit umzusetzen.

Auch wenn eine exakte Diagnostik von organischen bzw. funktionellen Atemstörungen in speziell dafür ausgerüsteten Lungenfunktionsabteilungen durchgeführt werden sollte, lassen sich wichtige Atemfunktionswerte, wie Vitalkapazität, subglottischer Druck und Atemflusswerte auch in einem Stimmdiagnostiklabor bestimmen.

Die Untersuchung der Kehlkopffunktion bzw. der Stimmlippenschwingungen benötigt entsprechende bildgebende Techniken, Stroboskopie, Hochgeschwindigkeitskinematographie oder Kymographie, um die für das bloße Auge nicht erkennbaren schnellen Schwingungsabläufe sichtbar zu machen.

Neben der Untersuchung der Stimmlippenfunktion sind die Bewertung und Interpretation des akustischen Produktes Schwerpunkte der Stimmdiagnostik. Mittels computergestützter Stimmklanganalysen ist die Objektivierung von Spektralstruktur und Periodizität des Stimmsignals möglich. In der akustischen Messtechnik bedient man sich überwiegend elektroakustischer Messgeräte, die nahezu alle auf dem gleichen Funktionsprinzip beruhen:

- Aufnahme der akustischen Größe mit einem elektroakustischen Wandler (Schallempfänger) und Umwandlung derselben in eine entsprechende elektrische Größe

> Grundsätzlich orientieren sich stimmdiagnostische Untersuchungen an den drei Funktionsbereichen, die zur Stimmproduktion beitragen: (1) Atmung, (2) Kehlkopf und (3) Ansatzrohr.

- Verstärkung der elektrischen Größe und ggf. auch deren Bewertung
- Anzeige bzw. Registrierung der Ergebnisse

Neben apparativen Bestimmungen quantitativer bzw. semiquantitativer Parameter bewähren sich noch immer subjektive bzw. perzeptive Stimmklangbeurteilungen. Hierzu finden vorwiegend beschreibende Verfahren, visuelle Analogskalen und multidimensionale Skalen Anwendung.

KAPITEL 8: BASISPROTOKOLL DER EUROPEAN LARYNGOLOGICAL SOCIETY (ELS) ZUR FUNKTIONELLEN STIMMBEURTEILUNG

Europäische Phoniater und Laryngologen bemühen sich seit Jahren mit einem stimmdiagnostischen Basisprotokoll der unüberschaubaren Vielfalt an Untersuchungsmethoden entgegenzuwirken [35, 36, 126].

Ein wichtiger Schritt auf dem Wege zu einer validen Stimmdiagnostik ist der Vorschlag der *European Laryngological Society (ELS)* aus dem Jahre 2001 [20]. Demzufolge basiert die Stimmdiagnostik auf 5 Säulen *(Tabelle 14)*:

1. Perzeption
2. Videostroboskopie
3. aerodynamische Messungen und Beurteilung der Leistungsfähigkeit der Stimme
4. akustische Analysen
5. subjektive Bewertung durch den Patienten

TABELLE 14

Aus dem Basisprotokoll der *European Laryngological Society* (2001) für die funktionelle Stimmbeurteilung [20]

* nicht anzuwenden in hochgradig heiseren Stimmen mit überwiegend aperiodischen Stimmsignalen

Komponente	Beispiele	Bewertung
Perzeption	auditive Beurteilung von Sprechstimmlage und Phonationslautstärke;	beschreibend
	Stimmklangbeurteilung nach der GRBAS-Skala (v.a. Rauigkeit und Behauchtheit) bzw. RBH-Klassifikation	4-Punkte-Skala (0=keine Abweichung, 1=geringgradige Störung, 2=mittelgradige Störung, 3= hochgradige Störung) oder visuelle Analogskala (100 mm)
Videolaryngostroboskopie	Beurteilung der Stimmlippenschwingungen: ■ Glottisschluss ■ Regularität ■ Randkantenverschieblichkeit ■ Symmetrie	4-Punkte-Skala (0=keine Abweichung, 1=geringgradige Störung, 2=mittelgradige Störung, 3= hochgradige Störung) oder visuelle Analogskala
Aerodynamische Untersuchungen	maximale Tonhaltedauer /a:/	in sec
	Phonationsquotient (Vitalkapazität/ maximale Tonhaltedauer)	in ml/s
	Vitalkapazität	in ml
Akustische Messungen	Periodizitätsanalysen (von Frequenz/Jitter und Amplitude/Shimmer)*	in %
	Harmonics-to-Noise-Ratio*	
	Stimmfeldmessungen ■ höchste Frequenz ■ geringste Intensität ■ Tonhöhenumfang	in Hz in dB in Halbtonschritten
subjektive Bewertung durch den Patienten	Beurteilung der Stimmqualität mit Hilfe stimmbezogener Fragen	visuelle Analogskalen (0=normale Stimme ohne Einschränkung und 100=hochgradige Stimmstörung mit Einschränkung im täglichen Leben)

Basisprotokoll der European Laryngological Society (ELS)

Dieses Basisprotokoll umfasst sowohl objektive als auch subjektive Parameter. Es sollte Grundlage für die Zusammenstellung jedes individuellen diagnostischen Instrumentariums sein.

Stimmaufnahmen sind dabei für stimmdiagnostische Zwecke unverzichtbar. Sie dienen zum einen der Stimmdokumentation, zum anderen können sie jederzeit für weitere Auswertungen herangezogen werden.

BEWERTUNG STIMMDIAGNOSTISCHER BEFUNDE UNTER BERÜCKSICHTIGUNG DES BASISPROTOKOLLS DER ELS

Validierte Normwerte in der Literatur zu finden, ist nicht einfach. Übersichten zu relevanten Stimmparametern und ihren Merkmalsausprägungen *(Tabelle 15)* finden sich u.a. bei *Böhme* [10] und *Friedrich* [36, 40].

TABELLE 15
Übersicht über stimmdiagnostische Kriterien mit Angabe von Normwerten (modifiziert nach *Böhme* und *Friedrich*)

	normal	pathologisch		
	0	1	2	3
Perzeption				
Heiserkeit	nicht vorhanden	geringgradig	mittelgradig	hochgradig
Behauchtheit	nicht vorhanden	geringgradig	mittelgradig	hochgradig
Rauigkeit	nicht vorhanden	geringgradig	mittelgradig	hochgradig
Laryngostroboskopie				
Amplitude	normal weit (ca.1/3 der sichtbaren SL-Breite)	+1=gering erweitert	+2=mittelgradig erweitert	+3=hochgradig erweitert
		−1=gering verkürzt/vermindert	−2=deutlich verkürzt/vermindert	−3=aufgehoben
Randkantenverschieblichkeit	normal (mind. ½ der sichtbaren SL-Breite)	gering vermindert	mittelgradig vermindert	hochgradig vermindert/aufgehoben
Symmetrie	normal in Ort und Phase	gering asymmetrische Schwingungen	mittelgradig asymmetrische Schwingungen	hochgradig asymmetrische Schwingungen
Regularität	regulär	einzelne Irregularitäten/ gering irregulärer Schwingungsablauf	gehäufte Irregularitäten/ mittelgradig irregulärer Schwingungsablauf	permanente Irregularitäten/ Schwingungsablauf hochgradig irregulär
Glottisschluss	vollständiger Stimmlippenschluss	geringe Insuffizienz	mittelgradige Insuffizient	hochgradige Insuffizienz
		○ durchgehender Spallt	○ posteriore Schlussinsuffizienz	○ anteriorer Spalt
		○ ovalärer medianer Spalt	○ Sanduhrglottis	○ irregulär
supraglottische Kontraktion bei Phonation	keine	gering	ausgeprägt	supraglottischer Verschluss, meist Taschenfalten-phonation

	normal	pathologisch		
	0	1	2	3
Aerodynamische Messungen				
Tonhaltedauer	> 15 sec	15 – 11	10 – 7	< 7
Phonationsquotient	120 – 190 ml/sec	>190 ml/sec		
s/z-Ratio	< 1,4	> 1,4		
Akustische Messungen: Periodizitätsanalysen				
Jitter*	♂ 0,59 % ♀ 0,63 %	> 1 %	über 5% nicht sinnvoll	
Shimmer*	♂ 2,53 % ♀ 2,0 %	> 4 %	über 25 % nicht sinnvoll	
Stimmfeldmessung				
leiseste Intensität	< 55 dB	> 55 dB		
lauteste Intensität*	> 90 dB	< 90 dB		
Stimmdynamik	> 40	40 – 35	34 – 25	< 25
tiefste Grundfrequenz	♂ ~73 Hz (D) ♀ ~165 HZ (e)**			
höchste Grundfrequenz	♂ ~294 HZ (d) ♀ ~659 Hz (e2)**			
Tonhöhenumfang	> 24	24 – 18	17 – 12	< 12
indifferente Sprechstimmlage	♂ 98,5 – 131 Hz (G – c) ♀ 196 – 262 Hz (g – c1)			
Subjektive Selbsteinschätzung durch den Patienten				
Stimmqualität	Stimme ungestört empfunden	Stimme als gering gestört empfunden	Stimme als mittelgradig gestört empfunden	Stimme als hochgradig gestört empfunden
kommunikative Beeinträchtigung	keine kommunikative Beeinträchtigung	geringe Beeinträchtigung bei stärkerer Stimmbelastung; im Alltag keine kommunikative Beeinträchtigung	starke Beeinträchtigung bei stärkerer Stimmbelastung; im Alltag geringe kommunikative Beeinträchtigung	starke Einschränkung auch in der alltäglichen Kommunikation; Sozialkontakte beeinträchtigt

* CSL bzw. MDVP (Kay Elemetrics), ** unabhängig von Stimmlage

KAPITEL 10
AERODYNAMISCHE MESSUNGEN

Atemvolumina und Atemkapazitäten

Da Stimmstörungen Folge organischer und funktioneller Atemstörungen sein können, sind Grundkenntnisse über die Atemfunktionsparameter unerläßlich *(Tabelle 16)*. Man unterscheidet Atem- bzw. Lungenvolumina und Atem- bzw. Lungenkapazitäten. Atem- bzw. Lungenkapazitäten sind die Summe verschiedener Atemvolumina.

In *Abbildung 16* sind die wichtigsten Atemfunktionswerte grafisch dargestellt. Das **Atemzugsvolumen** ist das Luftvolumen, welches bei einer normalen Ein- und Ausatmung in Ruhe bewegt wird. Dabei stehen Inspiration und Exspiration etwa im Verhältnis von 1:1,2.

Die **Atemruhelage** nach Exspiration des Atemzugsvolumens entspricht dem Punkt, in der die exspiratorisch wirksamen Kräfte gleich den inspiratorisch wirksamen sind. Die **Atemmittellage** dagegen liegt in der Mitte des Atemzugsvolumens.

Die Luftmenge, die nach normaler Inspiration maximal eingeatmet werden kann, wird als **inspiratorisches Reservevolumen** bezeichnet; das Volumen, das nach normaler Exspiration maximal ausgeatmet werden kann, als **exspiratorisches Reservevolumen**. Auch nach maximaler Ausatmung verbleibt in der Lunge eine bestimmte Menge Luft (**Residualvolumen**).

Lungenkapazitäten ergeben sich aus der Summe verschiedener Lungenvolumina: Die **funktionelle Residualkapazität** aus der Summe von exspiratorischem Reservevolumen und Residualvolumen, die **Vitalkapazität** aus Atemzugsvolumen, exspi-

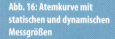

Abb. 16: Atemkurve mit statischen und dynamischen Messgrößen

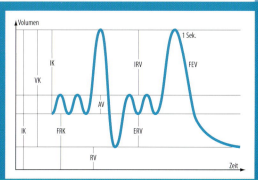

Statische Volumina:
AV (Atemzugvolumen)
IRV (Inspiratorisches Reservevolumen)
ERV (Exspiratorisches Reservevolumen)
RV (Residualvolumen)
IK (Inspirationskapazität)
FRK (Funktionelle Residualkapazität)
TK (Totalkapazität)
VK (Vitalkapazität)

Dynamische Volumina:
FEV1 (Forciertes Exspirationsvolumen in einer Sekunde, Einsekundenkapazität, Atemstoßwert)

Aerodynamische Messungen

ratorischem und inspiratorischem Reservevolumen, sowie die **Totalkapazität** aus der Summe aller vier genannten Volumina. Die Strömungsverhältnisse in den Atemwegen werden über Fluss-Volumen-Messungen ermittelt. Das Volumen, welches nach tiefer Inspiration in einer Sekunde maximal ausgeatmet werden kann, wird als **forciertes Exspirationsvolumen** (synonym: Einsekundenkapazität, Tiffenau-Test) bezeichnet.

TABELLE 16
Atemvolumina und -kapazitäten

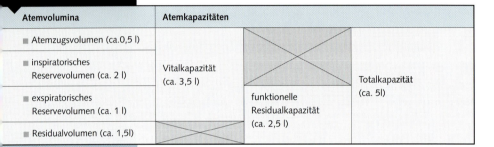

Die Ausatemstromstärke (Flow) wird im Verlauf der Exspiration gemessen. Ein gesunder Patient erreicht im ersten Zehntel der Exspiration ein Maximum, danach nimmt der Flow bis zum Erreichen des Residualvolumens ab. Je nachdem, ob der maximale Flow während der Exspiration oder während der Inspiration gemessen wird, lässt sich ein Peak Exspiratory Flow (PEF) und ein Peak Inspiratory Flow (PIF) unterscheiden.

Lungenfunktionsdiagnostik im klassischen Sinne

Lungenfunktionsuntersuchungen dienen der Feststellung der einzelnen Atemvolumina und -kapazitäten. Die Lungenfunktionsmessungen liefern nicht nur wichtige differentialdiagnostische Informationen für die Beurteilung von Lungenerkrankungen, sondern auch für die Diagnostik von Stimmstörungen.

Die Lungenfunktionsparameter sind alters-, geschlechts- und größenabhängig, so dass die Bewertung der Ist-Messergebnisse in Prozent der jeweiligen Sollgröße angegeben wird. Die Interpretation der einzelnen Lungenfunktionswerte stützt sich immer auf klinische Erfahrungswerte.

Spirometrie, Pneumotachographie und Bodyplethysmographie

Die **Spirometrie** ist eine Standarduntersuchung zur Prüfung der atemmechanischen Komponente der Lungenfunktion. Sie liefert steht dem Arzt ein nicht invasives, kostengünstiges und hilfreiches Diagnostikum zur Verfügung, welches schnelle und einfache Messungen in der klinischen Routine ermöglicht. Die Aussagekraft der Ergebnisse ist wesentlich von der Mitarbeit der Probanden abhängig. Bei spirometrischen Messungen muss der Proband motiviert werden, seine physischen Grenzen zu erreichen, ansonsten resultieren falsche Ergebnisse.

Ein- und Ausatemvolumen werden in Abhängigkeit von der Zeit aufgezeichnet. Die Volumendifferenz zwischen maximaler Aus- und Einatmung beschreibt die *Vitalkapazität (VK) (siehe auch Tabelle 16)*.

Die **Pneumotachographie** ermöglicht die Messung und Darstellung der Gasströmungsgeschwindigkeit über die Zeit. Als Messinstrument dient im einfachsten Fall ein im Atemstrom befindlicher Propeller, dessen Drehgeschwindigkeit proportional zum Atemfluss steht. Zuverlässiger und empfindlicher ist die heute übliche Detektion von Druckdifferenzen, die in einem Rohr über dessen gesamte Länge proportional

DURCHFÜHRUNG

Nach dem Einatmen wird vom Patienten so schnell wie möglich in einen Spirographen ausgeatmet *(Abbildung 17)*. Das ausgeatmete Luftvolumen wird gegen die Zeit registriert.

CAVE

Bei der Testdurchführung ist unbedingt auf das Tragen einer Nasenklemme zu achten (Abbildung 17a, 17b)! Bei insuffizientem nasopharyngealen Abschluss könnte andernfalls unkontrolliert Luft durch die Nase entweichen (Abbildung 17c).

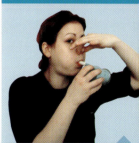

Abb. 17: Praktische Messung der Vitalkapazität mit dem Spirotest-Gerät

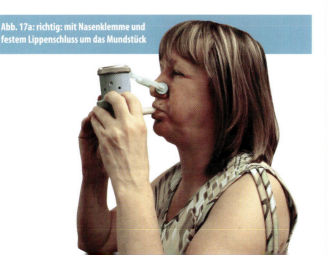

Abb. 17a: richtig: mit Nasenklemme und festem Lippenschluss um das Mundstück

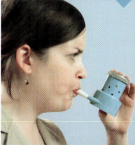

Abb. 17b: alternativ: manueller Nasenverschluss, wenn keine Klemme zur Hand

Abb. 17c: falsch: fehlende Nasenklemme

Aerodynamische Messungen

zur Strömung auftreten. Aus dieser Strömung kann später das Volumen berechnet werden.

Moderne Pneumotachographen können auch als Spirometer (Volumen-Zeit-Kurve) verwendet werden.

Die **Bodyplethysmographie** umfasst neben der spirometrischen Bestimmung der Fluss-Volumen-Kurve zusätzlich die Ermittlung des (intra)thorakalen Gasvolumens anhand der Verschlussdruckkurve und des Atemwegswiderstandes (R_{aw}) anhand der Resistance-Kurve. Die Messtechnik beruht auf dem Boyle-Mariottschen Gesetz, nach dem das Produkt aus Druck und Volumen konstant ist. Zur Bestimmung des Atemwegswiderstandes (R_{aw}) wird die Volumenänderung der Lunge als Kammerdruckänderung bei Ein- und Ausatmung registriert. Gleichzeitig wird die Flussänderung am Mund bestimmt. Die zeitsynchrone Aufzeichnung der Widerstandsverhältnisse in der In- und Exspirationsphase ergibt in einem Diagramm die Resistance-Schleife. Aus dieser lässt sich der Atemwegswiderstand ermitteln.

Die Bodyplethysmographie (synonym Ganzkörperplethysmographie) ist die exakteste und objektivste, wenn gleich auch aufwendigste Methode zur Diagnostik von Lungen- und Atemwegserkrankungen.

Der **Atemwegswiderstand,** der z.B. bei laryngealen Stenosen von besonderem klinischen Interesse ist, kann auf unterschiedliche Weise während der Ruheatmung gemessen werden. Bei der Verschlussdruckmessung werden Änderungen des Munddruckes nach einer plötzlichen Unterbrechung des Atemstromes durch einen kurzen Verschluss gemessen. Mit den Oszillationstechniken bestimmt man die respiratorische Impedanz.

Die Interpretation der zumeist komplexen Lungenfunktionsbefunde ist für den HNO-Arzt/Phoniater oder Logopäden nicht einfach. *Tabelle 17* gibt eine Übersicht über die zumeist in Abkürzungen verwendeten Parameter.

ABLAUF DER BODYPLETHYSMOGRAPHIE

Die Bodyplethysmographie erfolgt in einer luftdichten, volumenkonstanten Kabine, in die der Proband/Patient gesetzt wird. In dieser abgeschlossenen Kammer wird gegen einen Verschluss geatmet. Kompression und Dekompression des thorakalen Gasvolumens werden als Kammerdruckänderung registriert. Da in dem geschlossenen System das Produkt von Druck und Volumen bei einer bestimmten Temperatur immer konstant ist, geht jede Druckschwankung mit einer Volumenänderung einher und lässt sich aus der Druckdifferenz das Volumen errechnen, das dem thorakalen Gasvolumen entspricht.

Lungenfunktionsdiagnostik im klassischen Sinne

TABELLE 17: Abkürzungen und Definitionen von Lungenfunktionsparametern

Abkürzung	Einheit	Definition
Volumen-Zeit-Kurve		
VK, VC, IVK, IVC	l	Vitalkapazität, inspiratorische Vitalkapazität: Das Volumen, das nach maximaler Inspiration maximal ausgeatmet werden kann (maximales, willkürlich ventilierbares Volumen, AV + IRV + ERV)
FVC	l	Forcierte Vitalkapazität: Das nach maximaler Inspiration mit stärkster Anstrengung und schnellstmöglich ausgeatmete Luftvolumen
FEV1	l	Einsekundenkapazität: Volumen, das innerhalb einer Sekunde bei maximaler Anstrengung ausgeatmet werden kann
FEV1/IVC	%	Relative Einsekundenkapazität, Bezug: VK. Einsekundenkapazität in % der Vitalkapazität
AV	l	Atemzugsvolumen: Das pro Atemzug ein- bzw. ausgeatmete Luftvolumen
Fluss-Volumen-Kurve		
PEF	l/s	Peak flow, exspiratorischer Spitzenfluss: Größte Atemstromstärke, die bei einer forcierten Exspiration nach maximaler Inspiration erreicht wird
MEF25/50/75 FEF25/50/75	l/s	Exspiratorischer Fluss bei 25/50/75 % der forcierten VK: Maximale exspiratorische Atemstromstärke bei 25/50/75 % im Thorax befindlicher Vitalkapazität, d. h., wenn noch 75/50/25 % der Vitalkapazität auszuatmen sind
MMEF	l/s	Mittlerer exspiratorischer Fluss zwischen 25 - 75 % FVC
FEV1/FVC	%	Relative Einsekundenkapazität, Bezug auf FVC: Prozentsatz der forcierten Vitalkapazität, der in einer Sekunde forciert ausgeatmet werden kann
Statische Lungenvolumina und Atemwegswiderstand		
VA	l	Alveolarvolumen
ERV	l	Exspiratorisches Reservevolumen: Das Volumen, das nach normaler Exspiration noch zusätzlich ausgeatmet werden kann
IRV	l	Inspiratorisches Reservevolumen: Das Volumen, das nach normaler Inspiration noch zusätzlich eingeatmet werden kann
FRK, FRC	l	Funktionelle Residualkapazität: Das Volumen, das nach Ende einer normalen Exspiration in der Lunge verbleibt (RV + ERV)
RV	l	Residualvolumen: Das Volumen, das nach maximaler Exspiration noch in der Lunge verbleibt. Spirometrisch nicht erfassbar
TLC, TK	l	Totale Lungenkapazität, Totalkapazität: Das nach einer maximalen Inspiration in der Lunge befindliche Luftvolumen, gesamtes Lungenvolumen (RV + VK)
TGV IGV, ITGV	l	Thorakales Gasvolumen, Intrathorakales Gasvolumen: Gasvolumen am Ende einer normalen Ausatmung, entspricht in etwa der spirometrisch bestimmten funktionellen Residualkapazität
RV/TLC	%	Relatives Residualvolumen, Bezug TLC
Raw	kPa/l x s	Atemwegswiderstand, Resistance: Strömungswiderstand in den Atemwegen bei definierter Atmung
sR	kPa/l x s	spezifische Resistance
sG	1/kPa x s	spezifische Conductance: Kehrwert des Produkts von FRC und R

aus den Leitlinien der Deutschen Gesellschaft für Sozialmedizin und Prävention,
AWMF-Leitlinien-Register Nr.074/002

Folgende Lungenfunktionsbefunde sind für die Diagnostik von Stimmstörungen besonders wichtig:
- Vitalkapazität
- Peak flow des exspiratorischen (wenn möglich auch inspiratorischen) Spitzenflusses und
- Atemwegswiderstand

Nicht selten bedingt eine reduzierte Vitalkapazität (z.B. bei restriktiven Lungenerkrankungen) eine verkürzte Tonhaltedauer, deren Ursache fälschlicherweise als laryngeal interpretiert wird.

Referenzwerte in der Lungenfunktionsdiagnostik

Bei der Berechnung von Referenzwerten für Atem- bzw. Lungenvolumina sind Körpergröße, Alter und Geschlecht zu berücksichtigen. Dafür werden Norm- oder Sollwerte aus Verteilungskurven gesunder Kontrollkollektive der Bevölkerung gewonnen [3, 95, 97]. Da Lungenvolumina dem Einfluss von Temperatur und atmosphärischem Druck unterliegen, müssen standardisierte Testbedingungen eingehalten werden.

Tabelle 18 gibt die größen- und geschlechtsgematchten Normwerte für die Vitalkapazität wider.

TABELLE 18

Sollwerte für die Vitalkapazität (l) unter Berücksichtigung von Körpergröße, Alter und Geschlecht [104]

Körpergröße (cm)	160		170		180		190		200	
Alter (Jahre)	♂	♀	♂	♀	♂	♀	♂	♀	♂	♀
20	4,37	3,97	5,24	4,77	6,23	5,66	7,32	6,66	8,54	7,76
30	4,07	3,70	4,88	4,43	5,79	5,26	6,81	6,19	7,94	7,22
40	3,76	3,42	4,51	4,10	5,35	4,86	6,29	5,72	7,34	6,67
50	3,45	3,14	4,14	3,76	4,91	4,47	5,78	5,25	6,74	6,13
60	3,14	2,86	3,77	3,43	4,48	4,07	5,26	4,79	6,14	5,58
70	2,84	2,58	3,40	3,09	4,04	3,67	4,75	4,32	5,54	5,04
80	2,53	2,30	3,03	2,76	3,60	3,27	4,24	3,85	4,94	4,49

Für alle Parameter werden in der Regel 80 % des mittleren Referenzwerts (Sollwert) als Grenze zwischen Normalbereich und beeinträchtigtem Bereich definiert.

Weitere Abstufungen werden bevorzugt in 20 %-Schritten vorgenommen oder nach Schweregradstufen in leichte, mittlere und schwere Abweichung unterteilt. Auf Kinder sind die genannten Formeln nicht anwendbar. Die meisten Lungenfunktionsgeräte enthalten bereits Sollwerte im Programm.

Die Interpretation, ob und in welchem Maße die gemessene Vitalkapazität eingeschränkt ist, kann entsprechend den Richtwerten in *Tabelle 19* erfolgen.

Vitalkapazität	Einschränkung
> 90 % vom Soll	keine
70–90 % vom Soll	leichte
50–70 % vom Soll	mittelgradige
< 50 % vom Soll	schwere

TABELLE 19
Klinische Graduierung der Vitalkapazität

Atemfunktionsmessungen in der Stimmdiagnostik

Maximale Tonhaltedauer

Die Bestimmung der **maximalen Tonhaltedauer** auf dem ausgehaltenen Vokal /a:/ ist die einfachste aerodynamische Messung in der phoniatrisch-logopädischen Praxis; dafür benötigt man lediglich eine Stoppuhr.

Der Patient wird aufgefordert, nach maximaler Einatmung den Vokal solange wie möglich auszuhalten. Es sollte darauf geachtet werden, dass die Phonation in indifferenter Sprechstimmlage bei Schalldruckpegeln um 70 dB durchgeführt wird.

Nach kurzen Pausen sollten zwei Wiederholungen erfolgen, der höchste Wert wird für klinische Interpretationen verwendet.

Eine gesunde Stimme ist in der Lage, einen Vokal mindestens 15 sec auszuhalten. Werte unter 10 sec gelten als pathologisch.

Kinder haben im Vergleich zu Erwachsenen aufgrund des kleineren Lungenvolumens eine kürzere Tonhaltedauer.

Eine verkürzte Tonhaltedauer wird zu oft als Hinweis für eine Stimmfunktionsstörung angesehen. Sie hängt jedoch nicht nur von der laryngealen, sondern auch von der Atemfunktion ab. Zur Beurteilung einer pathologischen Tonhaltedauer muss daher unbedingt die Vitalkapazität mitbestimmt werden. Es ist zu berücksichtigen, dass Einschränkungen der Vitalkapazität, z.B. nach Pneumonektomie oder bei anderen restriktiven Lungenerkrankungen, ebenfalls zu einer Verkürzung der Tonhaltedauer führen können.

Phonationsquotient

Der Phonationsquotient bewertet die maximale Tonhaltedauer auf /a:/ im Verhältnis zur Vitalkapazität. Er wurde 1970 von *Iwata* und *von Leden* eingeführt [58]. Während ein deutlich erhöhter Wert als Hinweis auf eine laryngeale Störung gilt, haben geringere Werte keine klinische Relevanz und sprechen eher für eine gute Stimmtechnik bzw. Atemstütze.

Für die Messung der **Vitalkapazität** im Sinne eines Screeningverfahrens eignen sich in der Stimmdiagnostik einfache Handgeräte (z.B. „Spirotest", *Abbildungen 17 a-c*).

Bei der Messung muss wie bei der Spirometrie die Nase mit einer Klemme verschlossen werden, der Patient umschließt das Mundstück fest mit den Lippen, um Nebenluft zu vermeiden.

Die Messwerte müssen mit alters-, geschlechts- und größenentsprechenden Sollwerten *(Tabelle 18)* verglichen werden. Bei pathologischen Abweichungen sollten unbedingt umfassende Lungenfunktionsuntersuchungen veranlasst werden.

Den Phonationsquotienten errechnet man wie folgt:

$$\text{Phonationsquotient} = \frac{\text{Vitalkapazität (ml)}}{\text{Tonhaltedauer auf /a:/ (s)}}$$

Der Normwertbereich liegt zwischen 120 und 190 ml/sec. Geringere Werte lassen sich gelegentlich bei Sängern und Schauspielern finden, die über eine exzellente Atemstütze verfügen. Werte über 190 ml/sec gelten als pathologisch. Bei normaler Vitalkapazität, jedoch verkürzter Tonhaltedauer ist eine laryngeale Störung zu vermuten. Bei pathologischer Vitalkapazität und verkürzter Tonhaltedauer kann auch eine Atemfunktionsstörung zugrunde liegen. Die Interpretation einer verkürzten Tonhaltedauer als Folge einer Kehlkopferkrankung wäre in diesem Fall falsch.

s/z-Ratio

Ist kein Spirotest-Gerät zur Hand, kann eine erste Differenzierung zwischen Atemfunktions- oder Kehlkopferkrankung durch den Vergleich zwischen stimmloser und stimmhafter Phonation eines Lautes erfolgen. Der Vergleich beider Phonationsvarianten für den s-Laut wurde von *Eckel et Boone* als s/z-Ratio eingeführt [23]. Prinzipiell sollten stimmhafte und stimmlose Phonationen auf demselben Laut gleich lang sein. Ist die stimmlose Phonation, die ohne Stimmlippenschwingungen einhergeht, verkürzt, besteht mit großer Wahrscheinlichkeit eine Atemfunktionsstörung. Ist die stimmlose Phonation mindestens 15 s lang, die stimmhafte Phonation jedoch deutlich verkürzt, so ist eine laryngeale Störung anzunehmen.

Der Quotient aus stimmloser und stimmhafter Phonation sollte kleiner als 1,4 sein. Höhere Werte lassen trotz guter Mitarbeit des Patienten eine laryngeale Störung vermuten.

DURCHFÜHRUNG

Zunächst wird der Patient aufgefordert, nach tiefer Einatmung ein stimmloses /s:/ so lange wie möglich auszuhalten. Dafür wählt man eine bequeme Tonhöhe bei etwa 70 dB. Nach einigen ruhigen Atemzügen wird die Messung wiederholt. Nach drei Wiederholungen erfolgt in gleicher Weise die Messung für das stimmhafte /z:/. Der jeweils größere Wert wird für die Berechnung der s/z-Ratio herangezogen.

Pneumographie

Atemexkursionen beschreiben die Bewegungen der an der Atmung beteiligten Körperabschnitte. In Stimmdiagnostik, Stimmtherapie und Gesangsausbildung ist oft die Objektivierung der Atemexkursionen je nach Atemform (Seite 30) erwünscht.
Die Methode zur graphischen Darstellung der Atembewegungen in Ruhe, beim Sprechen und Singen ist die **Pneumographie.**

Die **Impedanz-Pneumographie,** seit Jahrzehnten in der klinischen Routine eingesetzt, verwendet oberflächliche Brustwandelektroden zur Registrierung der Impedanzänderungen des Thorax beim Ein- und Ausatmen. Zwischen den Elektroden fließt ein Wechselstrom. Dem Ohmschen Gesetz folgend verändert sich die Spannung zwischen den Elektroden infolge der Impedanz, die dem frequenzabhängigen Widerstand entspricht. Die Impedanz wird bei Inspiration größer bzw. bei Exspiration geringer. Es können zwar Bewegungen des Brustkorbes aufgezeichnet werden, jedoch sind keine Aussagen über Atemvolumina und thorakoabdominale Koordinationen möglich.

Eine Alternative dazu ist die nicht invasive **Induktionsplethysmographie** zur Registrierung der Atemexkursionen über Brustkorb und Abdomen *(Abbildung 18)*. Diese Methode hat Eingang in die polysomnographischen Untersuchungen gefunden, wird jedoch in stimmdiagnostischen Labors nur für spezielle Fragestellungen herangezogen.

Eine derzeit noch in klinischer Erprobung befindliche Untersuchungsmethode phonationsassoziierter Parameter bietet das Feedback über einen PocketPC. Es ermöglicht die Registrierung der Atemexkursionen in Ruhe und bei Phonation *(Abbildung 19)*. Darüber hinaus liefert das System Informationen über Sprechstimmlage und Sprechgeschwindigkeit anbieten. Für Auswertungen müssen die Daten auf einen „Stand"PC

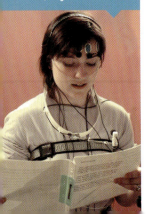

Abb. 18: Probandin während eines Textvortrags mit pneumographischer Aufzeichnung der Atemexkursionen. Die Atemgurte um Thorax und Bauch erfassen über integrierte Dehnungssensoren die Expansionen während der Atemtätigkeit. Die Atemaktivität kann in Form aktueller relativer Spannung der Dehnungssensoren dargestellt werden. Die Atemkurve gibt den biphasischen Verlauf der Atemzüge mit den beiden Komponenten Inspirations- und Exspirationszeit wieder. Zusätzlich ist die Berechnung der Atemfrequenz (Anzahl der Atemzüge pro Minute) möglich.

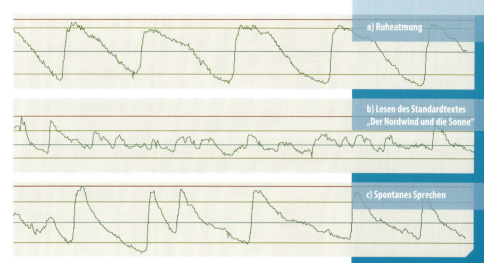

Abb. 19: Atemexkursionen aufgezeichnet über dem Abdomen

überspielt werden und können zukünftig für die Interpretation von Sprechverhalten in der Praxis durch betreuende HNO-Fachärzte, Phoniater, Gesangspädagogen oder Logopäden (bzw. „Stimmtrainer") herangezogen werden.

Messung des glottalen Luftstroms und des subglottischen Drucks

Bei geschlossenen Stimmlippen kommt es durch den exspiratorischen Luftstrom zum **subglottischen Druckaufbau**. Dieser ist für die perzeptive Lautstärke verantwortlich, während die Schwingungsfrequenz die auditiv wahrgenommene Grundtonhöhe bedingt.

Die Messung des subglottischen Druckes ist nicht ganz einfach. Es kann entweder eine Messsonde mit Hilfe einer perkutanen Punktion in den subglottischen Raum eingebracht oder transnasal durch die lokal anästhesierten Stimmlippen eingeführt werden [95]. Beide Techniken sind invasiv und werden von den Patienten schlecht toleriert.

Auf der Suche nach einer nichtinvasiven Technik, führten *Ladefoged* und *McKinney* (1963) eine ösophageale Ballonsonde ein, um den subglottischen Druck im Verhältnis zum Schalldruckpegel indirekt zu bestimmen [73]. Sie fanden einen exponentialen Zusammenhang zwischen beiden Größen. In verschiedenen Studien wurde der subglottische Druck indirekt über die nichtinvasive Messung des intraoralen Drucks ermittelt [140]. Dabei geht man davon aus, dass bei bestimmten Lauten der enorale Druck gleich dem subglottischen Druck ist. Nachteil dieser Methode ist, dass der Druck nur zu einem ausgewählten Zeitpunkt gemessen und nicht über den Verlauf einer Phrase ermittelt werden kann. Man nimmt an, dass der subglottische Druck während der Stimmlippenschwingungen konstant bleibt.

Als weiterer Parameter gilt der „Phonation Treshold Pressure", der für die Phonation notwendige Schwellendruck. Zuletzt berichtete *Plant* (2005) über erfolgreiche aerodynamische Messungen an gesunden Probanden [95]. Diese sind hinsichtlich Wertigkeit und Aussagekraft früheren Arbeiten an exzidierten Kehlköpfen und Tiermodellen überlegen. *Plant* positionierte subkutane Druck-Messonden über perkutane Punktionen und verwendete spezielle Masken zur Messung der aerodynamischen Parameter (Flow etc.). Spezielle Messwandler registrieren Atemstrom und Atemdruck. Zur intraoralen Druckmessung wird ein dünner Katheter mit einem Drucksensor an der Spitze in den Mundwinkel oder transnasal in den subglottischen Raum eingeführt. Die Ergebnisse zeigten allerdings, dass indirekte Messtechniken zur subglottischen Druckmessung nicht wirklich geeignet sind.

KAPITEL 11: UNTERSUCHUNGSMETHODEN DES KEHLKOPFES

Inspektion und Palpation

Bevor man sich der endolaryngealen Diagnostik zuwendet, sollte der Kehlkopf von außen abgetastet (palpiert) werden. Leicht erkennbar ist der Adamsapfel (Promum Adami), der bei Männern durch den engeren Winkel zwischen den Schildknorpelplatten (ca. 90 °) im Vergleich zu Frauen (ca. 120°) stärker hervor tritt. An schlanken Hälsen lassen sich außer dem Schildknorpel bei leichter Reklination des Kopfes auch Ringknorpel und Trachealspangen erkennen. Beim Sprechen und Singen können zum Teil erhebliche Kehlkopfauf- und abwärtsbewegungen auftreten *(Abbilung 20)*. In höheren Tonlagen nehmen sie deutlich zu. Für die Beurteilung der Kehlkopfstellung beim Singen sollte man unbedingt stilistische Unterschiede kennen. Während beim klassischen Gesang auch eine Kehlkopftiefstellung in höheren Lagen gewünscht wird, kann in popularen Gesangsbereichen eine höhere Kehlkopfstellung zur Erzeugung entsprechender Klangqualitäten erwünscht sein.

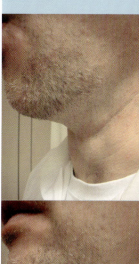
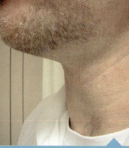

Die kraniokaudale (Hoch-Tief-) Beweglichkeit des Kehlkopfes sollte stets bei der Diagnostik von Stimmstörungen beurteilt werden *(Abbildung 21)*. Behinderungen der Larynxelevation (-hebung) können nicht nur Schluckstörungen, sondern auch funktionelle Dysphonien mitverursachen.

Abb. 20: Kehlkopftiefstellung bei der /u:/-Lautbildung (oben) im Vergleich zur Larynxposition bei Respiration (unten)

Narbige Gewebeveränderungen, wie sie gelegentlich nach Schilddrüsen- oder Halsoperationen auftreten, können mitunter die Beweglichkeit des Kehlkopfes behindern *(Abbildung 22)*.

Bei hyperfunktioneller Stimmgebung lassen sich gelegentlich Veneneinflussstauungen feststellen *(Abbildung 23)*.

Palpatorische Veränderungen der Halsweichteile und des Kehlkopfskeletts bedürfen einer weiteren bildgebenden Diagnostik.

Indirekte Laryngoskopie mit dem Kehlkopfspiegel

Die indirekte Betrachtung des Kehlkopfs mit Hilfe des von *Czermak* und *Türk* (1857) entwickelten Kehlkopfspiegels ist

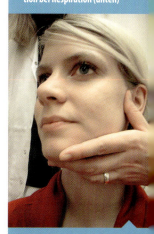

Abb. 21: Palpation der Larynxelevation

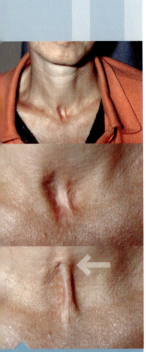

Abb. 22: Narbige Fixierung des Kehlkopfes bei einer Patientin nach Tracheostomie mit Behinderung der Larynxelevation beim Schlucken (unteres Bild/Pfeil)

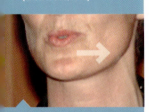

Abb. 23: Halsveneneinflussstauung als hyperfunktionelles Zeichen beim Sprechen

seit mehr als 100 Jahren gebräuchlich. Trotz der weiten Verbreitung lupenendoskopischer Techniken gehört der traditionelle Kehlkopfspiegel weiterhin zur Grundausstattung des HNO-ärztlichen und phoniatrischen Instrumentariums. Auf eine Untersuchung der endolaryngealen Strukturen mit dem Spiegel sollte nicht verzichtet werden, da er die Möglichkeit einer orientierenden morphologischen Beurteilung bietet.

Lupenlaryngoskopie

Für die lupenlaryngoskopische Untersuchung stehen verschiedene optische Systeme zur Verfügung.

Starre Endoskope

Starre Endoskope sind mit unterschiedlichen Winkeln (90° bzw. 70°) erhältlich (Abbildung 24). Während lange Zeit überwiegend 90°-Optiken verwendet wurden, finden zunehmend häufiger die 70°-Endoskope Verwendung.

Die 90°-Optik ist zwar für den Patienten angenehmer, allerdings gestaltet sich der Einblick in die vordere Kommissur schwieriger und der Vergrößerungseffekt ist etwas geringer. 70°-Lupen bieten den Vorteil einer besseren Beurteilbarkeit der vorderen Kommissur. Für die Laryngoskopie mit der 70°-Lupe wird der Kopf des Patienten in eine leicht reklinierte Position gebracht, so dass sich die Spitze des Endoskops dem Kehlkopf nähert.

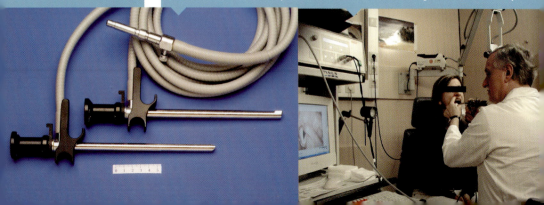

Abb. 24: Starre 90°- bzw. 70°-Optiken   Abb. 25: Untersuchung mit einem 90°-Endoskop

Lupenlaryngoskopie

Der Vorteil starrer Endoskope ist die exzellente Lichtqualität, die eine entsprechende Ausleuchtung des Kehlkopfes zulässt.

Moderne Laryngoskope werden mit zwei Zoombereichen (bifokal) angeboten, die unterschiedliche Ausschnittvergrößerungen zulassen.

Der Kehlkopf kann vom Untersucher durch das Okular oder auf einem Monitor betrachtet werden. Die Bildübertragung auf Dokumentationssysteme bzw. auf den Monitor erfolgt über ein Kamerasystem. Zur Optimierung der Bildqualität benötigen die Endoskope starke Lichtquellen. Das Licht wird über Lichtleitkabel zum Endoskop geführt.

Bei der Untersuchung sollte auf eine möglichst gerade Kopfhaltung des Patienten *(Abbildung 25)* und eine mittige Positionierung des Endoskops geachtet werden. Bereits leichte Verdrehungen des Endoskops können laryngeale Proportionen verändern und Asymmetrien vortäuschen.

Ein ausgeprägter Würgereflex kann mit Schleimhautoberflächenanästhesie (z.B. Xylocain-Spray) beherrscht werden.

> **ANMERKUNG**
>
> **Ein zu starker Zug an der Zunge löst ein zusätzliches Spannungs- und Würgegefühl beim Patienten aus, deshalb Zunge nicht gerade, sondern bogenförmig über den auf der Unterlippe liegenden Mittelfinger herausziehen.**

Flexible Optiken

Flexible Endoskope werden in unterschiedlichen Längen und Durchmessern angeboten *(Abbildung 26)*, geeignete Kinderendoskope stehen ebenfalls zur Verfügung. Neueste flexible Endoskope mit Chip-on-the-Tip-Technik bieten verbesserte Bildqualitäten.

Flexible Endoskope werden transnasal eingeführt *(Abbildung 27)*. In Anlehnung an bronchoskopische Techniken sind einige Typen mit einem Arbeitskanal versehen. Die Lichtqualität hat sich in den letzten Jahren deutlich verbessert, trotzdem

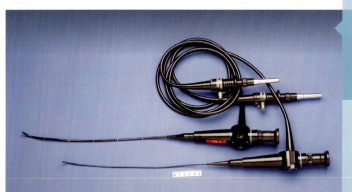

Abb. 26: Flexible Endoskope mit unterschiedlichen Durchmessern für die laryngoskopische Untersuchung (geringe Durchmesser für Untersuchungen von Kindern geeignet)

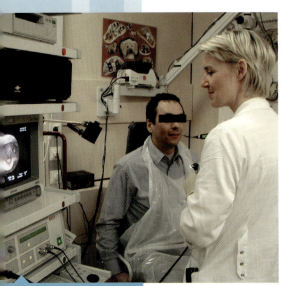

Abb. 27: Flexible Laryngoskopie im Rahmen der videoendoskopischen Schluckdiagnostik

reicht sie meist für exakte stroboskopische Detailanalysen nicht aus. Je kleiner der Durchmesser des Endoskops gewählt wird, desto geringer ist die zur Verfügung stehende Lichtmenge.

Während mit starren Endoskopen Phonationsvorgänge lediglich bei ausgehaltenen Tönen (zur besseren Epiglottisaufrichtung ausgehaltene Vokale auf /i:/ oder /ä:/) beurteilt werden können, ist mit flexiblen Endoskopen die Beobachtung der Kehlkopffunktion auch beim Sprechen und Singen möglich.

Analoge und digitale Befunddokumentation

Analoge Videostandards

Das Video Home System (VHS), 1976 in Japan auf den Markt gebracht und seit den 80er Jahren in Europa allgemein bekannt, war für viele Jahre das bevorzugte Aufzeichnungs- und Wiedergabesystem für endoskopische Untersuchungsbefunde, bevor es von seinem Nachfolger, dem Super-VHS-System (SVHS) mit verbesserter Bildauflösung und höherer Farbgenauigkeit, abgelöst wurde. S-VHS-Recorder, teilweise noch immer im Einsatz, lieferten mehr Schärfe und weniger Rauschanteile.

Normale analoge Videosignale bestehen aus 25 Bildern (frames) pro Sekunde (frames per second = fps). Ein komplettes analoges Bild besteht aus 625 Zeilen, von denen aber nur 576 Zeilen Bildinformationen enthalten. Das Auflösungsvermögen der Bilder in horizontaler Richtung ist in VHS-Rekordern auf 240 Bildpunkte bzw. -linien reduziert, vertikal wird die maximal mögliche sichtbare Auflösung von 576 Bildpunkten genutzt.

VHS und SVHS als Speicher- und Abspielmedien im klinischen Bereich werden zunehmend durch digitale Aufnahme- und Speichermedien ersetzt.

Digitale Aufnahme- und Speicherstandards

Die digitale Erfassung wurde erstmals 1982 benutzt. Was als Still-Video-Kamera-Technik begann, führte 1992 zum ersten digitalen Fotoapparat mit einem CCD-Chip (CCD=Charge Coupled Device) [111, 112]. Bei einer **digitalen Kamera** wird die klassische Filmrolle durch den CCD-Sensor ersetzt. Anzahl und Größe der Elemente, die auf einen CCD-Sensor aufgebracht sind, entscheiden über die Qualität des digitalen Bildes. Trotz Verbesserung der digitalen Bildauflösung kann sich die Qualität digitaler Bilder noch nicht mit der photochemischer Bilder messen, wenn auch für wissenschaftliche und medizinische Zwecke im laryngologischen Bereich die derzeit möglichen Bildqualitäten völlig ausreichen.

Digitale Bilder werden heute meist im jpg-Format oder tif-Format gespeichert. Beide unterscheiden sich hinsichtlich ihrer Kompression: jpg-Formate werden „verlustbehaftet" und tif-Formate „verlustfrei" komprimiert.

Digitale Bilddarstellungen und -dokumentationen sind dann sinnvoll, wenn Befundaufnahmen nicht zusätzlich in Papierform vorliegen müssen, da diese noch verhältnismäßig teuer sind.

Bei **digitalen Videoaufnahmen** wird der Computer als Videorekorder eingesetzt. Aufzeichnungen sind mit den in Kliniken, Ordinationen und Praxen vorhandenen Endoskop- bzw. Mikroskop-Kameras möglich. Während analoge Aufzeichnungssysteme über maximale Bildauflösungen von etwa 450.000 Bildpunkten verfügen, erlauben Hochleistungsvideokameras die Digitalisierung von Einzelbildern in einer Qualität von mehr als 1 Mill. Bildpunkten. Auch wenn die Digitalisierung einer Videoaufnahme mit jedem Standard-PC möglich ist, sollte zumindest die Festplatte hochleistungsfähig sein.

Die Kapazität der Festplatte entscheidet über die maximale Aufzeichnungsdauer, eine hohe Datenübertragungsrate ermöglicht eine optimale Bildqualität.

Das Problem digitaler Videos ist immer noch das Anfallen großer Datenmengen, so dass Kompressionsalgorithmen eingesetzt werden müssen, ohne große Bildverluste zu riskieren.

Digitale Videoaufnahmen lassen sich zu einem späteren Zeitpunkt mit entsprechender Videoschnittsoftware beliebig schneiden und nachbearbeiten.

Für den täglichen Gebrauch digitaler Bild- und Videosysteme ist eine geeignete Dokumentationssoftware zu empfehlen, die den Anwender bei der Erstellung der Aufnahmen unterstützt und die Verwaltung der Aufnahmen erleichtert. Dokumentationssoftwareprogramme, teilweise in Verbindung mit laryngostroboskopischen Geräten, werden von verschiedenen Herstellern angeboten, z.B.: Fa. Atmos (MediaStroboscope), Fa. Olympus (Pasius), Fa. Rehder/Partner GmbH (rp-Szene), Fa. Xion (Divas).

Visualisierung der Stimmlippenschwingungen mit Hilfe der Stroboskopie

Aus dem Griechischen kommend bedeutet „strobos" rotieren und „scopein" beobachten.

Bereits die Schwingungen im Bereich der Indifferenzlage (bei Frauen ca.196/220 Hz, bei Männern 98,5/110 Hz) sind mit bloßem Auge nicht mehr erkennbar. Folglich werden für die Visualisierung der Stimmlippenschwingungen technische Hilfen benötigt. Derzeit ist die Stroboskopie die am weitest verbreitete Methode, die uns Aufschlüsse über Schwingungseigenschaften in Form einer Scheinschwingung vermittelt. Klassische Stroboskopieaufnahmen werden als Zeitlupe empfunden. Neuerdings werden stroboskopische Untersuchungstechniken nicht mehr nur unter Verwendung des stroboskopischen Prinzips mit Lichtblitzen, sondern mit der Shutter-Technik angeboten.

Das stroboskopische Prinzip

Nach dem Talbotschen Gesetz ist bekannt, dass jeder optische Reiz, der auf die Netzhaut trifft, ein Nachbild von etwa 0,2 s hinterlässt. In diesem Zeitintervall ist eine neuerliche Reizauslösung nicht möglich. Daher ist die visuelle Wahrnehmung auf wenige Bilder pro Sekunde (frames per second=fps) begrenzt. Wenn Bewegungen sehr rasch ablaufen, werden diese vom menschlichen Auge nicht getrennt wahrgenommen. Laufen die Bewegungen nahezu periodisch ab, können sie über Impulslicht sichtbar gemacht werden (stroboskopisches Prinzip).

Stehendes Bild: Wählt man eine Lichtblitzfrequenz, die gleich der Schwingungsfrequenz ist, so wird von jeder periodischen Schwingung immer die gleiche Schwingungsphase beleuchtet. Dem Betrachter zeigt sich ein sog. „stehendes Bild", obwohl eine periodische Schwingung stattfindet.

Bewegtes Bild: Für die Sichtbarmachung einer Stimmlippenschwingung wird eine von der Grundfrequenz geringgradig abweichende Blitzlichtfrequenz verwendet. Auf diese Weise werden verschiedene Phasen aufeinander folgender Schwingungen „beleuchtet" und es entsteht eine für das Auge erfassbare scheinbare Schwingung.

Für die Erzeugung der Lichtblitzfrequenz bestehen zwei Möglichkeiten:

◼ Tongeneratorsteuerung

Eine Tongeneratorsteuerung wird ausschließlich in älteren Stroboskopiegeräten verwendet. Der Patient muss einen vorgegebenen Ton exakt nachsingen. Der erzeugte Ton steuert die Blitzfrequenz. Einstellungen am Gerät ermöglichen Untersuchungen eines stehenden als auch bewegten Bildes.

2 Mikrophonsteuerung

Bei der Mikrophonsteuerung wird eine entweder vom Patienten selbst gewählte oder von ihm nachgesungene Frequenz über das Mikrophon auf das Stroboskopiegerät übertragen. Das Gerät berechnet die entsprechende Blitzfrequenz, die sich auch automatisch an Frequenzänderungen des gesungenen Tons anpasst. Das Mikrophon kann entweder direkt am äußeren Hals des Patienten angelegt oder am Endoskop befestigt werden.

Vorteil der Mikrophonplatzierung auf der Haut unmittelbar vor dem Kehlkopf liegt in der Unempfindlichkeit des Stimmsignals gegenüber Störgeräuschen. Allerdings bedarf es einer exakten Auflage, damit das Stimmsignal gut übertragen werden kann. Ein zu festes Andrücken kann gegebenenfalls laryngeale Asymmetrien vortäuschen.

Die am Endoskop befestigten Mikrophone sind dagegen unabhängig von der Mitarbeit des Patienten, sie setzen jedoch eine möglichst ruhige Umgebung voraus.

Gerätetechnik

Für stroboskopische Untersuchungen stehen handelsübliche starre Endoskope zur Verfügung, die an das Stroboskopiegerät angeschlossen werden. Stroboskopische Untersuchungen sollten wegen der zu geringen Lichtintensität nicht mit flexiblen Endoskopen durchgeführt werden. Effiziente stroboskopische Untersuchungen mit flexiblen Optiken werden zukünftig erst mit der Chip-on-the-Tip-Technik möglich werden.

Die Kopplung des Endoskops an eine Kamera ermöglicht die Beobachtung am Bildschirm *(Abbildung 28)* und gleich-

ANWENDUNGSGRENZEN

Aperiodische Stimmlippenschwingungen bei sehr heiseren Stimmen sind stroboskopisch nicht darstellbar, da eine Grundfrequenzbestimmung zur Berechnung der Blitzlichtfrequenz nicht möglich ist.

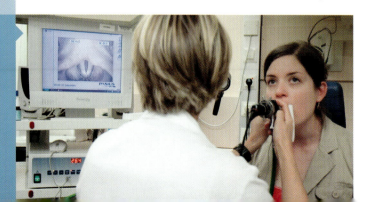

Abb. 28: Stroboskopische Untersuchungssituation

zeitig die Speicherung auf entsprechenden Datenträgern *(Abbildung 29)*.

Ein herkömmliches Stroboskop enthält eine Blitzlicht- und konventionelle Kaltlichtlampe.

Da alle stroboskopischen Merkmale in starkem Maße dem Einfluss von Tonhöhe und Lautstärke unterliegen, ist die jeweilige Dokumentation der Untersuchungsbedingung (Grundfrequenz und Schalldruckpegel) im Bild erforderlich; andernfalls sind spätere Befundinterpretationen und Vergleiche nicht zulässig.

Bei einer normalen Phonation schwingen die Stimmlippen periodisch mit $T = 1/F_0$ (T=Periode, F_0= Stimmgrundfrequenz). Der in der klinischen Routine bevorzugte Untersuchungsmodus ist die Beobachtung eines bewegten Bildes. Dazu wird eine geringfügig abweichende Blitzfrequenz gewählt. Die Differenz Δf beträgt meist ≈1 Hz. Es sind aber auch langsamere Zeitlupengeschwindigkeiten (z.B. 0,5 Hz oder 0,25 Hz) möglich.

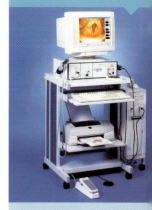

Abb. 29: Endostroboskopische Einheit (Mediastroboskop der Fa. Atmos)

Durchführung

Der dem Probanden/Patienten gegenübersitzende Untersucher hält bei der starren Laryngostroboskopie mit einer Hand die Zunge, mit der anderen führt er vorsichtig das Endoskop in den Oropharynx ein ohne die Rachenhinterwand zu berühren.

Jede Abwehrreaktion des Patienten kann zu Spannungsänderungen im Kehlkopf führen, die möglicherweise als hyperfunktionelle Symptome fehlinterpretiert werden.

Eine stroboskopische Untersuchung sollte stets in ruhiger und entspannter Atmosphäre stattfinden.

Unabdingbare Voraussetzung ist die Fähigkeit ausgehaltener Phonation (z.B. auf Vokal /i:/), um möglichst viele Schwingungsperioden beurteilen zu können. Da die Schwin-

Untersuchungsmethoden des Kehlkopfes

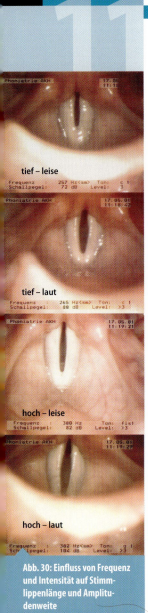

Abb. 30: Einfluss von Frequenz und Intensität auf Stimmlippenlänge und Amplitudenweite

Zu den wichtigen geometrischen Merkmalen zählen (nach Schönhärl, 122):
- maximale Amplitude (A_{max})
- Randkantenverschieblichkeit (RKV)
- Glottisschluss
- Phasendifferenzen
- Irregularitäten

gungsparameter dem Einfluss von Tonhöhe und Lautstärke unterliegen *(Abbildung 30)*, sollten zumindest vier Phonationsbedingungen stroboskopisch beurteilt werden [150]:

- im Bereich der indifferenten Sprechstimmlage mit leiser und lauter Stimmintensität (tief-leise und tief-laut) und
- für beide Stimmintensitäten in einem höheren Frequenzbereich (möglichst eine Oktave, mindestens jedoch eine Quinte darüber): hoch-leise und hoch-laut

Da die Stroboskopie nur mit lang gehaltenen Vokalen und relativ stabiler Grundfrequenz verwertbare Ergebnisse liefert, stößt sie in der klinischen Praxis bei den Patienten auf Schwierigkeiten, die nicht in der Lage sind, einen Ton länger auszuhalten.

Auswertung stroboskopischer Merkmale

Die aufeinander folgenden Schwingungsperioden und deren Charakteristika können sowohl geometrisch als auch im Zeitverlauf ausgewertet werden. Bei der Interpretation stroboskopischer Merkmale muss die untersuchungsbedingt unphysiologische Einstellung des Vokaltraktes berücksichtigt werden.

Geometrische stroboskopische Merkmale

Bei einem normalen Schwingungsablauf sind die maximalen Schwingungsweiten der Stimmlippen *(Amplituden)* gleich weit. Bei Zunahme der Intensität bzw. bei Abnahme der Frequenz werden sie weiter und umgekehrt *(Tabelle 20)*. Amplituden können normal, erweitert, verkürzt, oder im Sinne eines phonatorischen Stillstands sogar aufgehoben sein [9]

Bei pathologischen Abweichungen können entsprechend Tabelle 15 Graduierungen vorgenommen werden.
Bei seitendifferenten Amplituden entsteht der Eindruck einer *Asymmetrie*.

Seitendifferente Stimmlippenschwingungen, z.B. mit beiderseits unterschiedlichen Frequenzen, führen zu einer Diplophonie.

Die *Randkantenverschieblichkeit* (Mukosawelle) ist Ausdruck der verschieblichen Schleimhaut über dem Muskelkörper der Stimmlippe *(Abbildung 31)*. Sie verhält sich unter Intensitäts- bzw. Frequenzänderungen proportional zur Amplitude. Eine größere Trägheit der Randkantenverschieblichkeit führt zu einer verlängerten Glottisschlussdauer und zu einer stärkeren Ausprägung höherer Partialtöne.

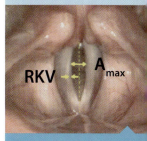

Abb. 31: Markierung der Randkantenverschieblichkeit und der maximalen Schwingungsamplitude

Die Randkantenverschieblichkeit kann normal ausgeprägt, übermäßig/verstärkt, vermindert oder sogar aufgehoben sein.

Der *Glottisschluss* beschreibt die Glottisform in der Schlussphase. Ein vollständiger Glottisschluss ist dann gegeben, wenn sich beide Stimmlippen über ihre gesamte Länge berühren *(Abbildung 32a)*. Seine Dauer und Ausprägung werden für die Effektivität der Stimmgebung verantwortlich gemacht. Der Glottisschluss wirkt sich spezifisch auf den Stimmklang aus. Es besteht ein Zusammenhang zwischen Dauer des Glottisschlusses bzw. Anzahl und Amplitude höherer Partialtöne.

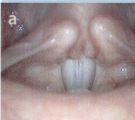

Die häufigste Glottisschlussinsuffizienz ist der posteriore Spalt *(Abbildung 32b)*. Hier ist es wichtig, ob der Spalt lediglich im intercartilaginären Bereich liegt oder bis in den intermembranösen hineinreicht. Da eine posteriore Schlussinsuffizienz bei normallauter Phonation auftreten kann, sollte der Stimmlippenschluss zusätzlich bei maximal lauter Phonation untersucht werden [116]. Ob eine Schlussinsuffizienz als pathologisch zu werten ist, hängt von weiterführenden stimmdiagnostischen Untersuchungsergebnissen ab.

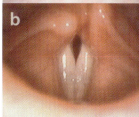

Andere Formen der Schlussinsuffizienz sind der anteriore (vorn gelegene) und mediane (mittig gelegene) Spalt. Wenn die Stimmlippen über die gesamte Länge keinen Kontakt haben, besteht eine komplette Glottisschlussinsuffizienz. Bei Phonationsverdickungen im mittleren Stimmlippenbereich beobachtet man häufig eine „Sanduhrglottis" *(Abbildung 32c)*. Bei normaler Phonation ist in der Regel ein spiegelbildlicher Schwingungsablauf ohne *Phasendifferenzen* zu beobachten.

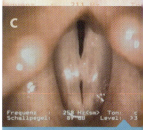

Abb. 32: Verschiedene Formen des Stimmlippenschlusses: oben (a): vollständiger Stimmlippenschluss mitte (b): posteriore Schlussinsuffizienz unten (c): Sanduhrglottis (Stimmlippen berühren sich nur im Bereich der hier bestehenden Stimmlippenknötchen)

Gelegentlich treten jedoch asynchrone bzw. phasendifferente Schwingungen auf, die sich darin zeigen, dass eine Stimmlippe beispielsweise bereits mit dem Öffnungsvorgang beginnt, während sich die andere noch in der Schließungsphase befindet. Je nach Ausprägung der Asynchronität werden die *Phasendifferenzen* mit 90° bzw. im Extremfall mit 180° (parallele Schwingungen) bewertet. Phasendifferenzen können auch bei Stimmgesunden auftreten, dann meist in hohen Frequenzbereichen.

Irregularitäten im Schwingungsablauf werden durch abrupte Frequenzschwankungen des Grundtones bzw. durch Aperiodizitäten im Stimmklang verursacht. Sie sind als diskontinuierlich ablaufende Schwingungen zu erkennen. Je nach Häufigkeit ihres Auftretens unterscheidet man seltene, häufige und ständige Irregularitäten.

TABELLE 20

Einfluss von Intensitäts- und Frequenzänderung auf die wichtigsten stroboskopischen Merkmale

	Intensität-		Frequenz-	
	abnahme	zunahme	abnahme	zunahme
maximale Schwingungsamplitude	↓	↑	↑	↓
Randkantenverschieblichkeit	↓	↑	↑	↓
Offenphase	↑	↓	↓	↑
Schlussphase	↓	↑	↑	↓

Zeitabhängige stroboskopische Merkmale

Jeder Schwingungszyklus (Periode T) besteht aus Öffnungs-, Schließungs- und Schlussphase *(Abbildung 33)*. Durch den ansteigenden subglottischen Druck werden die Stimmlippenränder zunächst nach oben und dann seitwärts auseinander gedrängt. Die *Öffnungsphase (ÖP)* beginnt mit der nach lateral gerichteten Öffnungsbewegung beider Stimmlippen. Nach Erreichen der maximalen Öffnung setzt die *Schließungsphase (SP)* ein. Während sich kranial die nach lateral gerichtete Randkantenverschiebung fortsetzt, beginnt von kaudal her bereits wieder der Schließungsvorgang. In Öffnungs- und Schließungsphasen ist die Glottis geöffnet, deshalb nennt man

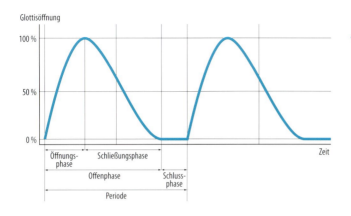

Abb. 33: Schematische Darstellung der Phasen eines Schwingungszyklus (geometrische stroboskopische Merkmale)

diesen Zyklusanteil auch *Offenzeit (OZ)*. Haben die Stimmlippen ihren Schluss erreicht, so ist im Idealfall für einen kurzen Moment eine *Schlusszeit (SZ)* zu beobachten.

Klinische Anwendung der Stroboskopie

Für die Diagnostik von Stimmstörungen ist die stroboskopische Schwingungsbeurteilung der Stimmlippen unverzichtbar. Mit Hilfe der Stroboskopie kann der erfahrene Untersucher Hinweise auf Schwingungsauffälligkeiten finden [9, 14, 52, 153].

TABELLE 21

Indikationen für den klinischen Einsatz der Stroboskopie

1 Diagnostik und Differentialdiagnostik von Dysphonien	▪ organische Dysphonien (Ausmaß entzündlich-infiltrativer Veränderungen der Stimmlippen, Frühdiagnose von Stimmlippenmalignomen, Nachweis einer Schlussinsuffizienz bei z.B. Sulcus vocalis) ▪ funktionelle Dysphonien (hypo-/hyperfunktionelle Symptomatik) ▪ Phonationsverdickungen (weich/hart)
2 prä- und postoperative Kontrollen	▪ bei infiltrativen Veränderungen an den Stimmlippen zur Therapieplanung ▪ bei phonochirurgischen Eingriffen ▪ bei postoperativer Stimmrehabilitation
3 Verlaufskontrollen	▪ bei entzündlich-infiltrativen Veränderungen an den Stimmlippen nach konservativer Therapie ▪ bei Stimmlippenlähmungen ▪ bei logopädischer Übungstherapie

4
spezielle phoniatrische Fragestellungen
	▪ Beurteilung der stimmlichen Leistungsfähigkeit
	  ▪ im Rahmen von Tauglichkeitsuntersuchungen
	  ▪ im Rahmen von Stimmbelastungstests
	▪ Erstellung von Gutachten
	▪ indirekte phonochirurgische Operationsmaßnahmen

Für perzeptiv-auditive Stimmklangveränderungen lassen sich häufig stroboskopisch entsprechende organische Korrelate finden:
- Rauigkeit → Strukturveränderungen
- Behauchtheit → inkompletter Stimmlippenschluss
- Diplophonie → Schwingungsasymmetrien, seitendifferente Schwingungen

Manche strukturellen Veränderungen der Stimmlippen, wie beispielsweise subepitheliale Vernarbungen mit Behinderung der Epithel- bzw. Randkantenverschieblichkeit (z.B. bei Sulcus vocalis), sind mit dem Kehlkopfspiegel nicht zu sehen, lassen sich aber stroboskopisch sehr wohl erkennen. Sie führen zu veränderten Schwingungseigenschaften und darüber hinaus zu einem veränderten Spektralgehalt des Klangproduktes, das auditiv als „rau" empfunden wird.

Eine spezielle Aufgabe kommt der Stroboskopie bei der Erkennung früher Stadien von Phonationsverdickungen zu. Durch Stimmüber- oder -fehlgebrauch kann es vor der eigentlichen Manifestation klassischer Stimmlippenknötchen zu sog. „funktionellen Phonationsverdickungen" kommen (siehe Seite 227)

Die Stroboskopie ist darüber hinaus für die Früherkennung von Stimmlippenkarzinomen durch deren Abgrenzung von Präkanzerosen unverzichtbar. Während Leukoplakien mit Einschränkungen, nicht aber Aufhebung von Randkantenverschieblichkeit und Schwingungsamplitude einhergehen *(Abbildung 34)*, so ist bei Malignomen ein phonatorischer („stroboskopischer") Stillstand zu beobachten.

Zur Differentialdiagnostik funktioneller Dysphonien trägt die Stroboskopie entgegen früherer Lehrmeinung nur wenig bei [115]. Erst in der Zusammenschau mit anderen stimmdiagnostischen Ergebnissen (Stimmfeldmessung, auditive Stimmklangbeurteilung u.a.) lassen sich hyper- bzw. hypofunktionelle Auffälligkeiten interpretieren.

Schwierig gestaltet sich die stroboskopische Objektivierung einer auditiv wahrnehmbaren Diplophonie. Da das stro-

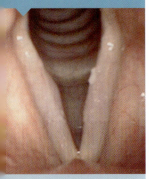

Abb. 34: Leukoplakische Stimmlippenveränderung links und Randödem rechts mit verminderter Randkantenverschieblichkeit und erhaltenerer phonatorischer Stimmlippenbeweglichkeit

boskopische Blitzlicht durch die Grundfrequenz getriggert wird, ist die gleichzeitige Abbildung der seitendifferenten Schwingungen nicht möglich. Diplophonien lassen sich daher entweder als einseitige Schwingungseinschränkung bei regelrechtem Schwingungsablauf der Gegenseite oder als Irregularitäten bei ständigem Wechsel der Blitzfrequenz je nach Grundfrequenz beschreiben.

Videostroboskopie versus digitale Stroboskopie

Die Verdrängung analoger Datendokumentation durch digitale Speichermedien hat auch zu Veränderungen der stroboskopischen Befunddokumentation geführt. Während in den 80iger und 90iger Jahren stroboskopische Aufnahmen mit VHS- oder SVHS-Rekordern aufgenommen und gespeichert wurden, bieten moderne Gerätetypen digitale Aufnahme- und Speichermöglichkeiten mit nachfolgender Datennachbearbeitung an. Die dabei anfallenden Datenmengen sind jedoch umfangreich, so dass regelmäßig externe Auslagerungen von Daten auf CD bzw. DVD durchgeführt werden müssen.

Quantifizierung stroboskopischer Merkmale

Die Bewertung stroboskopischer Merkmale ist noch immer von der Interpretation und klinischen Erfahrung des Untersuchers abhängig. Die subjektive Beurteilung beeinträchtigt bekanntlich die intra- und interindividuelle Vergleichbarkeit. Im Gegensatz zu anderen stimmdiagnostischen Verfahren braucht es zumeist lang, ehe man die Bedienung und Befundung der Stroboskopie verlässlich beherrscht.

Bisherige Quantifizierungen beziehen sich auf klinisch etablierte geometrische und zeitabhängige Merkmale. Absolute Messwerte sind für geometrische Merkmale aufgrund optischer Verzerrung bei der stroboskopischen Aufnahme mit herkömmlichem Instrumentarium nicht verwendbar. Unter Bezugnahme auf andere geometrische Größen können jedoch Relativwerte (ohne Einheit) berechnet werden.

Untersuchungsmethoden des Kehlkopfes

Hinsichtlich zeitabhängiger Merkmale *(Abbildung 33)* interessieren den Kliniker insbesondere Öffnungs- und Schließungsphase (ÖP und SP) bzw. Schlusszeit (SZ) im Verhältnis zur Gesamtperiode (T). Für die Berechnung der zeitabhängigen Merkmale lassen die jeweilige Anzahl der Einzelbilder (n_f), für eine Periode meist 25 Bilder, heranziehen.

Berechnung quantitativer stroboskopischer Parameter:	
Amplituden-Längen-Quotient (ALQ)	$ALQ = \dfrac{A\,max}{SL - \text{Länge}}$
Geschwindigkeitsindex (GI)	$GI = \dfrac{n_f \ddot{O}P - n_f SP}{n_f \ddot{O}P + n_f SP}$
Offenquotient (OQ)	$OQ = \dfrac{n_f \ddot{O}P + n_f SP}{n_f T}$
Schlussquotient (SQ)	$SQ = \dfrac{n_f SZ}{n_f T}$

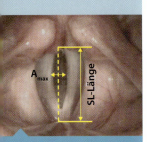

Abb. 35: Amplituden-Längen-Quotient, berechnet aus dem Verhältnis zwischen maximaler Schwingungsamplitude und Stimmlippenlänge

An mehr als 200 stimmgesunden jungen Frauen (Alter 17–41 Jahre) wurden Versuche zur quantitativen Bestimmung stroboskopischer Parameter und zur Erstellung von Normwerten unternommen [113]. Der bisher bekannteste und zugänglichste Parameter ist der **Amplituden-Längen-Quotient (ALQ)**, auch bekannt als Längen-Weiten-Quotient [4] der in *Abbildung 35* dargestellt ist.

In *Tabelle 22* sind quantitative Ausprägungen ausgewählter stroboskopischer Merkmale für vier verschiedene ausgehaltene Phonationen (in den Kombinationen von leiser, lauter, tiefer und hoher Phonation) zusammengefaßt. Bei leiser Phonation treten kürzere Schwingungsamplituden auf, die bei gleicher Stimmlippenlänge eine Abnahme des ALQ bei Intensitätsabnahme bewirkten.

TABELLE 22

Quantifizierung stroboskopischer Merkmale bei stimmgesunden jungen Frauen [113]

n=214 Frauen	tief-leise Phonation	tief-laute Phonation	hoch-leise Phonation	hoch-laute Phonation
Grundfrequenz (Hz)	239	245	426	439
Schalldruckpegel (dB)	76	88	85	94
Amplituden-Längen-Quotient (Mittelwert)	0,13	0,17	0,09	0,12
Geschwindigkeitsindex	0,46	0,11	-0,07	-0,06
Offenquotient	0,85	0,70	0,91	0,81
Schlussquotient	0,14	0,28	0,09	0,10

Der **Geschwindigkeitsindex** kann zwischen "–1 and +1" variieren. Der Wert "0" ergibt sich, wenn Öffnung- und Schließungsphase gleich lang sind [152]. In eigenen Untersuchungen zeigte sich, dass bei leiser Phonation längere Öffnungsphasen im Vergleich zur Schließungsphase auftreten, während sich in höheren Frequenzbereichen die Schließungsphase verlängert. Allerdings war die für tiefere Frequenzen beobachtete Verkürzung der Öffnungsphase bei Intensitätszunahme in höheren Frequenzbereichen weniger deutlich [113]. Der **Offenquotient** fiel in tiefen Frequenzbereichen geringer aus als in höheren. Laute Intensitäten führten generell zu einer Abnahme des OQ-Wertes. Der **Schlussquotient** verhielt sich wie zu erwarten genau gegenläufig.

Inzwischen wurden erste Studien zu morphometrischen Bestimmungen endolaryngealer Strukturen mit Hilfe der Laservermessungstechnik veröffentlicht [110, 125]. Die Autoren berichteten über die Anwendung des Laser Projection Systems (LPS) bzw. der Doppelbelichtungsstroboskopie zur Vermessung laryngealer Strukturen und der Stimmlippenbewegungen.

Erste kommerzielle Softwareprogramme bieten Quantifizierungsmöglichkeiten stroboskopischer Merkmale über verschiedene Bildauswertungsoptionen. Beispielsweise ermöglicht das Programm „Pasius" der Fa. rpSzene/Hamburg in Analogie zu sonographischen Auswertungen die Berechnung von Quotienten nach vorherigen Längenmarkierungen *(Abbildung 36)* bzw. die Berechnung von Flächen *(Abbildung 37).*

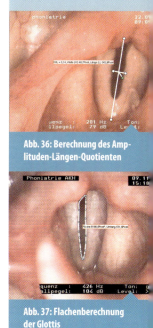

Abb. 36: Berechnung des Amplituden-Längen-Quotienten

Abb. 37: Flächenberechnung der Glottis

Anwendungsbeschränkungen

Wesentliche Voraussetzung für die stroboskopische Schwingungsbeurteilung ist die Periodizität des Stimmsignals und damit die Regelmäßigkeit der Schwingungsvorgänge. Bei hochgradiger Heiserkeit bzw. Aphonie ist diese Bedingung nicht erfüllt. Irreguläre, aperiodische Schwingungen können stroboskopisch nicht untersucht werden, da im Falle aperiodischer Stimmsignale die Grundfrequenzbestimmung erschwert und die Triggerung zwischen Stimmlippenschwingungen und stroboskopischer Blitzfrequenz gestört ist.

Anwendungseinschränkungen ergeben sich auch bei seitenungleichen Schwingungen mit unterschiedlichen Schwingungsfrequenzen (z.B. bei Diplophonie), Ein- und Ausschwingvorgängen sowie bei raschen Frequenzänderungen.

Darstellung der Stimmlippenschwingungen mit der Shutter-Technik

Die Visualisierung der Stimmlippenschwingungen als Scheinbewegung ist auch mit der **Shutter-Technik** möglich (z.B. EndoStrobe der Fa. Xion). Hier wird eine digital geregelte Kamera verwendet, deren Blende sich in raschem Tempo öffnet und schließt. Vorteile dieser Technik sind zum einen der Wegfall störender Nebengeräusche der Blitzlichtlampe und zum anderen die gute Ausleuchtung des Untersuchungsfeldes.

Geräte mit Shutter-Technik können an digitale Speichermedien oder direkt an den Computer angeschlossen werden, so dass Datenspeicherung und -nachbearbeitung problemlos möglich sind.

Videostrobokymographie

Dieses Verfahren benutzt videostroboskopische Aufnahmen bzw. Aufnahmen mit der Shutter-Kamera. Voraussetzung ist ein multimediafähiger PC und qualitativ hochwertige Stroboskopieaufnahmen. Aus jedem Bild wird eine Zeile ausgewählt, die einen schmalen Bildstreifen abbildet. Die aufeinander fol-

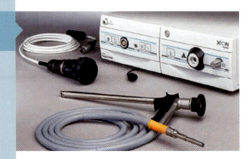

Abb. 38: EndoStrob mit Shutter-Technik (Fa.Xion)

Videostrobokymographie

genden Zeilen werden anschließend mit entsprechender Softwareunterstützung untereinander dargestellt. Die Berechnung der Kymogramme erfolgt innerhalb weniger Sekunden.

Es kann ein rascher Eindruck der horizontalen Wellenbewegungen der Stimmlippen im Zeitverlauf gewonnen werden.

Zur Optimierung der Kymogramm-Qualität sollten Stroboskopieaufnahmen mit niedriger Zeitlupenfrequenz erfolgen, bei z.B. 0,25 Hz benötigt man zur kymographischen Abbildung von 2 Schwingungsperioden etwa 8 sec. Dazu ist eine gute Patientenkooperation nötig, um dementsprechend lange Untersuchungszeiten zu erreichen.

Die Videostrobokymographie erleichtert die Beurteilung der Schwingungssymmetrie und Phasendifferenzen der Stimmlippen.

Im Gegensatz zur klassischen Kymographie werden keine Echtzeit- sondern Scheinbewegungen ausgewertet.

Echtzeitaufnahmen (Hochgeschwindigkeitskinematographie und Kymographie)

Die bisher dargestellten Untersuchungsmethoden besitzen ein limitiertes Auflösungsvermögen mit maximalen Aufnahmefrequenzen von 25 bzw. 50 Bildern pro Sekunde. Diese Aufnahmeraten sind zwar im Hinblick auf das begrenzte visuelle Wahrnehmungsvermögen völlig ausreichend, jedoch

ANWENDUNGSEINSCHRÄNKUNGEN

Grundsätzlich unterliegt die Videostrobokymographie den gleichen Einschränkungen wie die Stroboskopie. Darüber hinaus erfordert sie eine ruhige Hand des Untersuchers. Die Wahl geringer Zeitlupenfrequenzen wird meist durch die kurze Tonhaltefähigkeit der Patienten eingeschränkt.

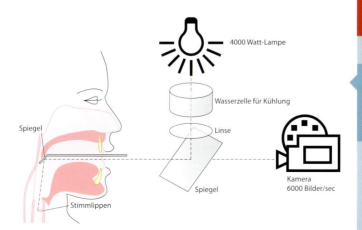

Abb. 39: Erste Versuche der Hochgeschwindigkeitsaufnahmen: Anordnung für Kehlkopfaufnahmen mit der Hochgeschwindigkeitskamera

liegen die Schwingungsfrequenzen der Stimmlippen weit oberhalb dieser Aufnahmefrequenz. Für eine Betrachtung der Stimmlippen in „Echtzeit" sind Aufnahmegeschwindigkeiten von mindestens 1000–4000 Bildern pro Sekunde (frames per second) notwendig, wie sie mit den Hochgeschwindigkeitskameras erreicht werden können.

Die ersten Hochgeschwindigkeitsaufnahmen wurden 1940 in den Bell-Laboren durchgeführt [29]. Die Filme mussten zunächst entwickelt werden, ehe sie mit Hilfe von Projektoren betrachtet werden konnten. Die ursprünglich mit 4000 fps aufgenommenen Filme wurden mit 16 fps vorgeführt, der Reduktionsfaktor betrug somit 1:250. Der Vorgang dieser Aufnahmetechnik geht aus *Abbildung 39* hervor [entnommen aus 79, modifiziert].

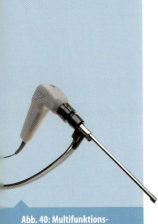

Abb. 40: Multifunktionskamera mit 90°-Endoskop (Fa. Wolf)

Die erste digitale Hochgeschwindigkeitskamera kam etwa zu Beginn der 80er Jahre zum Einsatz. Lange Jahre musste aufgrund der hohen Datenmengen auf Farb-Qualität verzichtet werden.

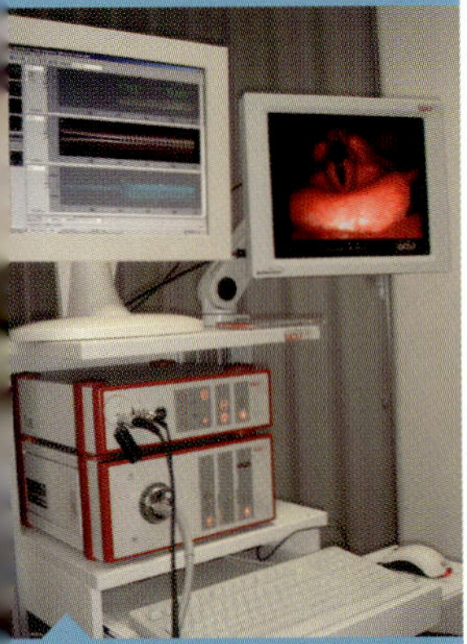

Hochgeschwindigkeitsvideokinematographie

Zur Darstellung von Schwingungsirregularitäten in Echtzeit werden digitale Videokameras verwendet, die mit hoher Bildfolgerate (bis zu max. 10000 fps, üblicherweise bis zu 4000 fps) Bildserien aufnehmen können. Diese Hochgeschwindigkeitskameras werden an starre Endoskope angeschlossen *(Abbildung 40)*. Erste Gerätegenerationen mit schwarz/weiß-Modus wurden inzwischen durch neue Gerätetypen mit exzellenter Farbqualität *(Abbildung 42)* ersetzt.

Abb. 41: High speed and high resolution System "HRES" (Fa. Wolf)

Parallel zu den Bildserien wird das akustische Signal für spätere Analysen aufgezeichnet *(Abbildung 41)*.

Die Datenspeicherung erfolgt digital. Die großen Datenmengen limitieren die Aufnahmesequenzen auf wenige Sekunden.

Die einfachste Art der Auswertung ist das verlangsamte Abspielen im Sinne einer „Zeitlupe". Bei einer Bildfolgerate. von 4000 fps müsste das Abspielen einer 2 sec dauernden

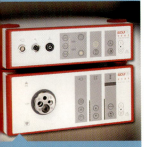

Abb. 42: HRES Endocam 5562 (Fa. Wolf)

Echtzeitaufnahmen (Kymographie und Hochgeschwindigkeitskinematographie)

Aufnahme auf 320 sec verlängert werden, um die Einzelbilder zu erkennen.

Auch wenn damit in Einzelfällen Schwingungsirregularitäten visualisiert werden können [26], ist dieses Vorgehen nach wie vor zeitraubend und in Anbetracht der kurzen Speichersequenzen nicht immer repräsentativ.

Die digitale Datenspeicherung erlaubt mit Hilfe von Bildverarbeitungsalgorithmen die Berechnung der Bewegungskurven der Stimmlippenränder.

Der Phonationsvorgang beginnt mit Adduktionsbewegungen der Stimmlippen und präphonatorischem Tonusaufbau. Der Übergang von Respiration zur Phonation mit Einschwingvorgängen ist ein aperiodischer Vorgang von etwa 300 bis 500 ms. Dieser ist stroboskopisch nicht erfassbar, scheint aber insbesondere für funktionelle Stimmstörungen und künstlerische Fragestellungen bedeutsam zu sein. Mit der Hochgeschwindigkeitsvideokinematographie können diese Einschwingvorgänge gut dargestellt werden.

Darüber hinaus lassen sich mit Hochgeschwindigkeitsaufnahmen behauchte bzw. harte Stimmeinsätze visualisieren. Auch Schwingungsdifferenzen zwischen den Stimmlippen, wie sie für Rekurrensparesen und Diplophonie typisch sind, werden sichtbar, auch der Stimmlippenschluss kann wesentlich besser dargestellt werden.

Anwendungslimitation

Nach ersten Erfahrungsberichten können mit Hochgeschwindigkeitsaufnahmen nur kurze Sequenzen eines Phonationsvorganges beurteilt werden [64]. Die Aufnahmedauer ist aus technischen Gründen noch stark limitiert. Dadurch ist es nicht immer leicht, ein repräsentatives Stimmsignal „zu erwischen". Die Betrachtung der Aufnahmen erfordert einen wesentlich höheren Zeitaufwand, der in der klinischen Routine oft nicht aufzubringen ist.

Untersuchungen zu Einschwingvorgängen der Stimmlippen zeigten große intra- und interindividuelle Variabilität, weshalb zeitaufwendige Wiederholungen notwendig werden.

VORTEILE

Bessere Visualisierung des Stimmeinsatzes, der Schwingungssynchronität und des Stimmlippenschlusses

KAPITEL 11

Untersuchungsmethoden des Kehlkopfes

Kymographie

Diese Methode ergänzt die Kehlkopfdiagnostik durch die Darstellung der Ein- und Ausschwingvorgänge sowie aperiodischer Schwingungsvorgänge, die bei der stroboskopischen Untersuchung nicht gezeigt werden können.

Die Kymographie (griech. kyma=Welle) wurde 1915 erstmalig von *Streim* et *Pancocelli-Calzia* zur Beurteilung von Tonhöhenaufnahmen herangezogen [139]. In den darauf folgenden Jahrzehnten geriet sie fast in Vergessenheit, bis sie 1971 von *Gall* und *Hanson* reaktiviert wurde [43].

In der klassischen Videokymographie wird das Kymogramm (die graphische Darstellung der Stimmlippenbewegungen im Zeitverlauf) bereits während der Aufnahme erstellt. Um die rasch ablaufenden Schwingungen in Echtzeit darzustellen, wird nur eine Zeile des Kamerachips gelesen und auf dem Bildschirm dargestellt. Im ersten Schritt („Normalmodus") wird zunächst das Endoskop eingeführt und ein Überblick über den zu untersuchenden Bereich gewonnen. Anschließend wird bei Phonation auf den „Kymographie-Modus" umgeschaltet. Die sich öffnende und schließende Glottis wird streifenförmig dargestellt, wobei der Betrachter das endoskopische Bild allerdings nicht sehen kann.

Trotz endoskopischer und mikrostroboskopischer Adaptationen blieb die Kymographie bisher für die klinische Routinediagnostik von untergeordneter Bedeutung. Mit Weiterentwicklung der digitalen Hochgeschwindigkeitsvideokinematographie hat sie jedoch einen neuen Aufschwung erfahren. Die Mehrlinien-Kymographie an verschiedenen

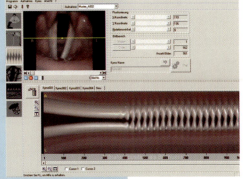
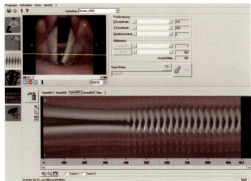

Abb. 43: Kymographische Darstellung des Einschwingvorganges bei normaler Phonation mit Positionierung der Auslesezeilen im mittleren und vorderen Bereich

Querschnitten der Glottis lässt die Berechnung besonderer Schwingungsformen, wie dorsoventral oder longitudinal verlaufende Schwingungen, zu *(Abbildung 43)*.

Elektroglottographie

Auf der Suche nach instrumenteller Unterscheidung zwischen gesunder und gestörter Phonation wird in den letzten Jahren wieder verstärkt auf die von *Fabre* 1957 entwickelte Elektroglottographie (EGG) zurückgegriffen [27]. Ursprünglich für Personen mit Hörstörungen entwickelt, ermöglicht sie die optische Beobachtung der Kehlkopfaktivität beim ungestörten und gestörten Sprechen. Heute wird sie zur indirekten qualitativen und quantitativen Beschreibung der Stimmlippenschwingungen verwendet.

Im Gegensatz zu den endolaryngealen Untersuchungstechniken (Laryngoskopie, Stroboskopie, Hochgeschwindigkeitskinematographie und Kymographie) ist die Elektroglottographie zur laryngographischen Beurteilung der Phonation eine nicht invasive Untersuchungsmethode [32]. Daher gewinnt sie bei multidimensionaler Betrachtung stimmlicher Besonderheiten einen festen Platz innerhalb der Stimmdiagnostik. Neue Softwareentwicklungen arbeiten an weiteren Parameterextraktionen, die diagnostische Auswertungen verbessern sollen.

Zwei Oberflächenelektroden (aus Kupfer, Silber oder Gold gefertigt) werden in Höhe der Stimmlippen rechts und links über dem Schildknorpel angebracht (*Abbildung 44*), durch sie wird ein hochfrequenter schwacher Strom hindurchgeleitet. Die durch Respiration und Phonation hervorgerufenen Impedanzänderungen werden amplitudenmoduliert, wobei die Signalamplitude etwa linear abhängig ist von der Kontaktfläche der Stimmlippe. Während der Schwingungen wird die Kontaktfläche der Stimmlippen rhythmisch verändert, am größten ist sie während der Schlussphase. Die resultierende Wellenform liegt bei Kontakt der Stimmlippen in der Schlussphase im positiven Bereich, jede Wellenspitze beschreibt den

Zustand der maximalen Annäherung der Stimmlippen. Dieser Zustand darf aber nicht zwangsläufig als vollständiger Stimmlippenschluss interpretiert werden. Form und Ausprägung einer eventuellen Glottisschlussinsuffizienz lässt sich im EGG nicht ablesen.

Die Amplitude des Signals variiert in starkem Maße in Abhängigkeit von

- Positionierung der Elektroden
- Kontakt zwischen Elektrodenoberfläche und Haut
- Lage des Kehlkopfes und der Stimmlippen
- Struktur des Schildknorpels
- Beschaffenheit der Halsweichteile (Muskulatur, Schilddrüse etc.)
- Abstand zwischen den Elektroden

Parameter

Die Elektroglottographie ermöglicht die Bestimmung der Schwingungsperioden, -phasen und -amplituden bei verschiedenen Tonhöhen und Lautstärken. Es lassen sich vor allem Zeitverläufe wie Öffnungs-, Schließungs- und Schlussphase nachvollziehen. Die graphische Registrierung des Signals lässt die Befunddokumentation, -auswertung und -vergleichbarkeit zu.

Die Beschreibung und Interpretation der einzelnen Schwingungsperioden geht auf *Rothenberg* (1981), *Childers* et *Krishnamurthy* (1985) und *Baken* (1992) zurück [7, 15, 105].

Für den HNO-Arzt und Phoniater wird die Elektroglottographie eher von ungeordneter Bedeutung bleiben, da sie weder über morphologische Veränderungen, Seitenvergleiche der Stimmlippenschwingungen, noch über Form des Glottisschlusses Informationen liefern kann. Einsatz findet sie im logopädischen und gesangspädagogischen Bereich, wenn Aussagen über Schwingungsperioden z.B. in verschiedenen Registern und bei unterschiedlichen Klangformungen im Sinne eines Biofeedbacks im Vordergrund stehen.

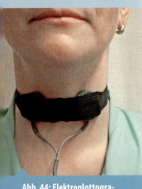

Abb. 44: Elektroglottographie: prälaryngeale Positionierung der Elektroden

KAPITEL 12
STIMMFELDMESSUNG

Stimmfeldmessung zur Beurteilung von Konstitution und Leistungsfähigkeit der Stimme

Die Idee, die Stimmdynamik in Abhängigkeit von der Tonhöhe in einem Koordinatensystem darzustellen, stammt von *Calvet* (1952), der seine „Courbes Vocales" erstmalig 1950 in Paris vorstellte [13]. Erst zwei Jahrzehnte später wurde von *Waar* und *Damste* (1968) die Idee des „Fonetograms" im europäischen Raum wieder aufgegriffen [148]. Arbeiten von *Coleman* et al. (1978) führten zur Verbreitung der Stimmfeldmessung im amerikanischen Raum [16].

Zur quantitativen und qualitativen Bewertung stimmlicher Leistungen werden Sing- und Sprechstimmfeldmessungen (synonym Stimmumfangsprofile oder Phonetogramm, engl. voice range profile) eingesetzt.

Aus den Untersuchungsergebnissen lassen sich wertvolle Hinweise zu Stimmkonstitution, Diagnose und Therapieverlauf gewinnen.

Sing- und Sprechstimmfeldmessungen eignen sich für intra- und interindividuelle Vergleiche, Effizienzbeurteilungen von Behandlungsmethoden, gutachterliche Abklärungen und Stimmtauglichkeitsuntersuchungen.

Stimmfeldmessung

Da Phonationen bereits bei Schalldruckpegeln von etwa 45 dB möglich sind, ist es notwendig, Stimmfeldmessungen in schallgedämpfter Umgebung mit maximalem Umgebungslärmpegel von 45 dB durchzuführen [128].

Zur Gewährleistung valider Messungen sollten beim Kauf von Rechnern die von Herstellern vorgegebenen technischen PC-Voraussetzungen beachtet werden (z.B. qualitativ hochwertige Soundkarte).

Stimmfeldmessung

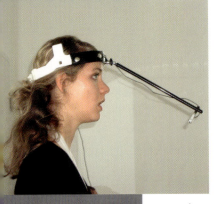

Abb. 45: Untersuchungssituation während einer Stimmfeldmessung

Zwecks optimalen Atemeinsatzes sollten Messungen in stehender Position mit konstantem Mund-Mikrophonabstand von 30 cm erfolgen *(Abbildung 45)*. Veränderungen des Abstandes wirken sich unmittelbar auf den Schalldruckpegel aus.

Durchführung der Sprechstimmfeldmessung

Zur Objektivierung der Sprechstimmleistung ist es notwendig, den Patienten in verschiedenen Steigerungsstufen von leiser Sprechstimme bis zur Rufstimme an seine stimmlichen Grenzen zu führen *(Abbildung 46)*.

Man lässt den Patienten z.B. Zahlen sprechen, am besten von 21 bis 30. Für die verschiedenen Steigerungsstufen werden jeweils Grundfrequenz und Schalldruckpegel als Wertepaar in einem xy-Koordinatensystem eingetragen. Auf der x-Achse erfolgt die Eintragung der Grundfrequenz (in Hz oder entsprechend der amerikanischen Klassifikation als Halbtonstufe bzw. dem europäischen Notensystem entsprechend als Notenname, siehe Anhang 4) und auf der y-Achse die des Schalldruckpegels (in dBA).

Manche Softwareprogramme geben die Messergebnisse für die jeweilige Phonationsbedingung als Feld an, aus dem sich sowohl der melodische als auch dynamische Akzent sowie die mittlere Sprechstimmlage ablesen lassen.

Melodischer Akzent
Bereich zwischen der tiefsten und höchsten Frequenz, der beim Sprechen verwendet wurde (Angabe am sinnvollsten in Halbtonschritten)

Dynamischer Akzent
Bereich zwischen dem geringsten und höchsten Schalldruckpegel, der beim Sprechen verwendet wurde (Angabe in dB)

Mittlere Sprechstimmlage
Frequenz (in Hz), die beim Sprechen am häufigsten verwendet wurde

Abb. 46: Sprechstimmfeld mit Markierung des melodischen und dynamischen Akzentes (hier dargestellt für die leise Sprechstimme und Rufstimme).
Die schwarzen Punkte innerhalb der beiden Punktwolken entsprechen der jeweiligen mittleren Sprechstimmlage

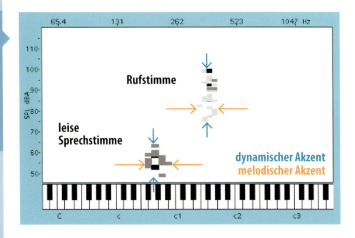

Stimmfeldmessung

Fehlerquellen

Insbesondere bei Frauen irritieren oft Obertöne die Messergebnisse *(Abbildung 47)*. Vor allem in der Rufstimme können der erste und gelegentlich auch der zweite Oberton stärker als der Grundton ausgeprägt sein *(Abbildung 48)*, so dass die Messung falsche Ergebnisse liefert. Hier sind Kenntnisse über theoretisch mögliche Frequenzbereiche der Rufstimme hilfreich. Besonders in Worten mit dem Vokal /a:/ kann dieses Phänomen auftreten, so dass Worte mit den Vokalen /o:/ und /u:/ alternativ verwendet werden können *(Abbildung 49)*.

MESSPARAMETER FÜR DIE SPRECHSTIMME

- Schalldruckpegel der leisen Sprechstimme (normal: <55 dB)
- Schalldruckpegel der Rufstimme (normal: >90 dB)
- Stimmdynamik als Differenz zwischen den Schalldruckpegeln von leiser Sprechstimme und Rufstimme (normal: >35 dB)
- Lage der indifferenten Sprechstimmlage (normal: im unteren Drittel des Tonhöhenumfanges der Singstimme und 3-7 Halbtöne oberhalb der unteren Stimmgrenze)
- Tonhöhenzunahme von der leisen Sprechstimme zur Singstimme (normal: ca. 1 Oktave bzw. 12 Halbtonschritte bei regelrechter Stimmdynamik)
- melodischer Akzent (in Halbtönen)
- dynamischer Akzent (in dB)

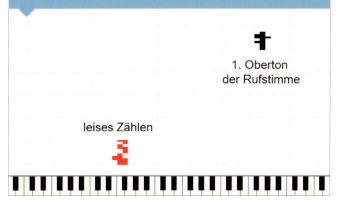

Abb. 47: Sprechstimmfeldmessung bei einer 37jährigen semiprofessionellen Sängerin: die leise Sprechstimme liegt bei einer Grundfrequenz von 175 Hz, die gemessene Frequenz für die Rufstimme jedoch nahezu 2 Oktaven höher bei 392 Hz. Die Überprüfung ergab, dass für die Rufstimme der 1. Oberton berechnet wurde.

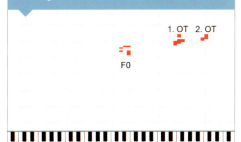

Abb. 48: Messung der Rufstimme bei der gleichen Probandin: Darstellung der Grundfrequenz (F0), des eine Oktave höher liegenden 1. Obertons (1.OT) und des zwei Oktaven höher liegenden 2. Obertons (2.OT)

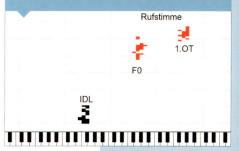

Abb. 49: Wiederholung der Messung und Korrektur der Frequenz der Rufstimme durch Wahl anderer Textinhalte (mit Vokalen /o:/ und /u:/)

IDL=indifferente Sprechstimmlage
F0=Grundfrequenz der Rufstimme
1.OT=Frequenz des 1. Obertons der Rufstimme

Durchführung der Singstimmfeldmessung

Die Singstimmfeldmessung beginnt man bei Frauen am besten bei c^1 (262 Hz), bei Männern bei c (131 Hz). Diese Frequenzen liegen in der Regel etwas oberhalb der indifferenten Sprechstimmlagen und können deshalb leicht gesungen werden.

Der Proband/Patient wird aufgefordert, zunächst so leise wie möglich auf dem Vokal /a:/ von der vorgegebenen Frequenz bis zur oberen Grenze des Tonhöhenumfanges zu singen. Die Töne sollten jeweils etwa 2 Sekunden ausgehalten werden. Messungen für andere Vokale sind ebenfalls möglich. Danach singt der Proband/Patient so leise wie möglich bis zur unteren Grenze des Tonhöhenumfanges. Zwischenzeitliches Atmen stört die Messung nicht. Die jeweiligen Wertepaare von Grundfrequenz (F_0) und Schalldruckpegel (SPL) werden vom Computer automatisch in das xy-Koordinatensystem (x-Achse = Frequenz, y-Achse = Schalldruckpegel) eingetragen *(Abbildung 50)*. Im Anschluß erfolgt die Untersuchung für das maximal laute Singen bis zur oberen und unteren Grenze des Tonhöhenumfanges. Messwiederholungen sind möglich und sollten den Patienten an seine physiologischen Grenzen heranführen.

Nicht ausbesserbare Zacken im Kurvenverlauf kennzeichnen stimmtechnische Defizite, z.B. Registerbruch *(Abbildung 51)*. Bei der Beurteilung der Leistungsgrenzen der Singstimme muss zwischen physiologischem und musikalischem Tonhöhenumfang unterschieden werden. Bei ausgebildeten Sängern liegt die Kurve des musikalischen Umfanges innerhalb des physiologischen Umfanges.

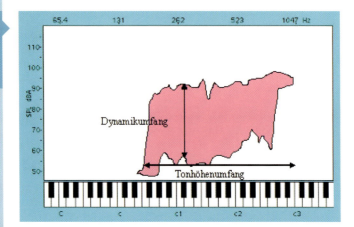

Abb. 50: Stimmfeldmessung (leise und laute Singstimme) mit Angabe des Tonhöhenumfanges (in Halbtönen) und des Dynamikumfanges (in dB)

Stimmfeldmessung

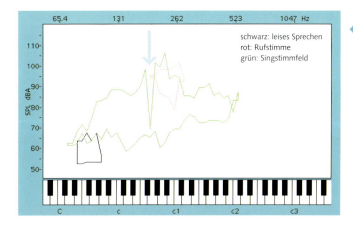

Abb. 51: Stimmfeldmessung mit Registerbruch (Pfeil)

Messparameter für die Singstimme
- Tonhöhenumfang in Halbtönen (normal: ca. 2 Oktaven = 24 Halbtöne) für die laute und leise Singstimme
- maximale Schalldruckpegel beim lauten Singen (normal: >90 dB bei mindestens einer Frequenz)
- minimale Schalldruckpegel bei leisem Singen (normal: <55 dB bei mindestens einer Frequenz)
- Stimmdynamik (normal: zwischen leiser und lauter Singstimme bei mindestens einer Frequenz ≥ 35 dB)
- regelmäßiger Kurvenverlauf mit leichtem SPL-Anstieg bei mit zunehmender Frequenz (keine Registerbrüche bzw. Registerübergangsdefizite)

Beziehungen zwischen Sing- und Sprechstimmfeldern
- Indifferenzlage im unteren Drittel der Singstimme
- Schalldruckpegel der leisen Sprechstimme meist im Bereich der leisen Singstimme
- Rufstimme meist im Übergangsbereich vom tiefen zum hohen Register (noch unterhalb des Registerwechsels)
- Schalldruckpegel der Rufstimme im Bereich der lauten Singstimme
- maximale Schalldruckpegel sollten sowohl beim Singen als auch beim Rufen mindestens 90 dB erreichen (bei SPL_{max}<90 dB liegt konstitutionelle Hypofunktion vor)

Stimmfeldmessung

Ein Beispiel soll den Einsatz der Stimmfeldmessung erläutern: *Abbildung 52* zeigt das Ergebnis bei einer 39-jährigen Patientin, die Stimmermüdungsprobleme angab. Als Klavierlehrerin bestand eine hohe stimmliche Beanspruchung, die durch den ständigen Wechsel zwischen Sing- und Sprechstimmfunktion beim Unterrichten noch verstärkt wurde.

Abb. 52: Stimmfeld einer Patientin mit der Diagnose einer funktionellen Dysphonie

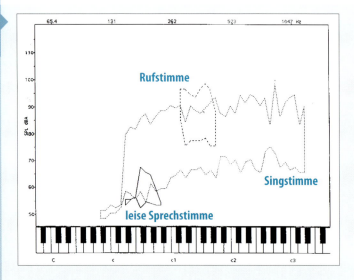

Das Stimmfeld kann folgendermaßen interpretiert werden:
- **leise Sprechstimme:** liegt im unteren Drittel des Singstimmfeldes (normal) etwa 6 Halbtöne oberhalb der unteren Stimmgrenze (normal), melodischer Akzent 7 Halbtöne und dynamischer Akzent 16 dB (normal)
- **Rufstimme:** liegt am oberen Ende des Brustregisters, maximale Schalldruckpegelwerte >90 dB erreicht (normal), Differenz zur leisen Sprechstimme >35 dB (normal) bei einer Frequenzsteigerung von etwa 12 Halbtönen (physiologisch)
- **Singstimme:** Tonhöhenumfang von mehr als 2 Oktaven erreicht (27 Halbtöne=normal), maximale Schalldruckpegel erreichen Werte zwischen 80 und 96 dB, Schalldruckpegel beim leisen Singen sind jedoch deutlich zu höheren Pegeln verschoben (Piano-Verlust)

Stimmfeldmessung

Wie in *Abbildung 53* dargestellt, konnte die diagnostizierte funktionelle Dysphonie mit hyperfunktioneller Komponente durch intensive logopädische Stimmübungstherapie überwunden werden: die Patientin verfügte anschließend über eine deutlich größere Stimmdynamik in allen Frequenzbereichen als Folge verbesserter Piano- und Fortefunktionen.

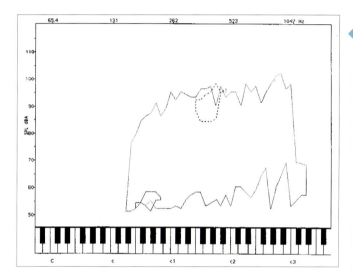

Abb. 53: Stimmfeld der gleichen Patientin nach intensiver logopädischer Stimmübungstherapie mit Normalisierung der Pianofunktion (leise Singstimme bei geringen Schalldruckpegeln möglich)

STIMMBELASTUNGSTEST ZUR ÜBERPRÜFUNG DER STIMMLICHEN BELASTUNGSFÄHIGKEIT

Simulation der alltäglichen Sprechstimmbelastung im klinischen Test

Der Stimmbelastungstest überprüft die stimmliche Ausdauer- und Belastungsfähigkeit. Gleichzeitig liefert er wichtige Hinweise zur Stimmkonstitution.

Wissenschaftliche und klinische Erfahrungen liegen bisher für Belastungstests der Sprechstimme vor, Stimmbelastungstests für Sänger befinden sich noch in Erprobung.

Bei normalen Umgangslautstärken ist eine gesunde Stimme erfahrungsgemäß mindestens 6 bis 8 h pro Tag belastbar. Stimmermüdungszeichen nach solchen Belastungsphasen sind als physiologisch zu werten. Treten stimmliche Erschöpfungen nach kürzeren Stimmbelastungen auf, liegt eine Stimmstörung vor. Diese bedarf einer diagnostischen und therapeutischen Intervention.

In der klinischen Situation ist es nicht möglich, die individuellen Stimmbelastungen des Alltags nachzuvollziehen bzw. den Patienten über mehrere Stunden zu begleiten. Daher müssen die Untersuchungsbedingungen eines Stimmbelastungstests so definiert werden, dass die reale Stimmbelastungsgrenze in kürzerer Zeit erreicht wird.

Technische und räumliche Voraussetzungen

Derzeit werden wenige alternative Programme kommerziell angeboten (z.B. Phonomat von Fa. Homoth, Lingwave von Fa. Atmos). Die technischen Mindestausstattungen der PCs bzw. Laptops für valide und reliable Messungen sind mit den Herstellern abzustimmen.

Ein Stimmbelastungstest sollte in einem schallgedämpften Raum mit Umgebungslautstärken unter 45 dB durchgeführt werden. Es ist auf einen konstanten Mund-Mikrophon-Abstand von 30 cm zu achten. Zur Optimierung der Phonationsatmung bzw. zum effektiven Einsatz der Atemstütze sollte der Proband/Patient während der gesamten Testdurchführung stehen.

Allgemeine Durchführung

Die Rechnerprogramme lassen variable Einstellungen von Testdauer und Schalldruckpegel zu. Die Testbedingungen sind jeweils vom Untersucher an die stimmliche Situation des Patienten anzupassen. Dazu orientiert man sich am besten an den Ergebnissen der zuvor durchgeführten Stimmfeldmessung. Zwischen maximal erreichbarem Schalldruckpegel der Rufstimme im Stimmfeld und dem zu fordernden Schalldruckpegel im Stimmbelastungstest sollte eine Differenz von ca. 10 dB liegen. Andernfalls ist ein vorzeitiger Testabbruch wegen stimmlicher Erschöpfung wahrscheinlich. Die empfohlene Dauer eines Stimmbelastungstests beträgt 20 min, kann aber unter speziellen Fragestellungen verkürzt oder verlängert werden.

Nach Einstellung der Testbedingungen wird der Proband/Patient aufgefordert so laut zu phonieren, dass er die eingestellten Schalldruckpegel-Mindestwerte erreicht. Am besten eignen sich hierfür Zahlenreihen, sie ermöglichen dem Patienten ständigen Kontakt zum Bildschirm und damit ein visuelles Biofeedback über die erreichten Schalldruckpegel. Ausgehaltene Vokale haben den Nachteil, dass diese eher gesungen statt gesprochen werden. Manche Patienten würden lieber Texte lesen, jedoch behindern diese das visuelle Feedback. Um den Patienten über die jeweilige Stimmintensität zu unterrichten, verwenden manche Programme Farbbalken (z.B. Phonomat /Fa. Homoth): die rote Farbe signalisiert Schalldruckpegel unter dem geforderten Limit, grün leuchtet dagegen bei Erreichen des Limits. Andere Programme signalisieren mit Pfeilen, wenn die untersuchte Person zu leise wird und unter dem Testlimit liegt (z.B. Lingwaves/Fa. Atmos).

Auswertung des Stimmbelastungstests

Die Programme registrieren üblicherweise die Ist-Schalldruckpegelwerte über die Zeit, so dass nach Abschluss des Tests eine graphische Darstellung des Kurvenverlaufes im Vergleich

Auswertung des Stimmbelastungstests

zum Testlimit resultiert. Üblicherweise geben die Programme nach dem Test auch den durchschnittlichen Schalldruckpegel an, der während des Testzeitraums erreicht wurde.

Aus den Kurvenverläufen lassen sich interessante Aspekte zur stimmlichen Ausdauer ableiten. Nach *Hacki et al.* werden 7 verschiedene Kurventypen unterschieden [70]. Die Typen 1–3 klassifizieren physiologische Varianten, die Typen 4–7 pathologische Verläufe *(Abbildung 54)*.

Manche Programme registrieren zusätzlich die Grundfrequenz (z.B. Lingwave/Fa. Atmos). Während ein anfänglicher Anstieg bis zum Erreichen des geforderten Schalldruckpegels im Sinne eines warm-up-Effekts physiologisch ist, muss ein weiterer Anstieg bei konstantem Schalldruckpegel eher als Zeichen stimmlicher Beanspruchung und Folge stimmlicher Kompensationsbemühungen gewertet werden.

Stimmdiagnostische Untersuchungen zum Stimmbelastungstest

Ein Stimmbelastungstest sollte in Kombination mit anderen stimmdiagnostischen Untersuchungen durchgeführt und ausgewertet werden. So sind vorhergehende auditive Stimmklangbeurteilung, Stimmfeldmessung, akustische Stimmklanganalyse und Laryngostroboskopie nicht nur ausschlaggebend für die Indikationsstellung, sondern können erst bei Wiederholung nach dem Stimmbelastungstest zur Interpretation herangezogen werden. Die Vergleichsuntersuchungen sollten möglichst nahtlos anschließen, wenige Minuten Stimmruhe können bereits eine Stimmerholung bewirken.

Eine optimale Stimmbelastbarkeit liegt dann vor, wenn der Patient den Test mit möglichst hohen Schalldruckpegeln ohne Veränderung des auditiven Stimmklangs, der

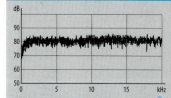

Abb. 54: Charakteristische Stimmleistungskurven nach Hacki

TYP 1: Annähernd konstanter Schalldruckpegel zwischen 75 und 80 dB während der gesamten Testdauer (optimal).

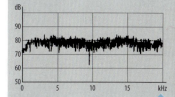

TYP 2: Nach kurzem Anstieg (bis zu 3 min) erreicht die Kurve die gewünschte Schalldruckpegelvorgabe zwischen 75 und 80 dB (Anlauf- oder Erwärmungszeit).

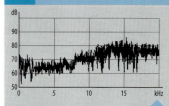

TYP 3: Nach flacherem Anstieg wird die Schalldruckpegelvorgabe von 75 bis 80 dB erst nach mind. 10 min erreicht (prolongierte Erwärmungszeit).

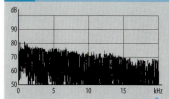

TYP 4: Nach Beginn auf etwa der Höhe der Schalldruckpegelvorgabe kommt es zum allmählichen Kurvenabfall (Stimmermüdung).

Typ 5–7 siehe nächste Seite

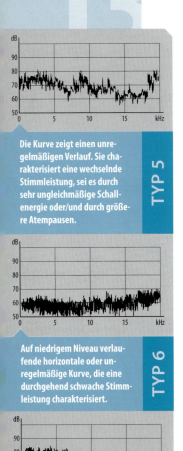

Die Kurve zeigt einen unregelmäßigen Verlauf. Sie charakterisiert eine wechselnde Stimmleistung, sei es durch sehr ungleichmäßige Schallenergie oder/und durch größere Atempausen.

TYP 5

Auf niedrigem Niveau verlaufende horizontale oder unregelmäßige Kurve, die eine durchgehend schwache Stimmleistung charakterisiert.

TYP 6

Nach anfänglich horizontalem Verlauf kommt es zum steilen Abfall bzw. Abbruch des Tests. Die Kurve kann als rasche Stimmermüdung/Testabbruch betrachted werden.

TYP 7

akustischen Periodizitätsanalysen (v.a. Jitter und Shimmer), der Stimmfeldleistungen und der laryngealen Morphologie absolviert. Ein Gefühl der Anspannung im Hals ist physiologisch.

Im Falle einer pathologischen Stimmermüdung kann der Patient entweder die Kriterien des Stimmbelastungstests nicht erfüllen oder die apparative Stimmdiagnostik weist unphysiologische Stimmveränderungen nach *(Tabelle 23)*.

Auswahl des Schwierigkeitsgrades beim Stimmbelastungstest

Die Vorgaben des Stimmbelastungstests sollten die individuellen Anforderungen im Alltag berücksichtigen.

Im Gegensatz zur üblichen Testdauer von 20 min ist die Einstellung kürzerer oder längerer Testphasen möglich. Die Vorgabe eines konstanten Wertes für den zu erreichenden Schalldruckpegel kann durch Phasen mit wechselnden Limits variiert werden. Ein beispielsweise stufenförmig ansteigender Schalldruckpegel bedingt zunehmende stimmliche Anforderungen für den Probanden.

Indikationen für einen Stimmbelastungstest

Die Indikationen für einen Stimmbelastungstest sind vielfältig:
- Verdacht auf Vorliegen einer funktionellen Dysphonie
- im Rahmen von Stimmtauglichkeitsuntersuchungen
- Beurteilung der Stimmkonstitution bei Verdacht auf eine konstitutionelle Hypofunktion
- Beurteilung der Stimmfunktion in medizinischen Gutachten

Indikationen für einen Stimmbelastungstest

TABELLE 23

Apparative Stimmdiagnostik zum Nachweis pathologischer Stimmermüdung anhand ausgewählter Parameter

Methode	Parameter	Unphysiologische Veränderung nach dem Stimmbelastungstest
Stimmfeldmessung	leise Sprechstimme	zu höheren Frequenzen und/oder höheren Schalldruckpegelwerten verschoben
	Schalldruckpegel der leisen Singstimme	„Pianoverlust" mit Verschiebung zu höheren Schalldruckpegeln
	untere Stimmgrenze im Singstimmfeld	zu höheren Frequenzen verschoben, d.h. die untere Stimmgrenze kann nicht mehr erreicht werden
	Tonhöhenumfang	eingeschränkt
akustische Stimmklanganalysen	Spektralanalysen	zunehmende Heiserkeit als Zunahme aperiodischer Anteile im Spektrogramm erkennbar
	Periodizitätsanalysen	Ansteigen der Jitter und Shimmer-Werte bei Zunahme von Aperiodizitäten im Stimmklang
Laryngostroboskopie	supraglottischer Raum	als Zeichen zunehmender Hyperfunktion oft supraglottische Kontraktion mit Einspringen der Taschenfalten erkennbar
	sekundär organische Stimmlippenveränderungen (leichte Arbeitshyperämie ist als normal zu bewerten)	funktionelle Phonationsverdickungen Randbetonungen lokale Rötungen Dyskrinie
	Schwingungsamplituden	als Zeichen hyperfunktioneller Symptomatik verkürzt
	Stimmlippenschluss	als Zeichen hyperfunktioneller Symptomatik verlängert
	Irregularitäten	bei Zunahme von aperiodischen Klanganteilen häufiger irreguläre Schwingungsabläufe erkennbar

AUDITIV-PERZEPTIVE STIMMKLANGBEURTEILUNG

Bei jedem Patientengespräch findet, ob bewusst oder unbewusst, unwillkürlich über das Ohr des Untersuchers eine „psychoakustische" Beurteilung des Stimmklanges statt.

Die Untersucher verwenden oft individuell gewählte Termini zur Stimmklangbeschreibung. Je nach Art und Ausprägung der Stimmstörung sind die adjektivischen Beschreibungen mehr oder weniger fantasievoll (z.B. spitz, metallisch, krächzend). Allein *Sonninen* konnte 59 Adjektive zur Beschreibung einer heiseren Stimme zusammentragen [134]. In der klinischen Arbeit hat es sich bewährt, nicht von solchen frei gewählten Beschreibungen Gebrauch zu machen, sondern sich auf wesentliche Klangphänomene zu konzentrieren.

Voraussetzung für untersucherunabhängige subjektive Beschreibungen der Stimmqualität ist die Orientierung an klar definierten Bewertungssystemen. International haben sich zwei Klassifikationssysteme durchgesetzt, zum einen die GRBAS-Skala nach *Hirano* (1981) und zum anderen die RBH-Klassifikation nach *Wendler* et al. (1996). Beide definieren die Heiserkeit als auditives Leitsymptom einer Stimmstörung. Mit dem „CAPE-V" wurde 2002 von der American Speech-Language-Hearing Association (ASHA) eine neue Bewertungsskalierung vorgestellt.

Die Ergebnisse auditiver Stimmklangbeurteilung hängen von verschiedenen Größen ab, einerseits von den akustischen Eigenschaften des Stimmsignals, andererseits von Störeinflüssen wie akustische bzw. elektroakustische Übertragung des Stimmsignals zum Ohr des Untersuchers sowie dessen Erfahrungen bzw. Fertigkeiten in der Evaluierung von Stimmen. Perzeptive Hörbeurteilungen sind jedoch bei stabilen Stimmsignalen und entsprechender Erfahrung valide und reproduzierbar. Der Anfänger benötigt allerdings eine genaue Einführung und Einarbeitungszeit, um sich in die Bewertungscharakteristika „einzuhören". Auch für ein geschultes Ohr ist es nicht immer leicht, eine exakte Festlegung des Schwere-

HINWEISE FÜR STIMMAUFNAHMEN

- professionelles Kondensatormikrophon verwenden
- Mund-Mikrophon-Abstand maximal 10 cm (optimal ca. 5 cm) mit seitlicher Mikrophonplatzierung zur Vermeidung aerodynamischer Geräuschbeimengungen bei optimalem Signalverhältnis
- bei digitalen Aufnahmen Sampling-Rate mind. 20 kHz (besser 48 kHz)
- Umgebungslärmpegel unter 45 dB

grades der Stimmstörung zu treffen. *Schönweiler et al.* konnten zeigen, dass insbesondere akustische Störfaktoren, wie Instabilitäten von Grundfrequenz, Stimmstärke als auch Stimmqualität das auditive Beurteilungsvermögen beeinträchtigen [123]. Auch andere Autoren haben Abweichungen in der auditiven Stimmklangbeurteilung weniger bei der Bewertung normaler bzw. geringgradig gestörter Stimmen gefunden als vielmehr bei hochpathologischen Stimmen [19].

Auditive Stimmklangbeurteilungen können für
- Spontansprache
- Standardtexts (z.B. „Der Nordwind und die Sonne" siehe Anlage 1, Seite 297)
- Standardsätze (z.B. „Olga wollte unter allen Umständen Ärztin werden")
- ausgehaltene Vokale

durchgeführt werden. Die Umgebung sollte möglichst ruhig und frei von Störgeräuschen sein. Natürlich können die Stimmbeispiele für spätere psychoakustische Auswertungen oder auch akustische Stimmklanganalysen aufgenommen und gespeichert werden.

GRBAS-Skala

Methodik

Die perzeptive Stimmklangbeurteilung unter Verwendung von 5 Parametern *(Tabelle 24)* wurde 1981 von der Japanischen Gesellschaft für Logopädie und Phoniatrie auf Anregung von *Hirano* eingeführt [50]. Seitdem hat sie nicht nur im englischen Sprachraum Verbreitung gefunden. In den vergangenen Jahren erfolgten wiederholt Studien zur Überprüfung ihrer Reliabilität sowie Korrelation zu objektiven akustischen Parametern.

Seit den Arbeiten von *Dejockere* et al. (1996) mit Einführung des Faktors „Instabilität" (I) findet die Skala auch als GIRBAS-Skala in der phoniatrischen Diagnostik Anwendung [20].

Die Parameter werden entsprechend ihrer Ausprägung auf einer vierstufigen Skala graduiert:

0 = nicht vorhanden
1 = geringgradig vorhanden
2 = mittelgradig vorhanden
3 = hochgradig vorhanden

TABELLE 24
Parameter der G(I)RBAS-Skala

Abk.	englische Bezeichnung	deutsche Bezeichnung	Beschreibung
G	grade	Gesamtgrad	Gesamteindruck der Stimmstörung bzw. der Heiserkeit
(I)*	instability	Instabilität	hörbare abnormale Schwankungen im Stimmsignal
R	roughness	Rauigkeit	Störung des Stimmklanges durch den Eindruck irregulärer Schwingungsanteile, tieffrequenter Geräuschanteile oder Vocal-Fry
B	breathiness	Behauchtheit	Störung des Stimmklanges durch hörbare turbulente Luftströmungsanteile, meist bedingt durch inkompletten Glottisschluss
A	asthenic	Schwachheit	auditiver Eindruck einer Stimmschwäche wie bei Hypofunktion
S	strained qualities	Gepresstheit	auditiver Eindruck eines übermäßigen Spannungs- und Anstrengungsgrades wie bei einer Hyperfunktion

* Modifikation, original nicht Bestandteil der GRBAS-Skala

Bewertung

Eine gesunde Stimme sollte keine auditiven Auffälligkeiten aufweisen. Wird der Gesamteindruck (G) mit 0 bewertet, müssen automatisch die anderen Faktoren ebenfalls mit 0 eingestuft werden.

Erfahrungen im Umgang mit weiblichen und männlichen Stimmen verschiedener Altersgruppen erleichtern die perzeptive Unterscheidung alters- und geschlechtsspezifischer Normvarianten von pathologischen Stimmklangveränderungen.

Zwischenstufen (z.B. 1–2) sollten nur in Ausnahmefällen verwendet werden.

RBH-Klassifikation

Methodik

Im deutschsprachigen Raum wird meist die RBH-Klassifikation nach *Wendler* [151], eine verkürzte Variante der G(I)RBAS-Skala, verwendet *(Tabelle 25)*. Dieses Schema sollte als erste Annäherung an einen Klassifizierungsversuch pathologischer Stimmklänge angesehen werden. Es verzichtet auf die in der G(I)RBAS-Skala zusätzlich verwendeten Parameter, Instabilität (I), Schwachheit (A) und Gepresstheit (S).

Die Heiserkeit als unspezifisches Leitsymptom einer Stimmstörung entsteht durch die beiden Hauptkomponenten „phonatorisch unkontrollierter Luftverbrauch" (Behauchtheit) und „irreguläre Schwingungen" (Rauigkeit).

Übungsmöglichkeiten bieten kommerziell erhältliche CDs mit Hörbeispielen [z.B. von *Nawka* et *Evans*, 86] und eigens zusammengestellte Patientenbeispiele auf beiliegender CD (siehe Anhang 3)

TABELLE 25
Vereinfachte Zusammenhänge zwischen physiologischen, akustischen und auditiven Aspekten des Stimmschalls (nach Wendler)

physiologisch (genetisch)	akustisch (gennematisch)	auditiv (perzeptiv)
alle Abweichungen vom normalen Schwingungsmuster der Stimmlippen, zusätzliche Schallquellen	Geräuschanteile im Stimmschall	Heiserkeit H
Irregularitäten der Stimmlippenschwingungen, zusätzliche Schallquellen	Geräuschanteile durch Aperiodizitäten der Grundschwingung des Stimmschalls bzw. Überlagerungen	Rauigkeit R
fehlender Stimmlippenschluss	Geräuschanteile durch Turbulenzen unmodulierter Ausatmungsluft	Behauchtheit B

4-Punkte-Skala
0 – nicht vorhanden
1 – geringgradig
2 – mittelgradig
3 – hochgradig

Bewertung

Die Beurteilung der Stimmklangparameter erfolgt in der Regel für Spontansprache und Standardtexte.

Einen normalen Stimmklang bewertet man mit mit R0 B0 H0. Stimmliche Auffälligkeiten werden von 1 bis 3 bewertet, geringgradige Ausprägungen eines Merkmals mit 1, mittelgradige Auffälligkeiten mit 2 und hochgradige mit 3.

Im Falle eines auffälligen Stimmklangs mit einem Heiserkeitsanteil von H1, H2 bzw. H3 muss im nächsten Schritt eingeschätzt werden, ob die Heiserkeit entweder durch raue oder behauchte Anteile bzw. durch die Kombination beider bedingt wird. Während die Rauigkeit für den Anfänger meist leichter nachvollziehbar ist, gestaltet sich die Wahrnehmung und Bewertung der Behauchtheit schwieriger. Wir empfehlen bei der Stimmbeurteilung zunächst auf die Vokale als Klangträger und Länge der Phrasen zu achten. Irregularitäten bzw. turbulente Luftanteile sind insbesondere in langen Vokalen zu hören. Inadäquate strukturelle Texteinteilungen von Phrasen mit häufigem Atemholen sind dagegen Hinweise für einen Kontrollverlust über den Ausatemstrom bei insuffizientem Glottisschluss und damit für behauchte Stimmklanganteile.

Der Gesamtgrad der Heiserkeit ist nicht die Summe der Komponenten Rauigkeit und Behauchtheit, sondern kann nur so hoch ausfallen wie die höchste Bewertung einer der beiden.

Eine Besonderheit ist die Beurteilung einer aphonen Stimme. Bei Fehlen jeglicher harmonischer Frequenzanteile im Stimmklang kann Rauigkeit nicht bewertet werden. Meist flüstern die Patienten oder sprechen mit unkontrolliert ausströmender Atemluft. In diesem Fall liegt eine hochgradige Heiserkeit (H3) aufgrund hochgradiger Behauchtheit (B3) vor. Die Rauigkeit darf aber nicht mit 0 bewertet werden, da dies einem normalen Stimmklang mit harmonischen Teiltönen gleich käme. Man sollte eine *Aphonie* speziell kennzeichnen (z.B. R# B3 H3 oder R- B3 H3).

> **BEISPIEL**
>
> Bei einer 24-jährigen Volksschullehrerin mit Heiserkeit und Stimmbelastungsproblemen wurden Stimmlippenknötchen mit stroboskopisch erkennbarer Sanduhrglottis festgestellt. Die Beurteilung ergab einen mittelgradig rauen (R2) und geringgradig behauchten (B1) Stimmklang. Die Gesamtbewertung lautet damit R2 B1 H2 (nicht: R2 B1 H3)

Consensus Auditory-Perceptual Evaluation of Voice (CAPE-V)

CAPE-V wurde zur Vereinheitlichung der auditiven Stimmklangbeurteilung von der American Speech-Language-Hearing-Association (ASHA) eingeführt [5].

Im Untersuchungsprotokoll werden 6 Parameter angegeben, die teilweise an die Bewertungsinstrumente G(I)RBAS und RBH erinnern:
- Overall Severity (allgemeine Einschätzung der Störung)
- Roughness (Rauigkeit)
- Breathiness (Behauchtheit)
- Strain (Gepresstheit)
- Pitch (Grundfrequenz)
- Loudness (Stimmstärke)

Im Unterschied zur vierstufigen Bewertungsskala von 0–3 werden dem Untersucher 100 mm lange visuelle Analogskalen für die Beurteilung jedes Parameters vorgegeben, auf der er den jeweiligen Störungsgrad markieren soll. Auf diese Weise werden feinere Abstufungen bei der Bewertung auditiver Auffälligkeiten möglich.

Außerdem sieht das Protokoll vor, dass der Untersucher angibt, ob das jeweilige Merkmal ständig bzw. konstistent (engl. consistent=C) oder nur gelegentlich (engl. intermittent=I) auftritt.

Zusätzlich können zwei weitere, individuell frei wählbare Parameter beurteilt werden, dafür sieht das Protokoll freie Spalten vor.

Vor- und Nachteile auditiv-perzeptiver Heiserkeitsbeurteilungen

Die auditiv-perzeptive Stimmklangbeurteilung ist die einfachste Möglichkeit, eine Stimmstörung zu bewerten bzw. zu dokumentieren. Sie ist nicht auf apparative Verfahren angewiesen und daher überall einsetzbar. Gemeinsame Hörübungen verringern Intra- und Interrater-Variabilitäten.

Die dargestellten Bewertungssysteme liefern jedoch nur grobe Beschreibungen und Kategorisierungen bestehender Stimmauffälligkeiten.

Generell kann auditiv-perzeptiv keine exakte Diagnose gestellt werden.

Bei Beobachtung von Stimmen im alltäglichen Umfeld fällt auf, dass sog. gesunde Stimmen nicht immer den Kriterien einer euphonen Stimme (R0 B0 H0) entsprechen. Viel häufiger wird man gering- und mittelgradige Heiserkeiten wahrnehmen. Diese akustischen Auffälligkeiten müssen nicht zwangsläufig mit pathologischen Larynxbefunden einhergehen, sondern können habituellen Ursprungs sein. Eigene Untersuchungen an „stimmgesunden" zukünftigen Stimmberuflern (Lehrer, Logopäden) ergaben, dass von 545 Aspiranten 121 Probanden gering- bzw. mittelgradige Heiserkeiten ohne erkennbare laryngeale Ursachen aufwiesen. Studienergebnisse belegen Korrelationen zwischen der auditiven Stimmklangbeurteilung und objektiven akustischen Messgrößen [114].

Auditive Beurteilung prosodischer (linguistischer und paralinguistischer) Merkmale

Unter *Prosodie* versteht man die Gesamtheit aller spezifischen Eigenschaften des Sprechaktes, die über das wörtlich Gesagte hinausgehen.

Die wichtigsten prosodischen Elemente sind Sprechmelodie, Sprechtempo, Sprechrhythmus, Lautstärke und Stimmklang.

Es lassen sich linguistische und paralinguistische Funktionen der Prosodie unterscheiden. Zu den linguistischen Funktionen zählen z.B. Silben- und Worthervorhebungen, Bedeutungsunterscheidung durch Betonungen und Akzente, als auch Deklarierung des Satzmodus (Aussage, Frage, Progredienz). Dabei kommt der Intonation eine besondere

KAPITEL 14

Auditiv-perzeptive Stimmklangbeurteilung

Bedeutung zu. Paralinguistische Funktionen umfassen Informationen über Alter, Geschlecht, Emotionen und Persönlichkeitseigenschaften des Sprechers sowie über Sprechstil und situativen Kontext.

Viele der perzeptiv bewerteten prosodischen Elemente können bereits akustisch objektiviert werden und sind Inhalt der akustischen Phonetik, die Korrelate prosodischer Elemente untersucht (Seite 144). Andere werden im Rahmen der Stimmdiagnostik subjektiv beurteilt:

z.B.
- Sprechtempo (normal/zu schnell/zu langsam)
- Stimmqualität (normal/klangarm/resonanzreich)
- Sprechmelodie/Intonation (normal/monoton/übersteigert)

Das *Sprechtempo* erfasst die Laut- und Pausendauer, die *Stimmqualität* die Klangeigenschaften der Stimme. Die *Sprechmelodie/Intonation* beschreibt die Melodiebewegung auf Silben-, Wort- und Satzebene. Aus den Verläufen lassen sich Akzente (Betonungen als Anstieg der Grundfrequenz) und Phrasierungen ablesen.

KAPITEL 15
COMPUTERGESTÜTZTE STIMMKLANGANALYSEN

Akustische Stimmklanganalysen gehören zu den stimmdiagnostischen Basisverfahren und sollten bei keiner Patientenuntersuchung fehlen. Sie können das vom Ohr Wahrgenommene objektivieren. Rechnergestützte Signalanalyseverfahren werden eingesetzt, um akustische Merkmale zu extrahieren.

Der *Vorteil* akustischer Stimmklanganalysen beruht auf ihrer Unabhängigkeit von der Subjektivität des Untersuchers (u.a. Erfahrung, Stimmung, Tagesverfassung). Die angestrebte Objektivität akustischer Stimmklanganalysen darf jedoch nicht darüber hinwegtäuschen, dass es sich trotzdem um *semiquantitative Verfahren* handelt: allein die Auswahl des zu analysierenden Stimmsignals obliegt dem Untersucher.

Akustische Messparameter können nicht nur zur Beschreibung stimmlicher Auffälligkeiten (z.B. Heiserkeit), sondern auch zur Beurteilung von „Stimmgüte" und „Stimmqualität" herangezogen werden. Dank neuester Forschungstechniken und hoch spezialisierter Apparaturen gelingt es immer besser, akustische Detailinformationen zu Stimmcharakteristik bzw. Stimmklangveränderungen zu erhalten. Ziel sollte sein, mit Hilfe akustischer Stimmklanganalysen einerseits zwischen euphonen und dysphonen Stimmen zu unterscheiden und andererseits dysphone Stimmen differentialdiagnostisch abklären zu können [54, 68, 90, 99]. Geeignete Analyseverfahren sollten zu einer objektiven, reproduzierbaren und quantitativen Beschreibung von Stimmmerkmalen beitragen.

Intensive Bemühungen um eine Vereinheitlichung von Untersuchungsprotokollen und die allgemeingültige Angabe von Normwerten werden jedoch durch international unterschiedlich verwendete Algorithmen zur Berechnung der Messparameter erschwert. Vergleiche eigener Behandlungserfolge mit internationalen Ergebnissen werden dadurch eingeschränkt. Es sollte nicht verwundern, dass verschiedene Hersteller unterschiedliche Normwerte empfehlen. Man kann hoffen, dass in den nächsten Jahren auf dem Gebiet der akustischen Stimmklanganalyse eine Vereinheitlichung stattfindet, die dem klinischen Anwender die Befundinterpretation erleichtert.

Stimmsignalaufnahmen

Nach Auswahl des geeigneten Testmaterials (z.B. Standardtext „Der Nordwind und die Sonne" / Anhang 1), Testsätze, Spontansprache, ausgehaltene Vokale) erfolgt die Stimmsignalaufnahme nach folgendem Funktionsprinzip:

- Schallaufnahme mit einem elektroakustischen Wandler (Mikrophon/Schallempfänger) und Umwandlung in entsprechende elektrische Größen
- Verstärkung des elektrischen Signals
- analoge oder digitale Speicherung

Auswahl des Mikrophons

Als Schalldruckempfänger wird üblicherweise ein (Freifeld-)Kondensatormikrophon mit linearem Frequenzverlauf und kugelförmiger Richtcharakteristik verwendet. Kondensatormikrophone sind elektrostatische Schallwandler, die aus einer dünnen schwingungsfähigen (Membran-)Elektrode und einer starren Gegenelektrode bestehen.

Ein Mikrophon mit Richtcharakteristik schränkt den Aufnahmewinkel ein und unterdrückt rückwärtige akustische Signale (z.B. Mikrophone mit Nieren- bzw. Keulencharakteristik).

Mikrophonanordnung und –positionierung

Während für Stimmfeldmessungen von der Union of European Phoniatrics (UEP) Mund-Mikrophon-Abstände von 30 cm vorgeschlagen werden, sollte für eine akustische Stimmanalyse die Aufnahme mit Mikrophonplatzierung ca. 5–10 cm seitlich vom Mund erfolgen. Die Länge des zu analysierenden Ausschnittes aus dem aufgenommenen Stimmsignal richtet sich ganz nach der Aufgabenstellung.

dB(A)-Bewertungsfilter bei Schalldruckpegelmessungen

Zur Beschreibung eines Schallfeldes wird in der Praxis meist der Schalldruck (bzw. Schalldruckpegel), in dB gemessen, verwendet. Viele audiologische und stimmdiagnostische Instrumentarien arbeiten mit dem dB(A)-Bewertungsfilter, der für eine bestimmte Lautstärke ein ähnliches Frequenzverhalten wie das menschliche Ohr besitzt. Gegenüber der unbewerteten Absolut-Effektivwertmessung liegen die Zahlenwerte durch Filtereinschaltung deutlich geringer. Für die dB-Frequenzbewertung, welche die geringe Empfindlichkeit des menschlichen Ohres für tiefe Frequenzen nachbildet, wurde international die Bezeichnung „A" festgelegt.

Darstellung eines Stimmsignals in Form eines Oszillogramms

Bei der Produktion von Stimm- und Sprachsignalen werden Luftdruckschwankungen erzeugt, die in einem Mikrophon erst in mechanische und dann in elektrische Schwingungen umgewandelt werden. Elektrische Schwingungen können mittels Oszillographie sichtbar gemacht werden, das Oszillogramm ist die einfachste Form der Darstellung eines Sprachsignals *(Abbildung 55)*. Es stellt den Amplitudenverlauf bzw. die Elongationen eines Sprachsignals über die Zeit dar. Dabei werden die absoluten Werte des Signals in Dezibel umgerechnet, um die Darstellung der Dynamikempfindung anzupassen. Die Bestimmung der Tonhöhe aus dem Oszillogramm ist nicht ohne weiteres möglich.

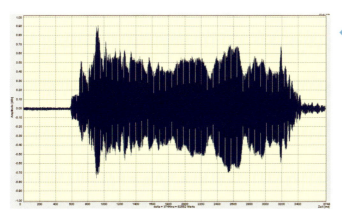

Abb. 55: Oszillogramm eines Stimmsignals (ausgehaltener Vokal /a:/)

KAPITEL 15

Computergestützte Stimmklanganalysen

Schallspeicherung und signaltechnische Verarbeitung eines Stimmsignals

Die Signalaufnahme kann analog oder digital erfolgen, wobei analoge Mikrophonaufnahmen über einen Analog-Digital-Wandler (Konverter) digitalisiert werden müssen. Die heute übliche rechnergestützte Verarbeitung von Sprachschall setzt die Umwandlung eines analogen Signals in ein digitales Signal voraus. Dazu ist eine beliebig genaue Abbildung der Schwingungen sowohl im Zeitbereich als auch in der Stärke (Amplitude) notwendig. Analoge Signale sind kontinuierlich, ihre Zeit- und Amplitudenwerte theoretisch nahezu unendlich. Aufgabe der Digitalisierung ist die Quantisierung (Diskretisierung) des Signals in Zeit und Amplitude. In digitalen Systemen werden Signale nicht mehr kontinuierlich und proportional (d.h. analog), sondern in Form eines digitalen Codes übertragen.

Durch digitale Aufnahmen entfallen Störgeräusche, die bei analogen Aufzeichnungen bei der Wiederabtastung des Mediums anfallen (z.B. Bandrauschen).

Auflösung und Abtastrate digitaler Signale

Um ein analoges Audiosignal zu digitalisieren, "tastet" ein Analog-Digital-Wandler (Konverter) das Stimmsignal in regelmäßigen Zeitabständen „ab". Die Abtastung des Signals in regelmäßigen Zeitabständen, angegeben als Anzahl der Messungen pro Sekunde, wird mit **Abtastrate** oder **Sampling Rate** bezeichnet. Eine Abtastrate von 44 kHz bedeutet, dass 44 000-mal pro Sekunde ein Wert vom analogen Mikrofonsignal gelesen wird. Die Abtastrate sollte mindestens doppelt so hoch sein, wie die höchste Frequenz des abzutastenden Nutzsignals.

Die obere Grenzfrequenz entspricht der halben Abtastrate: bei 22 050 Hz können maximal Frequenzen bis 11 025 Hz

---

VORTEILE DER DIGITALTECHNIK

- Dynamikumfang steigerbar
- keine Tonhöhenschwankungen
- geringe Abweichungen des Frequenzganges
- bei mehrfachem Kopieren keine Qualitätsreduktion
- perfekte Löschung früherer Aufzeichnungen

ANMERKUNG

Zur Erkennung der Frequenz einer Sinusschwingung müssen mindestens 2 Abtastwerte pro Periode (also Informationen über „Berg" und „Tal") vorliegen.

bestimmt werden. Je höher die Abtastrate, desto höhere Frequenzen kann das abgetastete Signal haben.

Die unendliche Anzahl analoger Amplitudenwerte wird ebenfalls mit Hilfe einer festgelegten Anzahl von Amplitudenstufen (**Auflösung**, **Abtasttiefe**) konvertiert.

Je mehr Speicherplatz man zur Quantisierung eines Stimmsignals aufwenden möchte, desto präziser wird die Annäherung an das originale Analog-Signal.

Je nach Anzahl der Bits, die für die Speicherung zur Verfügung stehen, ist eine mehr oder weniger genaue Quantisierung möglich:

- 1 bit – 0 und 1 darstellbar
- 2 bit – 2 hoch 2 = 4 Stufen
- 4 bit – 2 hoch 4 = 16 Stufen
- 8 bit – 2 hoch 8 = 256 Stufen
- 16 bit – 2 hoch 16 Stufen = ca. 32 000 darstellbar

Höhere Auflösungen im Sprachbereich sind nicht notwendig, da damit die Auflösungsfähigkeit des Ohres bereits erreicht ist.

Das Resultat nach Digitalisierung ist ein eher „treppenförmiges" Digitalsignal, bei dem jedoch Details verloren gehen. Je höher die Abtastrate und Auflösung, desto ähnlicher wird das Digitalsignal dem Analogsignal.

Akustische Analyse von dysphonen Stimmen

Zur Objektivierung dysphoner Stimmen müssen Merkmale aus dem Stimmsignal extrahiert werden, die eine signifikante Unterscheidung zwischen gesunden und gestörten Stimmen erlaubt.

Zur Beschreibung gesunder Stimmen können nach *Laver* (1981) folgende Charakteristika herangezogen werden [74]:

- Regelmäßigkeit der Stimmlippenschwingungen und damit verbundene Mikrovariation aufeinander folgender Stimmlippenschwingungen

- geringe Geräuschanteile im Stimmklang mit hohem Signal-zu-Geräusch-Anteil (S/N-Ratio)
- hohe Effizienz der Phonation bzw. geringe Geräuschanteile im Stimmklang mit entsprechender harmonischer Struktur im Spektrum

Dysphone Stimmen sind nach bisherigen wissenschaftlichen Erkenntnissen je nach ihrem Schweregrad durch Abweichungen in diesen Kategorien charakterisiert.

Eine gesunde Stimme besteht aus harmonischen Frequenzkomponenten, die durch Überlagerung den charakteristischen Stimmklang ergeben. Die aufeinander folgenden Perioden zeigen sowohl im Frequenzbereich als auch im Zeitbereich minimale Variationen („Mikrovariationen"). Diese Periodenvariabilitäten können bei ausgehaltener Phonation mit Hilfe rechnergestützter Analyseprogramme bestimmt werden [55, 56, 76].

Durch organische Veränderungen im Bereich des Kehlkopfes kann die Bildung des primären Kehlkopftones gestört sein. Auditiven Stimmklangveränderungen, unter dem Übergriff **„Heiserkeit"** zusammengefasst, liegen physikalisch gesehen additive Geräuschbestandteile bzw. Turbulenzen im Stimmklang zugrunde, die ebenfalls objektiviert werden können: z.B. als Harmonic-to-Noise-Ratio [156], *NNE* [62] oder Signal-to-Noise-Ratio [67]

Jitter – Periodizitätsvariationen der Periodendauer

Die Variationen der Periodenlängen aufeinander folgender Schwingungen (Perioden) werden als **„Jitter"** bezeichnet.

Aufeinander folgende Stimmlippenschwingungen sind im Gegensatz zu einem Sinuston nicht identisch. Während ein Sinuston einen Jitterwert von 0 hätte, treten auch bei einer gesunden Stimme geringste Periodenvariabilitäten auf, die als Jitter messbar sind.

Akustische Analyse von dysphonen Stimmen

Für diese geringen Periodenschwankungen sind wahrscheinlich Herzrhythmus und zentrale Steuerungsvorgänge verantwortlich.

Der Jitter ist abhängig von der Grundfrequenz, bei ihrem Anstieg nimmt der Jitter-Wert ab und umgekehrt.

Die Berechnung des Jitters wird durch drei Faktoren beeinflusst:
- Fensterlänge
- Anzahl der gemittelten Perioden
- Anzahl der Analyseergebnisse

Die Berechnung des Jitters setzt ein genügend langes Stimmsignals voraus. Die Angaben in der Literatur über die optimale Fensterlänge des Signals schwanken zwischen einigen hundert Millisekunden und etwa 2 s. Kommerziell erhältliche Analyseprogramme (z.B. Lingwaves/Fa. Atmos) lassen keine Jitter-Berechnungen zu, wenn das Signalfenster kürzer als 800 ms ist. Für die Jitter-Bestimmung ist darüber hinaus wichtig, dass keine Ein- und Ausschwingvorgänge des Stimmsignals für die Berechnung markiert wurden, um falsche Wertberechnungen zu vermeiden.

Diese Anforderungen an die Berechnung des Jitter-Wertes machen deutlich, dass Periodizitätsanalysen für fortlaufende Sprache nicht möglich sind, sondern nur für ausgehaltene Vokale.

Der Jitter-Faktor wird in der Regel als Absolutwert (absoluter Jitter) oder als Prozentwert (Jitter-%) angegeben. Für gesunde Stimmen liegt der Jitter-% zwischen 0,5 und 1 % (siehe auch Seite 60).

Manche Stimmsignale sind in ihrem Verlauf inhomogen, so dass innerhalb des Stimmsignals je nach Lage des Analysefensters unterschiedliche Jitter-Werte (auch als absoluter Jitter bezeichnet) möglich sind.

Deshalb werden unterschiedliche Algorithmen eingesetzt, die jeweils 3, 5 bzw. 11 Perioden mitteln und Jitter-Berechnungen für die gemittelten Werte vornehmen. Diese Smoothing-Faktoren sollen Schwankungen im Signal glätten.

Shimmer – Periodizitätsvariationen der Amplituden

Als „Shimmer" werden die Variationen der Amplituden aufeinander folgender Schwingungen (Perioden) bezeichnet.

Während die Amplituden eines Sinustons immer gleich sind, weichen sie in einem biologischen System wie der menschlichen Stimme mehr oder weniger voneinander ab.

Gesunde Stimmen weisen eher geringe Amplitudenschwankungen auf, während sie bei steigendem Heiserkeitsgrad zunehmen. Irreguläre Stimmlippenschwingungen sind nicht nur durch höhere Jitter-Werte, sondern auch durch höhere Shimmer-Werte gekennzeichnet.

Die Shimmer-Berechnung, angegeben in dB oder %, verlangt ebenso eine genügend lang ausgehaltene Phonation. In der Praxis ist ähnlich dem Jitter die Shimmer-Bestimmung für eine Mittelung über n Perioden (n = Smoothing-Faktor) üblich, wobei n=3, 5,11 oder 15 Perioden betragen kann.

Shimmer-%-Normalwerte euphoner Stimmen liegen zwischen 0,5 bis 4 % (siehe auch Seite 60). Höhere Werte sind bei organischen und sekundär-organischen Stimmstörungen zu finden.

Uloza et al. (2005) ermittelten bei 88 stimmgesunden Erwachsenen (43 Männer und 45 Frauen) Jitter-%-Werte von durchschnittlich 0,2 % (±0,07) und Shimmer-%-Werte von 1,70 % (±0,73) im Frequenzbereich der jeweiligen Indifferenzlage [146].

Periodenkorrelation zur Beschreibung der Wellenform

Neben Jitter und Shimmer findet in manchen Programmen die Periodenkorrelation Verwendung, sie beschreibt die Ähnlichkeit der Form aufeinander folgender Schwingungen.
Aus der Übereinanderlagerung von Grundfrequenz und Obertönen entstehen zunächst chaotisch anmutende Wellenbilder,

Akustische Analyse von dysphonen Stimmen

die bei entsprechender Vergrößerung eines Signalfensters regelmäßig wiederkehrende Formen erkennen lassen *(Abbildung 56)*. Die Periodenkorrelation beschreibt die Variationen dieser Wellenformen. Dysphone Stimmen mit irregulären Schwingungsanteilen und höheren Geräuschbeimengungen sind durch eher unähnliche Wellenformen mit geringen Werten gekennzeichnet.

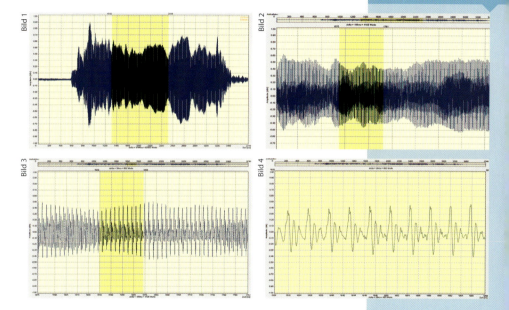

Abb. 56: Stufenweise Vergrößerung des Stimmsignals, der jeweils markierte Bereich wird in der nachfolgenden Vergrößerung abgebildet. In Bild 4 sind die Schwingungsperioden gut erkennbar.

Stimmanalysesoftware

Für akustische Stimmklanganalysen stehen sowohl kommerziell erhältliche als auch kostenfreie Programme zur Verfügung (Auswahl):

- **Kommerziell erhältliche Programme**
- Lingwaves
  (www.atmosmed.de/pages/german/products/ent)
- Göttinger Heiserkeitsdiagramm
  www.rehder.de/_data/_content/350-Heiserkeits-Diagramm.pdf

- Homoth (www.homoth.de)
- Kay Elemetrics CSL/MDVP (www.kayelemetrics.com)
- Xion (www.xion-medical.com)

■ **Shareware / Freeware**
- Praat (www.fon.hum.uva.nl/praat)
- Wavesurfer (www.speech.kth.se/wavesurfer)

Göttinger Heiserkeitsdiagramm

Während einige Stimmanalyse-Systeme lediglich die Berechnung von Jitter und Shimmer für eine gehaltene Phonation (meist Vokal /a:/) vorsehen, findet im „Göttinger Heiserkeitsdiagramm" die Beobachtung Berücksichtigung, dass sich Jitter- und Shimmer unter dem Einfluss von Frequenz, Intensität und Vokal verändern.

Das im deutschsprachigen Raum verbreitete „Heiserkeits-Diagramm" wurde 1998 in Göttingen entwickelt [41]. Das umfangreiche Protokoll sieht die Analysen von 4 Vokalserien [ɛ:/a:/e:/i:/o:/u:/ɛ:] vor. Die Vokale sollen für die Phonationsbedingungen normal laut, sehr laut, hoch und tief (mindestens 2 s und maximal 5 s) ausgehalten werden. Aus den 28 Aufnahmen werden jeweils stationäre Mittelbereiche unter Vermeidung der Einschwing- und Ausschwingvorgänge analysiert.

Darüber hinaus entwickelte die Arbeitsgruppe eine verständliche und übersichtliche Darstellung der Ergebnisse für die Messparameter:
- Periodenkorrelation
- Jitter-%
- Shimmer-%
- Grundfrequenz
- Glottal-to-Noise-Excitation-Ratio [85]

Als neue Begriffe wurden „Rauschkomponente" und „Irregularitätskomponente" eingeführt, die für die klinische An-

Akustische Analyse von dysphonen Stimmen

wendung leichter verständlich sind. Die Parameter Jitter, Shimmer und mittlere Periodenkorrelation beschreiben Aspekte der Irregularität, die auf der x-Achse dargestellt wird. Auf der y-Achse wird die Rauschkomponente eingetragen, die im Wesentlichen aus der Glottal-to-Noise-Excitatio-Ratio berechnet wird.

Dieser zunächst pathophysiologisch-funktionelle Ansatz lässt gewisse psychoakustisch-perzeptive Rückschlüsse zu. Während die GNE in gewissem Maße zur Beschreibung behauchter Stimmklanganteile verwendet werden kann, beschreiben Jitter, Shimmer und Periodenkorrelation mehr die rauen Stimmklanganteile.

Der Vorteil dieses Programms liegt in der überschaubaren grafischen Darstellung der Untersuchungsergebnisse, die auch für den Laien bzw. Patienten verständlich sind *(Abbildung 58)*. Es lassen sich nicht nur Untersuchungsbefunde, sondern auch Gruppenvergleiche bzw. Therapieverläufe dokumentieren.

Eine gesunde Stimme sollte auf der x-Achse maximale Werte bis 4,5 und auf der y-Achse bis 2,5 erreichen. Je geringer die Werte, desto besser ist die Stimmqualität.

Das „Göttinger Heiserkeitsdiagramm" haben wir für klinische Routineuntersuchungen aus Praktikabilitatsgründen auf 10 Phonationsbedingungen reduziert. Es werden aku-

GLOTTAL-TO-NOISE-EXCITATION-RATIO (GNE)

Der Parameter spiegelt wieder, inwieweit die Phonation auf eine pulsartige Anregung wie bei normaler Stimmgebung oder turbulente Luftströmungen/Rauschen zurückgeht. Im Gegensatz zu Harmonics-to-Noise-Ratio, Signal-to-Noise-Ratio, Noise-to-Harmonics-Ratio erfasst die GNE Stimmanregungen durch regelrechte Stimmlippenschwingungen im Vergleich zu Anregungen durch Turbulenzen [85]. Die GNE kann auch hochgradig heisere Stimmen objektivieren.

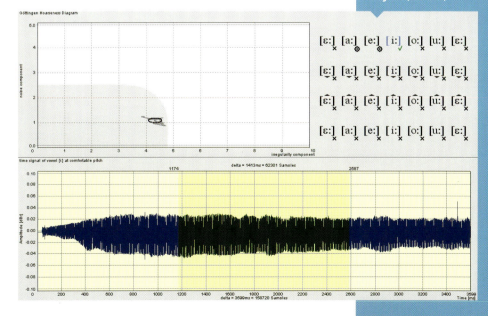

Abb. 57: Messung des Göttinger Heiserkeitsdiagramms mit dem Programm Lingwave (Fa. Atmos)

stische Parameter für 5 ausgehaltene Vokale /a:/, /e:/, /i:/, /o:/ und /u:/ bei ungespannter Lautstärke und bei sehr lauter Stimmgebung analysiert *(Abbildung 58)*.

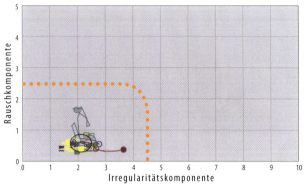

Abb. 58: Heiserkeitsdiagramm einer Normalstimme (gestrichelte Linie markiert den Normalbereich)

Vokal	Intensität
a	normal
e	normal
i	normal
o	normal
u	normal
a	laut
e	laut
i	laut
o	laut
u	laut

Phonat.	Per.-Korr.	Jitter[%]	Shim.[%]	GNE	F0[Hz]	Irreg.	Rausch.
a, normal	0,997	0,19	1,84	0,970	215,9	2,99 (0,32)	0,36 (0,03)
i, normal	0,997	0,09	1,04	0,947	250,6	2,25 (0,22)	0,46 (0,04)
o, normal	0,999	0,11	1,76	0,923	250,2	2,19 (0,28)	0,56 (0,11)
u, normal	0,999	0,08	1,14	0,897	291,6	1,70 (0,18)	0,67 (0,10)
e, normal	0,999	0,10	1,32	0,767	232,3	2,06 (0,19)	1,20 (0,38)
a, laut	0,998	0,08	1,41	0,959	333,5	2,34 (0,28)	0,41 (0,09)
i, laut	0,998	0,08	1,09	0,899	344,5	2,13 (0,22)	0,66 (0,13)
o, laut	1,000	0,10	1,54	0,931	330,9	1,79 (0,13)	0,53 (0,09)
u, laut	0,999	0,11	1,19	0,956	338,7	1,83 (0,32)	0,42 (0,03)
e, laut	0,998	0,11	1,16	0,950	336,8	2,21 (0,21)	0,45 (0,16)
Mittelwerte	0,998	0,11	1,35	0,920	284,1	2,15 (0,39)	0,57 (0,29)

„Multi-Dimensional Voice Program" (MDVP)

Lange Zeit war das Multi-Dimensional Voice Program (MDVP) nicht nur im amerikanischen, sondern auch im europäischen Raum das Standard-Analyseprogramm, bevor es in den letzten Jahren durch deutschsprachige Programme einheimischer Hersteller in den Hintergrund gedrängt wurde.

Akustische Analyse von dysphonen Stimmen

Im MDVP wurde das Prinzip der Multidimensionalität umgesetzt. Die Messparameter lassen sich 8 Gruppen zuordnen, die Informationen und Aufschlüsse geben zu:
- Grundfrequenz
- Kurz- und Langzeitvariationen der Frequenz in einem Stimmsignal
- Kurz- und Langzeitvariationen der Amplitude in einem Stimmsignal
- „Voice Breaks" (Stimmabbrüche) in einem Stimmsignal
- subharmonische Komponenten (Amplitudenspitzen zwischen zwei Harmonischen in einem Spektrum)
- Irregularitätsmessungen
- Geräuschbeimengungen im Stimmklang und deren Messungen
- tremorbeschreibende Parameter

In der *Tabelle 26* sind die im MDVP-Handbuch angegebenen Normwerte dargestellt.

TABELLE 26

Übersicht der mit MDVP bestimmbaren Parameter (entnommen aus der Bedienungsanleitung für Model 4305 in freier Übersetzung)

Symbol/ Abkürzung	Einheit	Beschreibung	Normwert
Periodizitätsanalysen im Frequenzbereich (Jitter)			
Jita	µs	absoluter Jitterwert zur Beurteilung der Periode-zu-Periode-Variabilität innerhalb des Analysefensters	83,2
Jitt	%	Jitter-Prozent als Maß für die relative Perioden-zu-Perioden-Variabilität innerhalb eines Signals	1,04
RAP	%	Berechung des Jitters für jeweils 3 Perioden und Ermittlung des „Durchschnittswertes" für die jeweils ermittelten Jitter-Werte (Smoothing- oder Glättungsfaktor= 3)	0,68
PPQ	%	Berechung des Jitters für jeweils 5 Perioden und Ermittlung des „Durchschnittswertes" für die jeweils ermittelten Jitter-Werte (Smoothing- oder Glättungsfaktor= 5)	0,84
sPPQ	%	Smoothing-/Glättungsfaktor vom Untersucher frei wählbar, im Programm automatisch Faktor 55 eingestellt	1,02
vF	%	Variation der Grundfrequenz als relative Standardabweichung der Grundfrequenz	1,10
Periodizitätsanalysen im Amplitudenbereich (Shimmer)			
ShdB	dB	Perioden-zu-Perioden-Variabilität der Amplitude	0,35
Shim	%	Shimmer-Prozent der Amplitudenvariabilität im Stimmsignal	3,81
APQ	%	Berechung des Shimmers für jeweils 11 Perioden und Ermittlung des „Durchschnittswertes" für die jeweils ermittelten Shimmer-Werte (Smoothing- oder Glättungsfaktor= 11)	3,07

Symbol/ Abkürzung	Einheit	Beschreibung	Norm-wert
sAPQ	%	Smoothing-/Glättungsfaktor vom Untersucher frei wählbar, im Programm automatisch Faktor 55 eingestellt	4,23
vAm	%	relative Standardabweichung der von Periode-zu-Periode berechneten Amplitude	8,2
Voice Breaks (Stimmabbrüche)			
DVB	%	prozentuale Angabe der Voice Breaks bezogen auf das analysierte Stimmsignal	0
NVB		Anzahl der Voice Breaks innerhalb eines Stimmsignals	0
Subharmonische Komponenten			
DSH	%	Beurteilung der Häufigkeit subharmonischer Komponenten bezogen auf die Grundfrequenz	0
NSH		Anzahl der Segmente mit Subharmonischen innerhalb des Stimmsignals	0
Irregularitätsmessungen			
DUV	%	Bestimmung stimmloser Abschnitte innerhalb eines Stimmsignals bzw. in Bereichen nicht-harmonischer Struktur	0
NUV		Bestimmung der Anzahl der stimmlosen Abschnitte mit Hilfe der Autokorrelation	0
Bestimmung von Geräuschanteilen			
NHR		Noise-to-Harmonic-Ratio (Verhältnis der Geräuschanteile zu harmonischen Stimmklanganteilen in einem Stimmsignal), erfasst nichtharmonische Anteile in Frequenzbereichen zwischen 1500 und 4500 Hz. und setzt sie zu harmonischen Anteilen im Bereich zwischen 70 und 4500 Hz ins Verhältnis	0,19
VTI		Voice Turbulance Index (Stimmturbulenzen-Index) beschreibt das durchschnittliche Verhältnis zwischen nichtharmonischen Anteilen in hochfrequenten Bereich zwischen 2800 und 5800 Hz und harmonischen Anteilen in Frequenzbereichen zwischen 70 und 4500 Hz	0,061
SPI		Soft-Phonation-Index erfasst nicht die Geräuschbeimengungen, sondern eher die harmonische Struktur im Spektrum. Er ist ein Maß der harmonischen Energieanteile zwischen 70 und 1600 Hz im Verhältnis zu höherfrequenten Bereichen zwischen 1600-4500 Hz.	14,12
Messungen des Stimm-Tremors			
FTRI	%	F0-Tremor-Intensitäts-Tremor gibt das Verhältnis zwischen F0-Tremor und Gesamtfrequenz an	0,95
ATRI	%	Amplituden-Tremor-Intensitäts-Index als Maß für das Verhältnis zwischen Amplituden-Tremor und Gesamtamplitude	4,37
Fftr	Hz	F0-Tremor-Frequenz	keine Angabe
Fatr	Hz	F0-Tremor-Amplitude	keine Angabe

Akustische Analyse von dysphonen Stimmen

Das MDVP kann sowohl zur Analyse von Sing- als auch Sprechstimmabschnitten verwendet werden. Die Messergebnisse können in Form eines Messprotokolls oder aber in Form eines multidimensionalen Diagramms dargestellt werden. Im Messprotokoll werden zusätzlich zu den in *Tabelle 26* angegebenen Parametern die durchschnittliche Grundfrequenz (F0), die durchschnittliche Periodendauer (T0), die geringste und höchste Frequenz (F_{lo} bzw. F_{hi}), die Standardabweichung der Grundfrequenz (STD), der Tonhöhenumfang in Halbtönen (PFR) und die Länge des analysierten Stimmsignals aufgelistet.

In der Grafik sind grün die Normalwerte und rot pathologische Abweichungen dargestellt *(Abbildung 59)*.

Abb. 59: MDVP-Messergebnis einer geringgradig rauen und mittelgradig behauchten Stimme bei Rekurrensparese: der grün markierte Bereich kennzeichnet die Grenze der Normalbereiche, die darüber hinaus reichenden Werte (rot) liegen im pathologischen Bereich

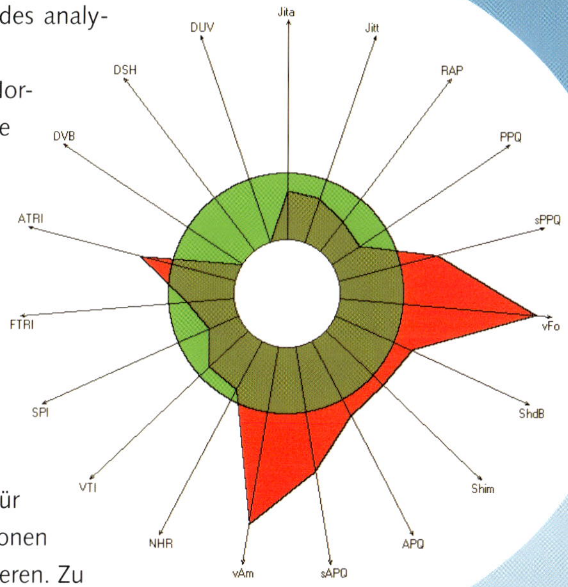

Kritische Betrachtungen für den klinischen Einsatz

Trotz umfangreicher Studien ist es bisher nicht gelungen, verlässliche Normwerte als Richtwerte für die Abgrenzung zwischen euphonen und dysphonen Stimmen zu definieren. Zu stark unterliegen die akustischen Parameter dem Einfluss von Intensität, Frequenz, Geschlecht und Vibrato. Noch immer besteht beispielsweise Uneinigkeit über Korrelationen zwischen Jitter und Grundfrequenz. Demnach scheinen geringe Jitter-Werte bei Grundfrequenzanstieg aufzutreten [90]. Während einige Autoren bei Frauen höhere Jitter-Werte als bei Männern feststellten [133], beobachteten *Ludlow* et al. genau das Gegenteil [80]. Eigene Erfahrungen zeigen, dass akustische Stimmklanganalysen bei klassischen Sängern nur begrenzt eingesetzt werden können, da das für klassische Sänger typische Vibrato falsche Irregularitätswerte liefert.

Computergestützte Stimmklanganalysen

> **Mit alleiniger Verwendung akustischer Stimmklangparameter ist es bis heute nicht möglich, Stimmstörungen exakt zu diagnostizieren.**

Darüber hinaus ist die Verwendung akustischer Parameter bei hochgradig gestörten Stimmen nicht möglich. Ist die Erkennung periodischer Grundschwingungen aufgrund aperiodischer Geräuschanteile mit Hilfe mathematischer Algorithmen gestört, resultieren daraus falsche Berechnungen.

Da bei euphonen Stimmen gelegentlich hohe Irregularitätswerte auftreten, ist die Bedeutung akustischer Stimmklangparameter zur Erkennung organische Larynxveränderungen in Frage zu stellen.

Spektralanalysen der Stimme

Eine der wichtigsten Methoden zur akustischen Analyse von Sprachschall ist die Spektralanalyse bzw. Fourier-Analyse, d.h. die Zerlegung eines komplexen Sprachschallsignals in seine Frequenzbestandteile. Die Spektralanalyse ermöglicht mit Hilfe mathematischer Berechnungen die Zerlegung des Stimmschalls in seine Teiltöne und Geräuschkomponenten z.B. zur objektiven Heiserkeitsanalyse.

Die wichtigsten Parameter eines Sprachsignals sind Tonhöhe/Frequenz und Intensität/Amplitude im Zeitverlauf. Ein akustisches Signal kann nicht nur als reine Amplitudenregistrierung über die Zeit als Oszillogramm (Kapitel 16.2.), sondern auch als Frequenzanalyse im Sinne eines *Kurzzeitspektrums* oder aber durch Aneinanderreihung verschiedener Kurzzeitspektren als Frequenzanalyse über die Zeit als *Spektrogramm* dargestellt werden.

Fast-Fourier Transformation (FFT) als mathematische Grundlage der Spektralanalyse

So wie man weißes Licht mit Hilfe eines Prismas in seine einzelnen Spektralfarben zerlegen kann, kann man den Stimmschall mit Hilfe der *Fourier-Transformation* (synonym *Fourier-Analyse*) in seine Komponenten zerlegen. Nach Fourier lässt sich

Spektralanalysen der Stimme

jede periodische Schwingung als Summe von harmonischen, sinusförmigen Schwingungen darstellen. Daraus resultiert ein Frequenzspektrum.

Die Fourier-Analyse einer einzelnen Sinusschwingung ergibt im Spektrum eine Linie (Peak). Die Fourier-Analyse einer periodischen Schwingung (Klang) liefert meist ein *Linienspektrum* (Überlagerung der Sinusschwingungen von Grund- und Obertönen), die eines aperiodischen Signals (Rauschen) ergibt dagegen ein *kontinuierliches Spektrum*.

Im Gegensatz zur Fourier-Analyse beschreibt die *Fourier-Synthese* die Zusammensetzung eines Signals aus Sinusschwingungen.

Da die Fourier-Analyse sehr langsam ist, wurde ein schnellerer Algorithmus (Fast Fourier Analyse, FFT) entwickelt. Wie bei anderen Kurzzeitanalysen können Größe und Typ des Analysefensters bestimmt werden. Mit Hilfe der FFT erhält man ein **Frequenzspektrum** und bei Verwendung einer logarithmierten y-Achse ein logarithmiertes **Leistungsspektrum**; dieses stellt die Pegelverteilung über die gesamte Frequenzskala für alle (gegen unendlich gehenden) und nicht einzeln angebbaren Teilschwingungen dar.

Vom Spektrum zum Spektrogramm

Das Spektrum eines Stimmsignals stellt die Frequenzzusammensetzung zu einem Zeitpunkt bzw. über ein Analysefenster definierter Länge dar. Mit der Größe des Analysefensters wird der Signalabschnitt festgelegt, der dem FFT-Algorithmus für die Analyse zur Verfügung steht. Wird der Abschnitt relativ groß gewählt, erhält der Algorithmus verhältnismäßig viele Informationen über den Signalverlauf. Allerdings vermischen sich alle Details zu einem „großen Ganzen": artikulatorische Veränderungen gehen in dem entstehenden „Durchschnittsspektrum" unter. Um bedeutsame dynamische Veränderungen in der akustischen Phonetik zu berücksichtigen, müssen eher kurze Signalabschnitte analysiert werden, d.h.

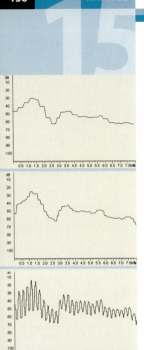

Abb. 60: Spektren (FFT-Analysen) desselben Stimmsignals (Vokal /a:/) mit unterschiedlichen Analysefenstern (oben=128 Punkte, Mitte=256 Punkte und unten=1024 Punkte)

das Analysefenster muss klein gewählt werden. Damit stehen dem FFT-Algorithmus jedoch weniger Analysepunkte zur Verfügung.

Die zeitliche Auflösung wird zwar feiner, die Frequenzauflösung jedoch gröber („*Schmalband-*" bzw. „*Breitbandspektrum*"). Die Größe des Analysefensters wird mit der Anzahl der Abtastpunkte definiert: feine Frequenzauflösung mit einem 1024-Punkte-Fenster; dagegen eine gute Zeitauflösung mit einem 128-Punkte-Fenster.

Das Spektrum in statistischer Darstellungsform enthält keine Information über den Zeitverlauf. Veränderungen im Signal innerhalb des Analysefensters können erst erfasst werden, wenn man mehrere Spektren hintereinander erzeugt. Das Analysefenster wird dabei sukzessive auf der Zeitachse nach rechts verschoben. Um die drei Dimensionen (x=Zeit, y=Frequenz und z=Amplitude) zweidimensional (x, y) darstellen zu können, werden die Amplitudenwerte in Grauwerte codiert (3. Dimension). Geringe Amplituden werden durch helle Grautöne und hohe Amplituden durch dunkle gekennzeichnet. Anschließend wird das Spektrum um 90° gedreht, so dass auf der y-Achse die Frequenzen und auf der x-Achse die Zeit abgetragen werden. Erfolgen nun die Berechnungen des Leistungsspektrums für nachfolgende Signalabschnitte, so können die **Graustufenspektren** *(Abbildung 61)* auf der Zeitachse aneinandergereiht werden. Energiedichte Frequenzbereiche werden durch dunkle Streifen charakterisiert. Alternativ zu den Graustufenspektren finden **Farbspektren** Anwendung.

Viele Langzeitspektren werden über die Aneinanderreihung von Kurzzeitspektren ermittelt, wobei sich die Kurzzeitanalysen jeweils auf sehr kurze Signalabschnitte beziehen.

Sprachschallanalyse (Sonagraphie)

Spektrogramme des Sprachschalls werden auch als „**Sonagramme**" bezeichnet.

Spektralanalysen der Stimme

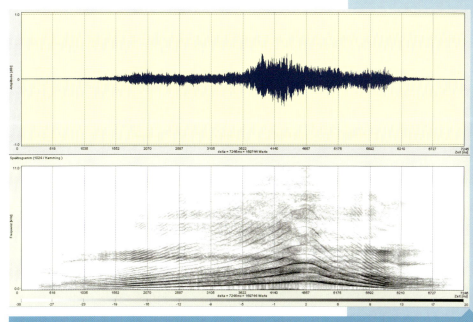

Abb. 61: Spektrale Darstellung (im unteren Fenster) eines Glissandos auf dem Vokal /a:/ (Oszillogramm im oberen Bild): entsprechend der an- und absteigenden Grundfrequenz (im unteren Bild untere schwarze Linie) nehmen die Abstände zwischen den Obertönen zu oder ab. Die Vokalformanten lassen sich als frequenzunabhängige dunkelgraue Bänder erkennen.

Sonagramme *(Abbildung 62)* sind die Grundlage von Spracherkennungssysteme, die es in Zukunft Computern erlauben, gesprochene Sprache in Zeichenfolgen zu verwandeln und zu verarbeiten. Während ein Mensch 150 bis 250 Wörter pro Minute sprechen kann, tippt eine geübte Schreibkraft durchschnittlich 100 Wörter in der Minute. Um Zeit zu sparen, konzentriert sich die Spracherkennungsforschung in vielen Berufszweigen auf Optimierung der Spracherkennungssysteme. Spektralanalytische Darstellungen des Sprachschalls finden darüber hinaus in Bereichen wie Telekommunikation, Sprachtechnologie, Stimmphysiologie, Linguistik und Kriminalistik Anwendung.

Bei spektraler Darstellung fortlaufender Sprache lassen sich stark vereinfacht vier Grundschallformen unterscheiden:

■ **Explosionsschall (Transiente):** Entstehung bei Sprengung eines oralen oder glottalen Verschlusses infolge eines Über-

SONAGRAMM

Das Sonagramm stellt das Sprachsignal in drei akustischen Dimensionen dar:

■ **Zeit:** in Millisekunden (ms), perzeptiv als Dauer wahrgenommen, wird auf der x-Achse von links nach rechts gelesen.

■ **Frequenz:** in Hertz (Hz), perzeptiv als Tonhöhe wahrgenommen, wird auf der y-Achse von unten nach oben gelesen.

■ **Energie** (bzw. Intensität) des Signals: perzeptiv als Lautstärke bzw. Intensität wahrgenommen, wird auf der gedachten z-Achse des Sonagramms am Grad der Schwärzung bzw Färbung abgelesen.

KAPITEL 15 — Computergestützte Stimmklanganalysen

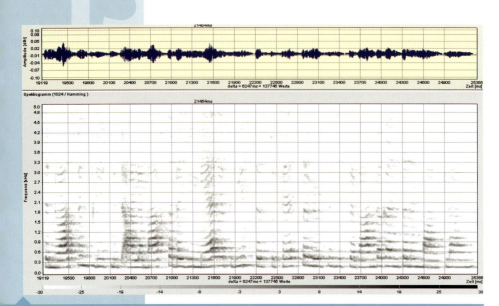

Abb. 62a: Sonagramm für den Testsatz „Der Nordwind blies mit aller Macht, aber je mehr er blies, desto fester hüllte sich der Wanderer in seinen Mantel ein.", vorgetragen von einer 22jährige Patientin mit funktioneller Dysphonie.
Die Patientin liest den Satz ohne Berücksichtigung von Satzzeichen und Atempausen, dementsprechend zieht sich die Grundfrequenz ohne Unterbrechungen durch

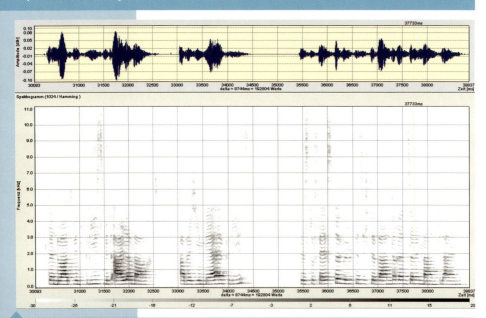

Abb. 62 b: Die gleiche Patientin mit dem Testsatz wie in Abbildung a) mit Atempausen: stimmlose Abschnitte (fehlende harmonische Strukturen im Spektrogramm) sind gut erkennbar, zusätzlich weniger Nebengeräusche im Stimmklang mit deutlichen Harmonischen und Formanten.

drucks, für alle Arten von Verschlusslauten (Plosive, Clicks, Implosive, Ejektive) charakteristisch.

■ **Frikationsrauschen:** Turbulenzen beim Durchströmen von Luft durch Engebildungen, für alle Frikative und unmittelbar nach Verschlusslösung von Plosiven charakteristisch.

■ **Klang:** stimmhafte Phonation bei allen Vokalen, Approximanten und Nasalen, aber auch bei stimmhaften Frikativen (dann zusätzliches Frikationsrauschen)

■ **„stummer Schall":** Signalamplitude nahe Null, d.h. ohne hörbaren Nutzschall, typisch bei stimmlosen Verschlusslauten während der Verschlussphase mit nachfolgendem Explosionsschall.

Konsonanten können durch ihren Zeitverlauf, das Auftreten von Pausen und den überdeckten Spektralbereich ansatzweise klassifiziert werden. Stimmhafte und stimmlose Konsonanten lassen sich durch die sog. Voice-Onset-Time (Stimmansatzzeit) unterscheiden. Sie kennzeichnet jene Zeit, die zwischen Verschlusslösung und Phonationsbeginn vergeht; bei stimmlosen Plosiven ist sie relativ lang (40–100 ms), bei stimmhaften Plosiven dagegen sehr kurz.

Nasale sind im Spektrum durch ihre Eigenschaften als Halbvokale gekennzeichnet, sie besitzen eine geringere Energie als reine Vokale. Ihre Spektren zeigen eine harmonische Struktur. Durch Filterung im Ansatzrohr resultieren zwar auch Energiemaxima im Spektrum, jedoch ist die Lage dieser Nasalformanten deutlich variabler. Der erste Nasalformant liegt im Bereich der Eigenfrequenz des Nasenhohlraums (ca. 200–250 Hz), d.h. bei einem Sprecher ist dieser relativ konstant. Die Lage des zweiten Nasalformanten ist abhängig von der Position des oralen Verschlusses (labial=1 000–1 200 Hz; alveolar=ca.1 500 Hz; velar=ca. 2 300 Hz).

Approximanten zeigen häufig ausgeprägte Bewegungen der Formanten, während *Vibranten* eher durch geringfrequente Amplitudenmodulationen charakterisiert sind.

Frikative sind im Spektrum durch breitbandiges Rauschen erkennbar, allerdings lassen sich verschiedene Frikative hin-

KAPITEL 15

Computergestützte Stimmklanganalysen

> Die Harmonischen sind im Sonagramm als schmale „Linien/Bänder" zu erkennen, die grundsätzlich parallel verlaufen und deren Abstand bei konstanter Grundfreqeunz gleich groß ist. Die Obertöne sollten aber auf keinen Fall mit den Formanten verwechselt werden. Im Frequenzbereich der Formanten sind die Harmonischen durch ihren hohen Schwärzungsgrad besonders gut zu erkennen.

sichtlich ihrer Energieverteilung unterscheiden. Stimmhafte Frikative zeigen gleiche Rauschspektren wie ihre stimmlosen Verwandten, oft lässt sich eine Grundfrequenz erkennen.

Plosive können aus bis zu vier Phasen bestehen, die im Spektrogramm erkennbar sind:

■ **Verschlussphase:** bei stimmlosen Plosiven als stummer Schall gekennzeichnet; bei stimmhaften Plosiven entweder stummer Schall oder kurzzeitig periodische Schwingungen geringer Intensität

■ **Verschlusslösung/Plosion:** impulsartige, rasch ansteigende und wieder abfallende Amplitudenveränderung

■ **Affrikation:** sehr kurze Phase unmittelbar nach Verschlusslösung entstehende Verengung an der Artikulationsstelle des Plosivs

■ **Aspiration:** stimmlose Plosive sind im Deutschen aspiriert, in dieser Phase keine Verengung mehr, sondern Einstellung für die nachfolgende Vokalproduktion

Vokale sind im Spektrum durch ihre harmonische Struktur gut erkennbar *(Abbildung 63)*. Grundfrequenz und harmonische Obertöne sind als Linienspektrum darstellbar. Für die Vokalqualität ist die Verteilung lokaler Energiemaxima und -minima (Formanten und Antiformanten) im Spektrum, d.h. ihre Formantstruktur (Seite 36) entscheidend.

> Abb. 63: Spektrale Darstellung der Vokale /a:/, /e:/, /i:/, /o:/ und /u:/, phoniert von einem 61-jährigen Patienten (R1 B0 H1): es lassen sich deutlich die in unterschiedlichen Frequenzbereichen gelegenen Formanten erkennen

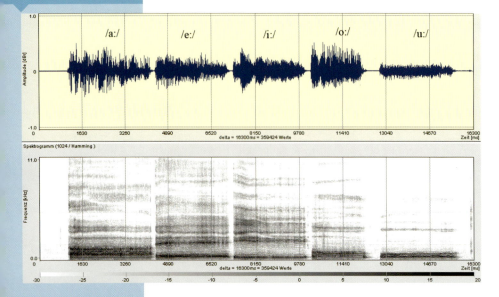

Das Lesen von Spektrogrammen

Die Lautklassen lassen sich in einem Spektrogramm in der Regel gut identifizieren. Für den geübten Leser sind nicht nur Lautklassen, sondern sogar einzelne Laute identifizierbar.

Vokale zeigen eine harmonische Struktur mit schmalen horizontalen Balken (Harmonische, Formanten), Frikative erkennt man an einer breitbandigen Graufärbung ohne deutliche horizontale Strukturierung; Plosive lassen sich meist anhand ihrer Transitionen (Verschluss, Plosion, Affrikation und Aspiration) unterscheiden.

Das Wissen, dass artikulatorische Prozesse nie abrupt, sondern immer kontinuierlich ablaufen, ist eine wichtige Voraussetzung für das erfolgreiche Lesen von Sonagrammen. Es werden keine Einzellaute produziert, sondern ein Lautstrom, in dem Laute koartikulatorisch miteinander verbunden sind. Dabei können die Übergangsphasen sonagraphisch den Hauptbestandteil des Lautes ausmachen. Auch kann ein Laut, in unterschiedlichen Lautkontexten oder von verschiedenen Sprechern produziert, immer wieder etwas anders aussehen.

Linear Predictive Coding (LPC)

Neben der FFT bieten manche Rechnersysteme das LPC (deutsch: lineare prädiktive Kodierung) als weiteres Verfahren zur Formantanalyse. Das LPC verwendet ein einfaches Modell, bei dem die Stimmlippen durch Signalgeneratoren und die Ansatzräume durch ein System linearer Filter ersetzt wird. Während mit der FFT die Harmonischen eines Stimmsignals analysiert werden können, zeigt die LPC eine umhüllende Kurve, die idealerweise die Formanten in einem logarithmierten Frequenzspektrum berechnet *(Abbildung 64)*. Ist die Identifikation der Formanten gelegentlich im FFT-Spektrum schwierig, können sie im LPC-Spektrum leicht bestimmt werden. Liegen die Formanten sehr eng beieinander, wie z.B. F1 und F2 in den Vokalen /u:/ und /a:/, können Schwierigkeiten bei ihrer Abgrenzung auftreten.

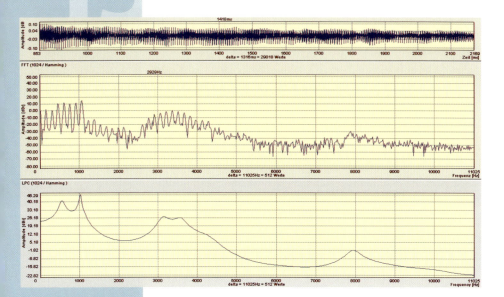

Abb. 64: Vergleich von FFT (mittleres Fenster) und LPC (unteres Fenster) für Vokal /a:/ (Oszillogramm im oberen Fenster) mit 1024-Punkte-Analyse

Cepstrum-Analysen

Die Cepstrumanalyse erlaubt die Trennung zwischen glottischer Anregungs- und Filterfunktion des Vokaltraktes. Das Stimmsignal, bedingt durch pulsförmige glottische Anregungen und Nachschwingungen im Vokaltrakt, wird spektralanalytisch in seine Obertöne und Formantstruktur zerlegt. Eine weitere Fouriertransformation des logarithmierten Spektrums ergibt das so genannte „Cepstrum".

Die Langzeit-Spektralanalyse: Long Term Average Spectrum (LTAS)

Die LTAS wurde 1967 von *Sedlacek* als Summations-Spektrographie eingeführt.

Sie basiert auf Berechnung des „Power Spectrum" mit Hilfe der Fast Fourier Transformation, allerdings wird ein relativ langes Signal analysiert. Nach Sprechvorgängen, die länger als 1 min dauern, ändert sich das Langzeitspektrum nicht mehr wesentlich Vorteil ist die Unabhängigkeit von periodischen Stimmklängen. Es kann auch im Falle hochgradig heiserer Stimmen mit aperiodischen Klanganteilen berechnet werden. *Hartmann* und von *Cramon* wiesen bereits 1984 daraufhin, dass der Anteil spektraler Energie oberhalb 5000 Hz von diagnostischer Relevanz für hörbare behauchte Stimmklanganteile ist [47].

Die LTAS wird im Hinblick auf die limitierte Einsetzbarkeit von Periodizitätsanalysen bei hochgradig heiseren Stimmen als geeignete Alternative angesehen [143]. Obwohl immer wieder betont wurde, dass sie wesentliche Bedeutung für die Diagnostik gestörter Stimmen hat [65, 84], ist die akustische Quantifizierung eher problematisch.

Auf der Suche nach quantitativer Beschreibung pathologischer bzw. gut tragfähiger Stimmen wurde die **Spektrumbilanz** α eingeführt, der dem Quotienten aus spektralen Energieanteilen ober- und unterhalb von 1 kHz entspricht [42].

Nach *Hammerberg* sollten stimmlose Signale aus der LTAS ausgeschlossen werden [47], um nur Geräuschbeimengungen bei stimmhafter Phonation zu erfassen.

Spektrographische Objektivierung nichtharmonischer Stimmklanganteile in heiseren Stimmen

Heiserkeit kann man nicht nur mit Periodizitätsanalysen, sondern auch mit Hilfe der Spektrographie objektivieren. Dysphone Stimmen fallen insbesondere durch Geräuschbeimengungen in stimmhaften Lauten auf. Diese Geräuschanteile stören die harmonische Teiltonstruktur der Vokale. Die aperiodischen Signalanteile sind als Rauschbänder zwischen den Harmonischen erkennbar *(Abbildung 65)*. Bei stark heiseren Stimmen lässt sich die Teiltonstruktur nicht mehr identifizieren, im Gegensatz dazu bleibt aber die Formantstruktur erhalten.

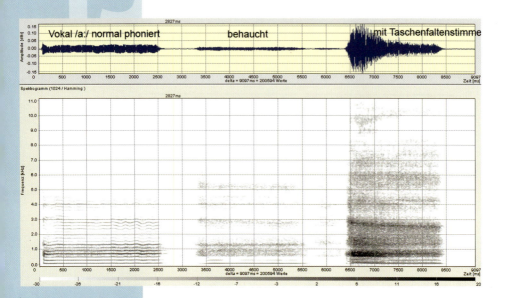

Abb. 65: Spektrale Darstellungen des Vokal /a:/: euphon mit harmonischer Struktur (links), behaucht (Mitte) und rau durch Taschenfalteneinsatz (rechts)

TABELLE 27

Prosodische Merkmale und ihre akustische Beschreibung

Objektivierung prosodischer Merkmale

Prosodische Merkmale (Kapitel 15.5.) sind im physikalischen Signal nicht direkt segmentierbar, sondern erst durch Vergleiche mit vorangegangenen und/oder nachfolgenden Teilen des Signals nachweisbar. Sind sie in der Regel leicht perzeptiv-auditiv zu erfassen, lassen sich einige von ihnen akustisch objektivieren *(Tabelle 27)*.

Tonhöhe	Grundfrequenz
Sprechmelodie	Grundfrequenzverlauf (Intonation)
Lautstärke	Schalldruckpegel, Signalenergie
Stimmklang / -qualität (Farbe, Timbre)	Spektralanalyse
subjektive Sprechdauer	zeitliche Bestimmung
Sprechtempo	Laut- und Pausendauer, Silben pro Sekunde
Rhythmus	Messung von Zeitrelationen

Objektivierung prosodischer Merkmale

Grundfrequenzbestimmung und deren Verlauf während des Sprechvorganges

Während des Sprechvorganges ist eine auf- und absteigende Sprechmelodie typisch, deren Grundfrequenz (y-Achse) zu jedem Zeitpunkt berechnet und in ihrem Verlauf (Intonation) als Funktion der Zeit (x-Achse) graphisch dargestellt werden kann *(Abbildung 66)*.

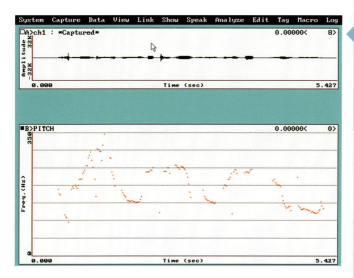

Abb. 66: Grundfrequenzbewegungen (Sprechmelodie) beim Sprechen des Satzes „Ich liebe Schokoladenpudding mit Schlagobers und Streussel" (weibliche Probandin), aufgezeichnet mit dem Programm CSL/Kay Elemetrics

Aus den Grundfrequenzverläufen lassen sich zusätzlich Akzente (Betonungen als Anstieg der Grundfrequenz) und Phrasierungen ablesen.

Der Akzent im engeren Sinne beschreibt Hervorhebungen auf Wort- und Satzebene. Dies ist durch Erhöhungen von Periodenfrequenz (Sprechmelodie) und/oder Schalldruckpegel möglich. Mit Computertechnik gelingt es, die melodische Variabilität zwischen tiefster und höchster Frequenz (melodischer Akzent) und zwischen geringstem und höchstem Schalldruckpegel (dynamischer Akzent) zu bestimmen *(Abbildung 67)*. Während Sprechstimmfeldmessungen die Absolutwerte für einen Sprechvorgang oder Textvortrag angeben, sind darüber hinaus rechnergestützte Berechnungen beider Parameter im Zeitverlauf möglich.

> **Grundfrequenzverläufe müssen mit Vorsicht interpretiert werden, da Fehler im Berechnungsmodus zu unsinnigen Extremwerten oder abrupten Sprüngen führen können (z.B. bei diplophonen Stimmen).**

Auch Änderungen in der spektralen Zusammensetzung (z.B. Vokalqualität, Betonung von Vokalen) können als Akzente vom menschlichen Ohr wahrgenommen werden; ihre Objektivierung gelingt jedoch mit technischen Hilfsmitteln nur schwer.

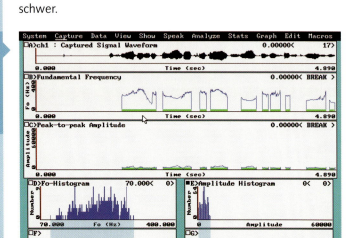

Abb. 67: Bestimmung von Sprechmelodie sowie melodischem und dynamischem Akzent für den Testsatz „Ich liebe Schokoladenpudding mit Schlagobers und Streussel."

Die Beurteilung des *Sprechtempos* ist objektiv durch Messungen der Laut- und Pausendauer möglich. Häufiger wird jedoch in der klinischen Praxis die Bestimmung der *Silbenanzahl pro Sekunde* verwendet. Am besten bestimmt man diese mit einem Standardtext, z.B. „Nordwind und Sonne" (Anhang 2), die Lesezeit stoppt und anschließend die Silbenanzahl pro Sekunde berechnet.

KAPITEL 16
MULTIPARAMETRISCHE INDEXBILDUNG ZUR BESCHREIBUNG VON STIMMQUALITÄT UND -QUANTITÄT

Es wurde immer wieder versucht, aus der Vielzahl der Untersuchungsparameter diejenigen herauszuarbeiten, die für die Abgrenzung von euphonen und dysphonen Stimmen sowie für den Schweregrad einer Stimmstörung maßgeblich wären.

Dabei konzentrierte man sich darauf, möglichst repräsentative Parameter aus verschiedenen Untersuchungen zu einem Index zusammenzufassen.

Zwei der national und international anerkannten Indices sollen nachfolgend vorgestellt werden.

Dysphonia Severity Index (DSI) nach *Wuyts* et al.

Der von *Wuyts* und Mitarbeitern nach multivariaten Merkmalstestungen an 387 Patienten eingeführte DSI, soll die Stimmqualität eines Patienten unter Verwendung von vier Parametern objektiv wiedergeben [155]:

- höchste im Stimmfeld erreichte Frequenz (F0-high in Hz)
- geringster im Stimmfeld erreichter Schalldruckpegel/Intensität (I-low in dB)
- maximale Tonhaltedauer/Phonationszeit auf /a:/ (MPT in s)
- Jitter (in %)

Diese apparativ gemessenen Parameter gehen nicht mit gleicher Gewichtung in die Berechnung ein:

$$DSI = 0{,}13 \times MPT + 0{,}0053 \times F0\text{-high} - 0{,}26 \times I\text{-low} - 1{,}18 \times Jitter\ (\%)$$

Subjektive Einschätzungen durch den Probanden/Patienten selbst bleiben im DSI unberücksichtigt.

Die Werte sollen zwischen +5 und –5 liegen, wobei der Wert +5 eine gesunde Stimmqualität signalisiert, der Wert –5 eine hochgradig gestörte Stimme. Eigene Erfahrungen mit diesem Index haben jedoch gezeigt, dass der Wert auch außerhalb des von den Autoren vorgegebenen Bereiches liegen kann.

Dysphonie-Index nach *Friedrich*

Der 1998 von *Friedrich* erstellte Dysphonie-Index beruht auf Basis internationaler Literatur und klinischer Erfahrungen.

Er wird errechnet aus den Merkmalen „Heiserkeit" (auditive Stimmklangbeurteilung), *(Tabelle 28)* „Stimmumfang der Singstimme" (Stimmfeldmessung), „Stimmdynamik" (Stimmfeldmessung), „Tonhaltedauer auf /a:/" und „Grad der kommunikativen Beeinträchtigung" [36].

Dabei bezieht sich die Beurteilung des **Heiserkeitsgrades** auf die RBH-Klassifikation mit 0) nicht vorhanden, 1) gering vorhanden, 2) mittelgradig und 3) hochgradig vorhanden. Die Angabe des **Stimmumfangs** (Tonhöhenumfang) erfolgt in Halbtönen (HT). Die **Stimmdynamik** wird in Dezibel (dB/A) als Differenz zwischen leisest und lautest möglichen Ton angegeben. Die **Tonhalterdauer** wird für den ausgehaltenen Vokal /a:/ in Sekunden (s) gemessen. Die Bewertung der **kommunikativen Beeinträchtigung** erfolgt analog zur RBH-Klassifikation auf einer dreistufigen Skala:

- 0 = keine kommunikative Beeinträchtigung
- 1 = keine Beeinträchtigung in der alltäglichen sozialen Kommunikation; geringe Einschränkung bei verstärkter Stimmbelastung bzw. erhöhter Stimmanforderung
- 2 = geringe Beeinträchtigung in der alltäglichen sozialen Kommunikation; starke Einschränkung bei verstärkter Stimmbelastung bzw. erhöhter Stimmanforderung, Stimme nicht belastbar
- 3 = starke Einschränkung auch in der alltäglichen Kommunikation, Sozialkontakte beeinträchtigt

Den Dysphonie-Index erhält man, indem die Summe der erreichten Punkte durch 5 geteilt wird *(Tabelle 28)*. Je höher der Index-Wert, desto stärker ausgeprägt ist die Stimmstörung.

TABELLE 28

Dysphonie-Index nach *Friedrich*: Parameter und Grenzwerte

		0 Punkte	1 Punkt	2 Punkte	3 Punkte
Heiserkeit:	Index	0	1	2	3
Stimmumfang:	HT	>24	24–18	17–12	<12
Stimmdynamik:	dB(A)	>45	45–35	34–25	<25
Tonhaltedauer	s	>15	15–11	10–7	<7
Kommunikative Beeinträchtigung:	Index	0	1	2	3
Dysphonie-Index ($\Sigma/5$)					

SELBSTEINSCHÄTZUNG DER STIMMLICHEN SITUATION DURCH DEN PATIENTEN

Für die Diagnostik von Stimmstörungen und deren Therapie ist nicht nur der Untersuchungsbefund, sondern auch das Stimmstörungsbewusstsein des Patienten entscheidend. Nicht selten gehen minimale funktionelle oder organische Auffälligkeiten mit einem hohen Leidensdruck einher. Andereseits haben oft Patienten trotz ausgeprägter organischer Befunde nur geringe subjektive stimmliche Einbußen. Für die Therapieplanung sollte daher die subjektive Evaluation der jeweiligen stimmlichen Situation durch den Patienten mitberücksichtigt werden. Sie ist auch Bestandteil des Basisprotokolls der European Laryngological Society (Kapitel 8, Seite 59).

Natürlich sind in der Anamneseerhebung offene Fragen gebräuchlich, die der Patient beantworten kann. Für semiquantitative Einschätzungen, interindividuelle Vergleiche und Therapieverlaufsbeuteilungen eignen sich besser visuelle Analogskalen und standardisierte Fragebögen.

Selbsteinschätzungen erfassen auch die intrapsychische, kommunikative und soziale Komponenten einer Stimmstörung.

Visuelle Analogskalen

Visuelle Analogskalen sind in der Regel 100 mm lang und beschreiben an ihren Eckpunkten für ein Merkmal die jeweils gegenläufig möglichen Beschreibungsvarianten.
z.B. Ich bin mit meiner Stimme derzeit zufrieden:

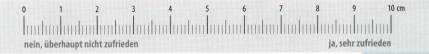

Der Patient trägt auf dieser Skala seine Einschätzung ein. Der Wert liegt zwischen 0 und 100 mm und kann mit einem Lineal leicht abgelesen werden.

Voice Handicap Index (VHI)

Dieses Fragebogeninventar wurde 1997 von *Jacobson* et al. für den amerikanischen Sprachraum eingeführt [59]. Der VHI enthält 30 Aussagen bzw. Fragestellungen (Items) zur Erfassung der stimmlichen Einschränkung, die der Patient auf einer Skala von 0 bis 4 beantworten soll. Die Fragen können mit den Abstufungen (0) nie, (1) fast nie, (2) manchmal, (3) fast immer und (4) immer beantwortet werden.

Die 30 Items werden in 3 Bereiche (Subskalen) mit je 10 Items unterteilt: funktionelle, physische und emotionale Aspekte der Stimmstörung.

Bei Beantwortung aller Fragen mit dem größten Schweregrad (4), kann eine Höchstpunktzahl von 120 erreicht werden.

Der VHI kann in seiner deutschen Übersetzung (VHI-D) als diagnostisches Instrumentarium eingesetzt werden (siehe Anhang 2), indem der Patient zuverlässig Auskunft über seine stimmliche Situation gibt. Eine entsprechende Validierung wurde mit statistischen Methoden von *Nawka* et al. vorgenommen [88].

Voice-related Quality of Life (V-RQOL)

Zur Selbsteinschätzung der stimmlichen Situation wurde von *Hogikyan* und *Sethuraman* der V-RQOL entwickelt [53].

Unter Verwendung von 10 Items wird auf einer fünfstufigen Bewertungsskala die stimmbezogene (voice-related) Lebensqualität (quality of life) errechnet. Je höher der Wert, desto besser ist die Stimme.

KAPITEL 18: STIMMDIAGNOSTIK IN DER KLINISCHEN PRAXIS

Die folgenden Kapitel konzentrieren sich auf ausgewählte Ursachen für Stimmstörungen und deren typische stimmdiagnostischen Befunde. Es werden praxisorientierte phoniatrisch-logopädische Befunderhebungen vorgestellt.

Die Ursachen des **Leitsymptoms Heiserkeit** sind allerdings auch für einen erfahrenen Untersucher nicht immer eindeutig und leicht zu erkennen. Die medizinische Diagnose einer Stimmstörung wird oft visuell gestellt und basiert im Wesentlichen auf laryngoskopischen und stroboskopischen Untersuchungen. Trotz rasanter Fortschritte in der Computertechnologie ist die diagnostische Wertigkeit akustischer Stimmklanganalysen noch immer begrenzt. Auditive Stimmklangbeurteilungen und akustische Messungen ergänzen und sichern vielmehr die Diagnose bzw. helfen, ihren Schweregrad einzuschätzen.

Unvollständige Anamnese- und Befunderhebungen bzw. Fehlinterpretationen führen zu falschen Diagnosestellungen und inadäquaten Therapieentscheidungen.

Im Folgenden sollen typische Befunde anhand der in der klinischen Routine häufig verwendeten Parameter beurteilt und diskutiert werden:

- Laryngoskopie und Stroboskopie
- auditive Stimmklangbeurteilung
- maximale Tonhaltedauer, Phonationsquotient, s/z-Ratio
- Stimmfeldmessung
- akustische Stimmklanganalysen

KLINISCHE BEISPIELE ORGANISCHER DYSPHONIEN

Akute Laryngitis

Die akute Kehlkopfentzündung (Laryngitis) wird häufig viral verursacht. Bakterielle Infektionen entstehen meist durch Hämophilus influenzae, Chlamydia pneumoniae, Moraxella catarrhalis oder Streptococcus pneumoniae.

Sie treten überwiegend bei allgemeinen Erkältungskrankheiten des oberen Respirationstraktes auf. Der Kehlkopf ist dabei nicht Hauptmanifestationsort von Atemwegserkrankungen, da sich die Mehrzahl von Krankheitserregern bereits in Nase und Rachen absetzen. Kommt es zu einer akuten Entzündung der Stimmlippen, geht diese mit erheblichen stimmlichen Beschwerden einher. Nachweislich kann die Ausheilung der entzündlichen Veränderungen nicht durch antibiotische Therapien beschleunigt werden [102, 132].

Neben viralen oder bakteriellen Infektionen können auch inhalative Reizstoffe sowie stimmliche Überanstrengung zu „mechanisch" bedingten Kehlkopfentzündungen führen.

Laryngoskopie und Stroboskopie

Die Stimmlippen sind gerötet und verdickt, zum Teil finden sich Vasektasien oder auch exsudative Auflagerungen. Durch die entzündliche Schwellung nehmen sowohl Stimmlippenmasse als auch Gewebesteifigkeit zu, wodurch die Schwingungsfähigkeit der Stimmlippen eingeschränkt wird. Gelegentlich finden sich Schleimansammlungen, die die Schwingungsfähigkeit zusätzlich behindern und die Entzündung unterhalten *(Abbildung 68)*. Der Anblasedruck („Phonation Treshold Pressure") nimmt zu, um die steifen und schweren Stimmlippen zur Schwingung anzuregen [89].

Stroboskopisch können Aperiodizitäten und Schwingungsirregularitäten beobachtet werden, d.h. der normalerweise regulär ablaufende Schwingungsvorgang ist meist beeinträchtigt. Die Schwingungsamplituden sind verkürzt und die Randkantenverschieblichkeit vermindert, teilweise sogar auf-

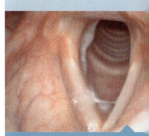

Abb. 68: Akute Laryngitis bei respiratorischem Infekt: Stimmlippen teilweise gerötet, reichlich Schleimansammlung im subglottischen Raum

Klinische Beispiele organischer Dysphonien

gehoben. Es wurde eine Verlängerung der Offenzeit bei Verkürzung der Schlussphase beobachtet [89].

Bei hochgradig heiseren oder aphonen Stimmen ist stroboskopisch eine Schwingungsbeurteilung nicht möglich.

Auditive Stimmklangbeurteilung

Bei akuter Laryngitis ist die Stimme zum Teil hochgradig heiser bis aphon und bereitet dem Sprecher große Probleme. Die Heiserkeit wird v.a. durch raue Komponenten als Folge aperiodischer Stimmklanganteile und möglicherweise durch Schleimauflagerungen verursacht *(Abbildung 69)*.

Die Stimmlippensteifigkeit und die auftretenden Unregelmäßigkeiten im Stimmlippenschluss führen zusätzlich zu einer behauchten Komponente im Stimmklang.

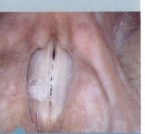

Abb. 69: Bei Phonation behindert der Schleim die Stimmlippenschwingungen und führt zu Geräuschbeimengungen

Indifferente Sprechstimmlage

Wegen der entzündlich bedingten Massenbelastung wird die mittlere Sprechstimmlage tiefer.

Maximale Tonhaltedauer, Phonationsquotient, s/z-Ratio

Um die sukkulenten (=verdickten) Stimmlippen zum Schwingen anzuregen, sind ein höherer Anblasedruck und größerer Luftverbrauch notwendig. *Ng* et al. konnten bei Patienten mit akuter Laryngitis höhere durchschnittliche Luftvolumenflusswerte messen [89].

Die maximale Tonhaltedauer verkürzt sich, der Phonationsquotient steigt dadurch an, die s/z-Ratio nimmt zu.

Stimmfeldmessung

Im Akutstadium einer Laryngitis sollte auf eine Stimmfeldmessung verzichtet werden, um unnötige mechanische Schädigungen im Stimmlippengewebe zu vermeiden. Lässt die gesundheitliche und stimmliche Situation des Patienten eine Stimmfeldmessung zu, kann zumeist eine zu tieferen Frequenzen verschobene Sprechstimmlage gemessen werden. Die Rufstimme ist in der Regel eingeschränkt und der Tonhöhenumfang in tiefere Lagen verschoben. Es findet sich eine verminderte Stimmdynamik (Differenz zwischen maximalen und maximalen SPL) mit Verschiebung der minimalen SPL-Werte zu höheren Pegeln und Einschränkung der maximalen SPL-Werte.

Akustische Stimmklanganalysen

Die rauen Stimmklangveränderungen führen zu erhöhten Jitter- und Shimmerwerten. Durch die Zunahme aperiodischer Stimmklanganteile sinkt die Harmonics-to-Noise-Ratio. Die spektralanalytische Abgrenzung harmonischer Stimmklanganteile „verschwimmt" bei Zunahme aperiodischer Signalanteile.

Ng et al. fanden bei Patienten mit akuter Laryngitis zwar erhöhte Jitterwerte [89], jedoch korrelierten sie, wie in anderen Studien bereits beschrieben [77, 157] nicht mit dem Eindruck des auditiven Heiserkeitsgrades.

Bemerkung: Die Symptome einer akuten Laryngitis sind einer **„Arbeitshyperämie"** oft ähnlich. Rötung und verstärkte Gefäßzeichnung können ebenso nach langem Sprechen und Singen als Folge belastungsinduzierter Hyperämie auftreten. Daher sollte unbedingt eine genaue Anamneseerhebung erfolgen, um unnötige antibiotische Therapien, über die Patienten gelegentlich berichten, zu vermeiden.

> Obwohl die Diagnose einer akuten Laryngitis aufgrund ihrer eindeutigen Anamnese und Symptomatik meist einfach zu stellen ist, kann ihre Erkennung im Anfangsstadium (v.a. bei viralen Infektionen) aufgrund zunächst fehlender morphologischer Veränderungen an den Stimmlippen schwierig sein.

Diagnose	akute Laryngitis
Anamnese	seit einigen Tagen typische Infektbeschwerden im Bereich der oberen Atemwege mit Schnupfen, Halsschmerzen, Schluckbeschwerden und Heiserkeit.
Nikotin	10-15 Zigaretten pro Tag
Auditive Stimmklangbeurteilung	R2 B1 H2
Laryngostroboskopie	Stimmlippen beiderseits stark gerötet (Abbildung 70), Schwingungsamplituden verkürzt, Randkantenverschieblichkeit vermindert, in der Schlussphase posteriore Schlussinsuffizienz

BEISPIEL 1

männlich, 48 Jahre

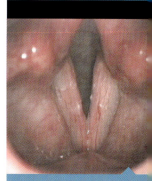

Abb. 70: Laryngoskopischer Befund bei akuter Laryngitis (Beispiel 1)

Klinische Beispiele organischer Dysphonien

BEISPIEL 2
männlich, 35 Jahre, Nichtraucher

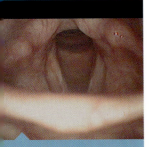

Abb. 71: Fehldiagnose einer akuten Laryngitis: Rötungen der Stimmlippen im Sinne einer „Arbeitshyperämie" (Beispiel 2)

Diagnose	funktionelle Dysphonie bei hoher beruflicher Beanspruchung und gleichzeitig bestehendem Bandscheibenprolaps im Halswirbelsäulenbereich die wegen der Stimmlippenrötung immer wieder als akute Laryngitis fehldiagnostiziert wurde.
Anamnese	progrediente Heiserkeit mit Globusgefühl und Räusperzwang, rasche Stimmermüdung
Auditive Stimmklangbeurteilung	R1 B1 H1
Phonationsquotient	pathologisch (200 ml/s)
Artikulation	rückverlagert mit enger Artikulation
Laryngostroboskopie	Stimmlippen gerötet mit verstärkter Gefäßzeichnung (Abbildung 71), verkürzte Amplituden, Randkantenverschieblichkeit vermindert

Chronische Laryngitis

Chronische Kehlkopfentzündungen sind multifaktorieller Genese (Tabelle 29). Ätiologisch werden bei konstitutioneller Schleimhautschwäche exogene Noxen (Nikotin- und Alkoholabusus, thermische und chemische Reize), Erkrankungen der oberen Atemwege (chronische Sinusitis, chronische Bronchitis), allergische Erkrankungen und mangelnde Stimmhygiene (v.a. hyperfunktioneller Stimmgebrauch) diskutiert. Endogene und exogene Noxen bewirken resistenzmindernde Vorschädigungen der Kehlkopfschleimhaut, die virale und bakterielle Superinfektionen begünstigen und häufig mit akuten Exazerbationen einhergehen. Auch bei Nichtausheilung einer akuten Laryngitis kann eine Chronifizierung eintreten.

TABELLE 29
Ursachen der chronischen Laryngitis

exogene Faktoren ■ chemisch ■ physikalisch ■ infektiös	Rauchen Lärmheiserkeit mechanische Überlastung durch falschen Stimmgebrauch Staubinhalation Noxen am Arbeitsplatz und in der Umwelt chronische Entzündungen etc.
endogene Faktoren	habituelle Mundatmung sinubronchiales Syndrom (Abbildung 72); Stoffwechselstörungen

Folgen sind Epithelverdickungen (Hyperplasie und Hyperkeratose) sowie submuköse Ödeme mit entzündlichen Infiltraten und Zunahme der Schleimdrüsen (chronisch-hyperplastische Laryngitis). Bei Gewebsverlust kann gelegentlich auch die atrophische Form der chronischen Laryngitis beobachtet werden.

Chronische Laryngitiden können mit Präkanzerosen einhergehen: Leukoplakien, Erythroplakien und Pachydermien (siehe Seite 161). Daher sind regelmäßige laryngoskopische Kontrollen notwendig. Bei Verdacht auf maligne Entartung sollten Probebiopsien zur histologischen Abklärung entnommen werden.

Leukoplakien: umschriebene weißliche Flecken im Schleimhautniveau, die sich nicht abwischen bzw. abhusten lassen

Erythroplakie: rötliche, nicht verhornte Epithelveränderung, der häufig ein Carcinoma in situ zugrunde liegt

Pachydermie: Epithelverdickung, die mehr oder weniger von Hornschichten bedeckt wird [aus 96]

Laryngoskopie und Stroboskopie

Die morphologischen Befunde variieren zum Teil sehr stark. Gelegentlich treten chronische Laryngitiden mit Leukoplakien oder exophytischen Keratosen auf.

Die maximalen Schwingungsamplituden sind verkürzt und die Randkantenverschieblichkeit vermindert. Oft ist ein inkompletter Stimmlippenschluss zu beobachten.

Bei Aufhebung der Schwingungsamplituden und/oder der Randkantenverschieblichkeit besteht Verdacht auf ein malignes Geschehen im Frühstadium.

Auditive Stimmklangbeurteilung

Die Patienten sind unterschiedlich stark heiser. Je nach Behinderung von Schwingungsfähigkeit und Stimmlippenschluss resultieren unterschiedliche Grade von Rauigkeit, Behauchtheit und Heiserkeit.

Maximale Tonhaltedauer, Phonationsquotient, s/z-Ratio

Durch die eingeschränkte Schwingungsfähigkeit der Stimmlippen und den höheren subglottischen Druck verkürzt sich die maximale stimmhafte Phonation (gehaltener Vokal und stimmhafter Konsonant).

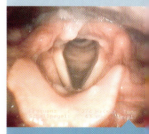

Abb. 72: Chronische Laryngitis bei sinubronchialem Syndrom mit Schleimansammlung in der Interarytaenoid- und Postcricoidregion

Stimmfeldmessung

Bei chronischer Laryngitis sind Tonhöhenumfang und Stimmdynamik der Singstimme je nach Histologie mehr oder weniger eingeschränkt. Auch die Sprechstimme zeigt eine verringerte stimmdynamische Breite.

Akustische Stimmklanganalysen

Bei leicht- und mittelgradig heiseren Stimmen finden sich erhöhte Jitter- und Shimmer-Werte, eine höhere Glottal-to-Noise-Excitation-Ratio und geringere Harmonics-to-Noise-Ratio; im Heiserkeitsdiagramm finden sich entsprechend pathologische Rausch- und Irregularitätswerte.

BEISPIEL 3

weiblich, 64 Jahre, Nichtraucherin

Diagnose	chronische Laryngitis
Komorbiditäten	Hypertonie bei Kardiomyopathie, Vorhofflimmern, Adipositas, Diabetes mellitus Typ II
Anamnese	Stimmprobleme seit mehr als 10 Jahren, bereits mehrfach Larynx-Probebiopsien entnommen; zunehmender Leidensdruck wegen progredienter Heiserkeit und eingeschränkter Kommunikationsfähigkeit
Allergien	keine bekannt
Auditive Stimmklangbeurteilung	R2-3 B3 H3
Laryngostroboskopie	stark gerötete Stimmlippen (Abbildung 73) mit unregelmäßiger Oberfläche; Schwingungsamplituden und Randkantenverschieblichkeit vermindert
Therapieverlauf	Zum Ausschluss einer pathologischen Säureexposition im oberen Ösophagus und Pharyx wurde bei der Patientin eine 24-h-pH-Metrie und Ösophagusmanometrie indiziert. Zu einem früheren Zeitpunkt war bereits eine Helicobacter pylori-Infektion durch Erradikation behandelt worden. Nach umfangreicher Noxenabklärung wurde eine bis auf weiteres durchzuführende schleimhautpflegende Inhalationstherapie eingeleitet.

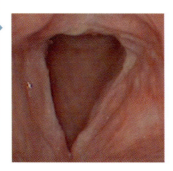
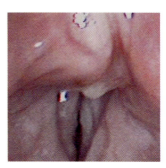

Abb. 73: Laryngoskopie (links) und Stroboskopie (rechts) bei chronischer Laryngitis (Beispiel 3): im rechten Bild Randkantenverschieblichkeit als grauer Schatten parallel zum freien Rand noch erkennbar

Chronische Laryngitis

BEISPIEL 4
männlich, 45 Jahre, Nichtraucher

Diagnose	chronische Laryngitis
Vorgeschichte	seit Jahren bestehende Heiserkeit; wegen eines grippalen Infektes Vorstellung bei einem niedergelassenen HNO-Facharzt, der im weiteren Behandlungsverlauf eine chronische Laryngitis diagnostizierte
Beruf	Automechaniker und LKW-Fahrer
Auditive Stimmklangbeurteilung	R2 B1 H2
Laryngostroboskopie	In der Endoskopie erkennt man leicht gerötete Stimmlippen mit verkürzten Schwingungsamplituden und verminderter Randkantenverschieblichkeit *(Abbildung 74)*; im vorderen und mittleren echten Stimmlippendrittel oberflächliche Gewebesteifigkeit, die den Stimmlippenschluss behinderte *(Abbildung 74)*; kompensatorische Taschenfaltenaktivität zur Verbesserung des Stimmlippenschlusses

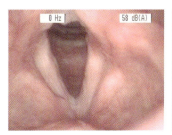
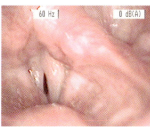

Abb. 74: Chronische Laryngitis mit narbiger Epithelsteifigkeit (Beispiel 4)

BEISPIEL 5
weiblich, 29 Jahre

Diagnose	chronische Laryngitis unklarer Genese
Anamnese	progrediente Heiserkeit seit 8 Jahren trotz intensiver logopädischer Therapie, in schulfreien Zeiten geringgradige Besserung
Beruf	Lehrerin
Nikotin	15 Zigaretten pro Tag
Allergien	keine bekannt
Auditive Stimmklangbeurteilung (CD-Track 1)	R2 B2 H2 (teilweise knarrende Stimmeinsätze)
Phonationsquotient	372 ml/s (pathologisch) bei normaler Vitalkapazität;
Phonationsatmung	Hoch- bzw. Schnappatmung
Laryngostroboskopie	diffus gerötete und kolbig verdickte Stimmlippen *(Abbildung 75)*, stroboskopisch Schwingungseinschränkungen insbesondere im mittleren Drittel: Amplituden verkürzt *(Abbildung 76)* und Randkantenverschieblichkeit hochgradig vermindert, persistierender Glottisspalt in der Schlussphase, vereinzelte Irregularitäten

Klinische Beispiele organischer Dysphonien

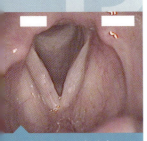
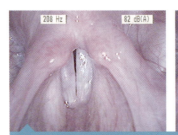
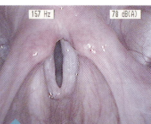

Abb. 75: Laryngoskopischer Befund bei chronischer Laryngitis (Beispiel 5)

Abb. 76: Stroboskopie: im linken Bild Schlussinsuffizienz in der Schlussphase; im rechten Bild maximale Öffnung mit verkürzten Amplituden (Beispiel 5)

Stimmfeld

Im Singstimmfeld *(grün in Abbildung 77)* ergab sich ein deutlich eingeschränkter Tonhöhenumfang von d bis gis1 (18 Halbtöne). Obwohl leises Sprechen (blaue Markierung), wenn auch mit schlechter Klangqualität, möglich war, konnten leise gesungene Töne erst bei höheren Schalldruckpegeln gebildet werden. Die Rufstimme (schwarze Markierung) erreichte Schalldruckpegel von mehr als 90 dB, die Sprechstimmdynamik konnte als normal gewertet werden. Die Dynamik der Singstimme war dagegen eingeschränkt.

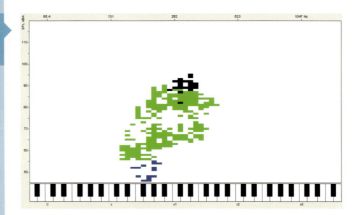

Abb. 77: Stimmfeld bei chronischer Laryngitis (Beispiel 5)

Akustische Stimmklanganalysen

Die Messwerte des Heiserkeitsdiagramms geben nicht den auditiven Stimmklangeindruck wieder *(Abbildung 78)*. Lediglich einzelne Vokale sind durch pathologische Periodizitätswerte (Verschiebung nach rechts auf der x-Achse) und durch erhöhte Rauschwerte aufgrund pathologischer GNE-Werte (Verschiebung nach oben auf der y-Achse) charakterisiert. Die Irregularitäts- und Rauschmittelwerte aller Vokale (bei einer durchschnittelichen F0=244 Hz) liegen zwar im Normbereich, jedoch streuen die Werte als Zeichen inkonstanter Klangqualität (hohe Standardabweichung):

- Periodenkorrelation: 0,997
- Jitter%: 0,28 %
- Shimmer%: 2,03 %
- GNE: 0,653
- Irregularität: 2,87 (SD ±0,85)
- Rauschkomponente: 1,67 (SD ±1,05)

Chronische Laryngitis

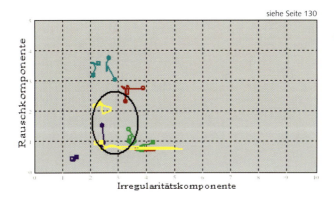

Abb. 78: Heiserkeitsdiagramm bei chronischer Laryngitis: die ausgehaltenen Phonationen spiegeln nicht die Beurteilung der Sprechstimme (R2 B2 H2) wider

Therapieempfehlung	Zunächst antiphlogistische Therapie und stimmphysiologische Beratung, bei ausbleibender Befundbesserung ggf. mikrolaryngoskopische Exploration möglicher subepithelialer Veränderungen

Leukoplakie der Stimmlippe

Leukoplakien sind die am häufigsten auftretenden Präkanzerosen (Vergleiche auch Seite 157). Man erkennt sie als weißliche Schleimhautauflagerungen *(Abbildung 79)*.

Noxen (v.a. Rauchen, Reflux, mechanische Überlastung) führen zu Epithelschädigungen mit konsekutiver Epithelreaktion zunächst im Sinne chronischer Entzündungen (v.a. Hyperplasien) und bei fortdauerndem Einfluss zu leukoplakischen Veränderungen der Stimmlippen. Histologisch finden sich in erster Linie Verhornungen an der Epitheloberfläche (Ortho- und Hyperkeratosen) sowie Wucherungen in der Stachelzellschicht (Akanthose).

Jede Präkanzerose birgt das Risiko einer Karzinomentstehung in sich. Bei der ätiologischen Abklärung von Epitheldysplasien liefert die Laryngostroboskopie wichtige Hinweise.

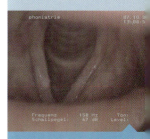

Abb. 79: Diffuse Leukoplakien beidseits

Laryngoskopie und Stroboskopie

Diagnostisches Kriterium ist der so genannte „weiße Fleck" (Leukoplakie) an den Stimmlippen. Bei freier respiratorischer Beweglichkeit ist die Schwingungsfähigkeit der Stimmlippen erhalten, ebenso die Randkantenverschieblichkeit (auch im Bereich der leukoplakischen Veränderung!). Bei Aufhebung der Randkantenverschieblichkeit und phonatorischem Stimmlippenstillstand besteht dringend Verdacht auf ein invasives malignes Geschehen.

Kapitel 19 — Klinische Beispiele organischer Dysphonien

Auditive Stimmklangbeurteilung
Kleine Leukoplakien sind oft Zufallsbefunde und fallen perzeptiv kaum auf. Je nach Lage und Größe des betroffenen Schleimhautareals können aufgrund der Schwingungsbehinderung raue und teilweise auch behauchte Stimmklanganteile auftreten.

Maximale Tonhaltedauer, Phonationsquotient, s/z-Ratio
Die aerodynamischen Parameter können je nach Ausdehnung und Lage der oberflächlichen Schleimhautveränderungen normal oder eingeschränkt sein.

Stimmfeldmessung
Umschriebene kleine Leukoplakien behindern die Phonationsvorgänge nur unwesentlich. Die Phonation im Brust- bzw. Modalregister ist meist ungestört, es finden sich häufig regelrechte Schalldruckpegelwerte. Gelegentlich ist durch die oberflächliche Epithelversteifung eine Dynamikeinbuße beim leisen Singen zu beobachten (SPL_{min}-Werte zu höheren Pegeln verschoben).

Die leukoplakische Veränderung wirkt sich besonders bei hohen Tönen aus, die obere Grenze ist eingeschränkt.

Akustische Stimmklanganalysen
Je nach Schweregrad der Stimmstörung und Ausdehnung des organischen Befundes finden sich in den akustischen Analysen unterschiedliche Befundkonstellationen: bei ungehinderter Phonation können unauffällige Werte gemessen werden, es sind aber auch hochpathologische möglich.

BEISPIEL 6
männlich, 44 Jahre

Anamnese	Zufallsdiagnose im Rahmen der Abklärung einer Nasenatmungsbehinderung
Beruf	Chauffeur
Nikotin	20-30 Zigaretten täglich

Alkohol	täglich, in kontrollierten Mengen
auditive Stimmklang-beurteilung (CD-Track 2)	R0 B0 H0
s/z-Ratio	1,05 (normal)
Phonationsquotient	261 ml/s (pathologisch) bei normaler Vitalkapazität, jedoch reduzierter Tonhaltedauer auf /a:/
Laryngostroboskopie:	supraglottische Schleimhaut und Stimmlippen diffus gerötet und leicht hyperplastisch *(Abbildung 80)* mit leukoplakischen Schleimhautveränderungen; stroboskopisch erhaltene Randkantenverschieblichkeit auch im Leukoplakiebereich.

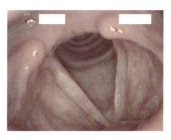

Abb. 80: Chronische Laryngitis mit leukoplakischen Schleimhautveränderungen (Beispiel 6)

Stimmfeld	Die leise Sprechstimme *(blau in Abbildung 81)* durchschnittlich bei H (123 Hz)/55dB; gute Steigerungsfähigkeit bis zur Rufstimme von >90 dB (schwarz, 7 Halbtöne höher); Tonhöhenumfang der Singstimme (grün) von knapp 2 Oktaven, dynamische Möglichkeiten sowohl bei lautem und leisen Singen begrenzt; SPL_{min}-Kurve zu höheren Pegeln verschoben

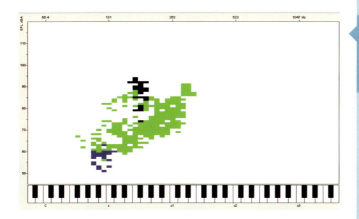

Abb. 81: Stimmfeld bei chronischer Laryngitis mit Leukoplakien: beim Singen sowohl Piano- als auch Forteverlust (Beipiel 6)

Akustische Stimm-klanganalyse (Heiserkeitsdiagramm)	Als Zeichen wechselnder Stimmqualität größere Streuungen der Messwerte *(Abbildung 82)*: Irregularitätswerte im Normbereich, Rausch-Werte auf der y-Achse (Rauschen) teilweise im pathologischen Bereich (größer als 2,5)

siehe Seite 130

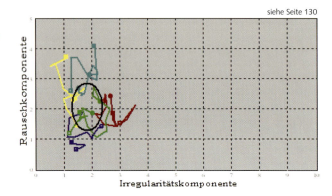

Abb. 82: Heiserkeitsdiagramm (Beispiel 6)

BEISPIEL 7

männlich, 49 Jahre, Nichtraucher

In seltenen Fällen werden weißliche Stimmlippenauflagerungen durch Pilzinfektionen verursacht.

Diagnose	Soorlaryngitis
Anamnese	plötzliche Heiserkeit ohne vorangegangene überdurchschnittliche Stimmbelastung, beim Singen rasche Stimmermüdung, Einschränkungen bei hohen Tönen
Beruf	Sänger
Laryngoskopie	beidseits weißliche Auflagerungen *(Abbildung 83)*, die zunächst wie Leukoplakien imponierten
Therapieverlauf	Die Anamnese sprach gegen eine laryngeale Präkanzerose, so dass unter Verdacht auf Soorlaryngitis mit einer antimykotischen Therapie begonnen wurde. Die Verlaufskontrolle *(Abbildung 84)* nach einer Woche zeigte eine vollständige Rückbildung. Der Patient nahm seine berufliche Tätigkeit als Sänger wieder auf.

Abb. 83: Larynxbefund bei Soorlaryngitis (links)

Abb. 84: Verlaufskontrolle nach antimykotischer Therapie (rechts)

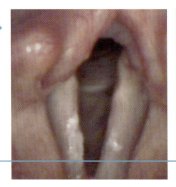
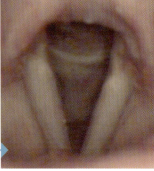

Reinke Ödem

Erstmals fand das Larynx-Ödem im Jahre 1891 durch den Wiener Laryngologen *Hajek* Erwähnung, bevor es durch den Anatomen *Reinke* (1895, 1897) seinen endgültigen Namen erhielt [100; 101]. Seine anatomisch-pathologischen Beschreibungen haben bis heute Gültigkeit.

Das Reinke-Ödem gilt als eine Sonderform der chronischen Laryngitis.

Durch intra- und extrazelluläre Flüssigkeitsvermehrung in der Lamina propria (im Reinke'schen Raum) kommt es zur Ausbildung von glasigen, lappigen, im Atemstrom flottierenden, ödematösen Tumoren. Vermutlich entstehen die Ödeme durch eine lokale Lymphabflussstörung infolge von Nikotinabusus und Stimmüberlastung.

Allergische und hormonelle Einflussfaktoren werden unterschiedlich diskutiert.

Therapeutisch wurde lange Zeit die Dekortikation der Stimmlippe („Stripping") mit Abtragen des Ödems im Ganzen nach *Kleinsasser* praktiziert [66]. Konventionelle Abtragungstechniken waren hierbei der CO_2-Laserchirurgie gleichwertig [63]. Alternativ wurde das Ödemkissen auch nach Schlitzung auf der supraglottischen Stimmlippenseite abgesaugt („Mukosuktion").

Untersuchungen von *Raabe* und *Pascher* wiesen nach, dass nach Dekortikation häufiger als nach Mukosuktion stroboskopisch sichtbare Narben an den Stimmlippen zurück blieben [98].

Die Mukosuktion wird heute unter phonochirurgischen Gesichtspunkten in abgewandelter Form bevorzugt: nach oberflächlicher Schleimhautinzison lateral des freien Stimmlippenrandes wird das ödematöse subepitheliale Bindegewebe aus dem Reinke-Raum abgesaugt bzw. mit kalten Instrumenten entfernt und überschüssige Schleimhaut reseziert; die beiden Schleimhautblätter lassen sich abschließend adaptieren [10].

Klinische Beispiele organischer Dysphonien

Reinke-Ödeme neigen nach phonochirurgischer Abtragung zu Rezidiven. Änderungen der Lebensgewohnheiten und des Stimmgebrauchs, sowie zusätzliche logopädische Stimmübungsbehandlungen sollten daher das therapeutische Vorgehen ergänzen.

Laryngoskopie und Stroboskopie

Die Flüssigkeitsansammlungen im lockeren Bindegewebe des Reinke-Raumes imponieren laryngoskopisch als glasige, zum Teil im Luftstrom flottierende Verdickungen der Stimmlippen *(Abbildung 85)*. Die respiratorische Stimmlippenbeweglichkeit ist uneingeschränkt, während stroboskopisch die phonatorische Beweglichkeit eingeschränkt ist.

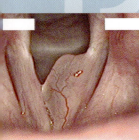
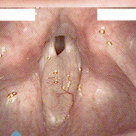

Abb. 85: Ausgeprägtes Reinke-Ödem links bei 48jähriger Patientin: Während das Ödem bei Respiration (oberes Bild) die Glottis teilweise verlegt, verhindert es bei Phonation (unteres Bild) die Stimmlippenschwingungen und den Stimmlippenschluss.

Auditive Stimmklangbeurteilung

Die gestörte Schwingungsfähigkeit führt meist zu einer hochgradig heiseren Stimme, insbesondere bedingt durch Rauigkeit.

Indifferente Sprechstimmlage

Durch die Massenzunahme der Stimmlippen sinkt die Sprechstimmlage.

Maximale Tonhaltedauer, Phonationsquotient, s/z-Ratio

Bei reduzierter maximaler Tonhaltedauer, jedoch normaler Vitalkapazität sind Phonationsquotient und s/z-Ratio pathologisch. Nicht selten besteht bei Rauchern zusätzlich eine Lungenfunktionsstörung.

Stimmfeldmessung

In der Singstimmfeldmessung sind die SPL_{min}-Werte in den Forte-Bereich verschoben. Der Tonhöhenumfang ist eingeschränkt. Singen im oberen Register, bei Frauen im Kopfregister, ist nahezu unmöglich. Dafür erweitert sich der Tonhöhenumfang in der Tiefe. Meist erreichen Frauen mit Reinke-Ödemen Werte im männlichen Bereich. Die Sprechstimme liegt im Vergleich zum altersphysiologischen Durchschnitt wesentlich tiefer.

Akustische Stimmklanganalysen
Die perzeptive Rauigkeit und Heiserkeit geht typischerweise mit erhöhten Werten der Periodizitätsanalysen einher. Im Heiserkeitsdiagramm sind auf der x-Achse die Irregularitätswerte zu pathologischen Werten hin verschoben. Spektralanalytisch nehmen aperiodische Stimmklanganteile zu.

BEISPIEL 8
weiblich, 74 Jahre

Diagnose	Reinke-Ödeme beidseits mit linksbetonter Ausprägung
Komorbidität	Diabetes mellitus, chronisch obstruktive Lungenerkrankung
Anamnese	seit Jahren progrediente Heiserkeit und Stimmveränderungen (v.a. Tieferwerden der Stimme), seit einigen Wochen zunehmende Dyspnoe
Beruf	Pensionistin
Nikotin	ca. 20 Zigaretten seit 60 Jahren
Auditive Stimmklangbeurteilung	präoperativ (CD-Track 3): R3 B2 H3 postoperativ (CD-Track 4): R1 B2 H2
Vitalkapazität:	1200 ml (pathologisch)
Tonhaltedauer	5 sec (verkürzt)
Phonationsquotient	240 ml/s (pathologisch)
s/z-Ratio	wegen zahnprothetisch bedingter s-Lautstörung nicht verwertbar
Laryngoskopie	präoperativ ausgedehntes Reinke-Ödem mit Verlegung der Glottis (Abbildung 86); Phonation durch Neoglottisbildung zwischen linksseitigem Ödem und rechter Taschenfalte.
Therapie	mikrochirurgische Abtragung aus vitaler Indikation, Einflussnahme auf Lebensgewohnheiten (Nikotinkarenz, Stimmgebrauch)

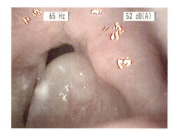

Abb. 86: ausgeprägtes Reinke-Ödem mit Verlegung der Glottis (Beispiel 8)

Stimmfeldmessung

Verschiebung der Sing- und Sprechstimme zu tiefen männlichen Frequenzen *(Abbildung 87)*, Singstimme (grün) sowohl hinsichtlich des Tonhöhenumfanges (D bis g=17 Halbtöne) als auch der Stimmdynamik (durchschnittlich 20 dB) deutlich eingeschränkt, leises Sprechen (blau) erst ab SPL-Werten von 60 dB möglich, Steigerungsfähigkeit der Sprechstimme eingeschränkt.

Die postoperative Kontrolluntersuchung nach 6 Wochen lässt wieder typisch weibliche Phonationbereiche erkennen *(Abbildung 88)*: leise Sprechstimme (blau) durchschnittlich um 9 Halbtöne höher bei d, lautere Rufstimme (schwarz, etwa eine Oktave höher); wesentlich höhere Schalldruckpegel beim Singen, so dass eine größere dynamische Breite nutzbar ist, beim leisen Singen noch immer Piano-Verlust.

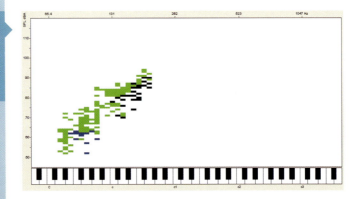

Abb. 87: Präoperatives Stimmfeld vor Abtragung des Reinke-Ödems mit „Linksverlagerung" der Phonationen zu tiefen Frequenzen (Beispiel 8)

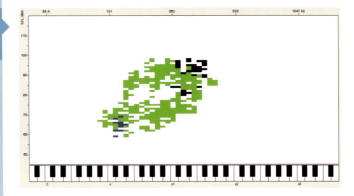

Abb. 88: Stimmfeld 6 Wochen nach Abtragung des Reinke-Ödems (Beispiel 8)

Reinke Ödem

Akustische Stimm-klanganalysen	Das präoperative Heiserkeitsdiagramm bestätigt den auditiv perzeptiven Stimmklang. Die Mittelwerte für alle Vokale ergaben:

	präoperativ	6 Wochen postoperativ
Periodenkorrelation	0,943	0,999
Jitter%	2,34 %	0,11 %
Shimmer%	6,91 %	1,61 %
GNE	0,445	0,723
F0	122 Hz	225 Hz
Irregularität	5,47 (± 1,12)	2,28 (± 0,4)
Rauschen	2,53 (± 0,53)	1,38 (± 1,11)

In *Abbildung 89* sind die präoperativen Rausch- und Irregularitätswerte (Mittelwert ±Standardabweichung) als grüner Kreis im Vergleich zu den postoperativen Werten (brauner Kreis) dargestellt. Es ist zu erkennen, dass sich die Stimmqualität wesentlich verbesserte.

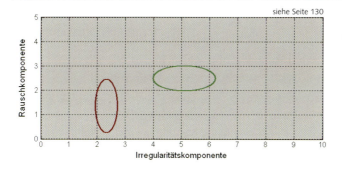

Abb. 89: Prä- und postoperative Heiserkeitsanalysen (grün=präoperativ, braun=postoperativ) bei Reinke-Ödem (Beispiel 8)

Refluxlaryngitis

Der gastro-ösophago-pharyngeale Reflux, eine kausale Sonderform der chronischen Laryngitis, wird für eine Reihe von Reizungen und entzündlichen Veränderungen am Stimmapparat verantwortlich gemacht.

Leitsymptom ist eine auf übliche therapeutische Interventionen refraktäre Heiserkeit mit Globusgefühl und (vorwiegend morgendlichem) Reizhusten. Nicht immer werden von

Klinische Beispiele organischer Dysphonien

den Patienten Sodbrennen und saures Aufstoßen angegeben. Studien konnten auch einen nichtsauren Reflux bestätigen. Refluxzeichen finden sich auch als Zufallsbefunde im Rahmen HNO-ärztlicher Spiegeluntersuchungen. Bei fehlenden Stimmproblemen und nicht vorhandenem Krankheitswert sollten sie nicht überbewertet werden.

Laryngoskopie und Stroboskopie

Die Larynxschleimhaut kann insbesondere im posterioren Bereich durch die Säurewirkung geschädigt werden. In der Interarytaenoidregion lassen sich typischerweise grau-weißliche Auflockerungen („Hahnenkamm") erkennen. Andere Hinweise sind Rötungen sowohl im interkartilaginären als auch intermembranösen Stimmlippenbereich. Treten sie nicht symmetrisch auf, lässt sich oft ein Zusammenhang mit der bevorzugten Schlafseite erfragen.

Je nach Schweregrad der entzündlichen Komponente finden sich unterschiedliche Einschränkungen der Schwingungsfähigkeit der Stimmlippen.

Auditive Stimmklangbeurteilung

Die auditiven Stimmklangveränderungen sind gering ausgeprägt, wenn die entzündlichen Manifestationen im Interarytaenoidbereich bzw. im interkartilaginären Stimmlippenbereich lokalisiert sind. Erst bei Mitreaktionen der intermembranösen Stimmlippenanteile resultieren höhere Rauigkeits- und Heiserkeitsgrade. Je nach Intensität und Dauer der Refluxsymptomatik kann sich der Stimmklang verschlechtern.

Maximale Tonhaltedauer, Phonationsquotient, s/z-Ratio

Bei nur geringen entzündlichen laryngealen Veränderungen ist die stimmhafte Phonation wenig beeinträchtigt. Mit Zunahme der entzündlichen Schleimhautveränderungen verschlechtern sich die Parameter.

Stimmfeldmessung

Bei geringer Refluxsymptomatik können noch „normale" Sing- und Sprechstimmfelder gemessen werden. Erst bei Zunahme der entzündlichen Symptomatik kommt es zu Einschränkungen. Wie bei unspezifischer chronischer Laryngitis treten Pianoverlust beim Singen und Sprechen sowie Verlust des oberen Registers auf, später ein Forteverlust mit resultierenden Einbußen der Stimmdynamik.

Akustische Stimmklanganalysen

Je nach Schweregrad lassen sich die auditiven Stimmklangveränderungen durch erhöhte Werte in den Periodizitätsanalysen bestätigen. Die reguläre Struktur der Harmonischen wird durch aperiodische Stimmklanganteile gestört.

BEISPIEL 9

weiblich, 29 Jahre, Nichtraucherin

Diagnose	therapierefraktäre Heiserkeit bei chronischer Laryngitis mit Verdacht auf Refluxassoziation
Anamnese	erstmalig ambulante Vorstellung während der Schwangerschaft wegen persistierender Heiserkeit und rascher Stimmermüdung, zunächst hormonelle Laryngopathie vermutet, nach der Geburt trotz verschiedener konservativ-medikamentöser Therapieversuche keine Befundbesserung
Beruf	Hausfrau
Auditive Stimmklangbeurteilung	R3 B2 H3, teilweise mit aphonen Unterbrechungen
Laryngostroboskopie	gerötete Stimmlippen mit Epithelverdickungen im membranösen Stimmlippenanteil (Abbildung 90), weißliche Schleimhautveränderungen in der Interarytaenoidregion und beidseits Rötungen im Bereich der Processus vocales; stroboskopisch hochgradig verminderte Schwingungsamplituden mit aufgehobener Randkantenverschieblichkeit erkennbar
Stimmfeldmessung	starke Einschränkung der stimmlichen Leistungsfähigkeit (Abbildung 91): nicht nur leises Singen (grün), sondern auch leises Sprechen (rosa) nahezu unmöglich; Steigerungsfähigkeit limitiert, trotz Anstrengung lautes Rufen bei maximal erreichbaren Schalldruckpegeln weit unter 90 dB (schwarz); Singen nur in reduziertem Tonhöhenumfang von 13 HT im Bereich des Brustregisters möglich
Therapieempfehlung	Obwohl anamnestisch kein Hinweis auf eine Refluxassoziation vorlag, erfolgte unter Berücksichtigung der laryngostroboskopischen Befunde die interdisziplinäre Refluxdiagnostik (Gastroskopie, 24-h-pH-Metrie) und spätere Behandlung mit Protonenpumpeninhibitoren nach diätetischer Beratung.

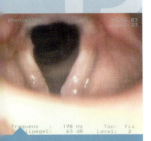

Abb. 90: Refluxlaryngitis mit weißlichen Schleimhautveränderungen in der Interarytaenoidregion und Schleimhautrötungen im Bereich der Processus vocales (Beispiel 9)

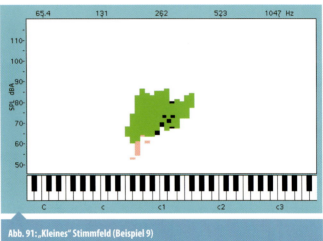

Abb. 91: „Kleines" Stimmfeld (Beispiel 9)

Larynxpapillomatose

Papillome erkennt man als blumenkohlartig exophytisch wachsende benigne Gewebsneubildungen. Sie können auf allen Schleimhäuten des Körpers isoliert oder ubiquitär wachsend auftreten. Sie sind Folge einer HPV-Infektion (HPV=Human Papilloma Virus, v.a. Stämme HPV6 und HPV11).

Es sind zwei Verlaufsformen bekannt: die juvenile und adulte Papillomatose.

Die **juvenile Papillomatose** manifestiert sich meist zwischen dem 2. und 4. Lebensjahr. Neben heiserem Stimmklang tritt sehr bald bei progredientem Wachstum Atemnot mit Stridor auf.

Die Erstmanifestation im Erwachsenenalter (**adulte Papillomatose**) verläuft meist weniger aggressiv. Sie führt nur selten zu Atemnot, dafür jedoch oft zu einer chronischen Heiserkeit. Häufig treten Rezidive auf, die wegen ihres nicht unerheblichen Risikos der malignen Entartung regelmäßig einer chirurgischen Intervention bedürfen.

Mikrolaryngoskopische Verlaufskontrollen in Allgemeinnarkose sind heute durch die verbesserten endoskopischen Untersuchungsmethoden überholt.

Auditive Stimmklangbeurteilung
Patienten mit Larynxpapillomatosen sind meist hochgradig heiser. Auditiv lassen sich nicht nur raue Anteile, sondern auch behauchte Stimmklanganteile durch Glottisschlussinsuffizienzen feststellen.

Laryngoskopie und Stroboskopie
Die Diagnose einer Larynxpapillomatose wird in der Regel laryngoskopisch gestellt. Es finden sich endolaryngeal meist weiche, rasenförmige, zum Teil flottierende Raumforderungen mit blumenkohlartiger Oberfläche. Bei Befall der Stimmlippen ist die Schwingungsfähigkeit vermindert bis aufgehoben, allerdings kann bei hochgradiger Heiserkeit die Stroboskopie nicht mehr zum Einsatz kommen.

Maximale Tonhaltedauer, Phonationsquotient, s/z-Ratio
Durch die Phonationsanstrengung aber auch durch den erhöhten Luftverbrauch ist bei insuffizientem Stimmlippenschluss die stimmhafte Phonation verkürzt. Dementsprechend sind Phonationsquotient und s/z-Ratio pathologisch.

Stimmfeldmessung
Ja nach Ausdehnung der Papillomherde finden sich mehr oder weniger auffällige Einschränkungen der stimmlichen Leistungsfähigkeit, die sich im Stimmfeld meist durch ein verkleinertes Stimmfeld abzeichnen.

Akustische Stimmklanganalysen
Im Heiserkeitsdiagramm finden sich erhöhte Irregularitäts- und Rauschwerte, je nachdem, ob Rauigkeit oder Behauchtheit im Stimmklang überwiegen.

BEISPIEL 10
weiblich, 21 Jahre

Diagnose	adulte Larynxpapillomatose
Anamnese	seit vier Wochen progrediente Heiserkeit, mit Verdacht auf Stimmlippenödem zur weiteren phoniatrisch-logopädischen Abklärung zugewiesen
Beruf	Sekretärin mit hoher Sprechbelastung

Klinische Beispiele organischer Dysphonien

Nikotin	5 bis 15 Zigaretten täglich
Auditive Stimmklangbeurteilung (CD-Track 5)	R2 B2 H2
Phonationsquotient	195 ml/s (gering pathologisch)
s/z-Ratio	wegen eines Sigmatismus addentalis nicht erhebbar
Laryngostroboskopie	exophytische Veränderungen im Bereich des gesamten intermembranösen Stimmlippenanteils beidseits bis an die Processus vocales heranreichend und mit Befall der vorderen Kommissur *(Abbildung 92, linkes Bild)*; maßgebliche Behinderung von Stimmlippenschwingungsfähigkeit und Stimmlippenschluss *(Abbildung 92, rechtes Bild)*

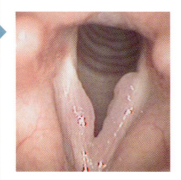
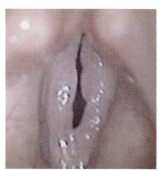

Abb. 92: Erstmanifestation einer Larynxpapillomatose (Beispiel 10)

Stimmfeldmessung *(Abbildung 93)*	trotz beidseitiger Papillommanifstationen leise Phonation mit SPL_{min}-Pegeln unter 50 dB (leises Sprechen=blau, Singen=grün) und maximale SPL-Pegel von mehr als 90 dB möglich (Rufen schwarz); eingeschränkter Tonhöhenumfang der Singstimme (grün), Singen im Tonhöhenumfang von 15 Halbtönen, jedoch nur im Brustregister *(Abbildung 93)*

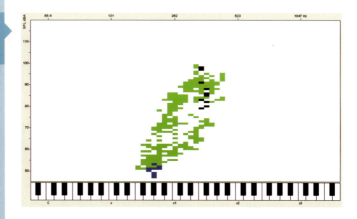

Abb. 93: Stimmfeld bei adulter Larynxpapillomatose (Beispiel 10)

Larynxpapillomatose

Akustische Stimmklanganalyse	Mittelwerte (±Standardabweichung) für 10 Vokale	
	Periodenkorrelation	0,994
	Jitter%	0,25 %
	Shimmer%	2,98 %
	GNE	0,449
	F0	246 Hz
	Irregularitätskomponente	**3,44 (± 0,8)**
	Rauschkomponente	**2,52 (± 1,17)**
	Im Gegensatz zum auditiven Eindruck einer hochgradigen Stimmstörung liegen die akustischen Merkmale nur gering außerhalb des normalen Wertebereiches *(Abbildung 94)*. Die Werte auf der y-Achse sind in den pathologischen Bereich (bedingt durch pathologische GNE) verschoben.	

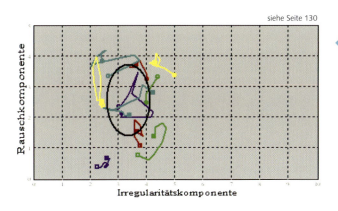

Abb. 94: Heiserkeitsdiagramm bei adulter Larynxpapillomatose (Beispiel 10)

Therapie	zweimalige mikrolaryngoskopische Exploration mit CO_2-laserchirurgischer Behandlung und adjuvanter intraläsionaler Cidofovir-Applikation im Abstand von 8 Wochen, histologische Bestätigung der Papillomatose mit Nachweis einer HPV 6/11-Infektion, Patientin ist rezidivfrei und verfügt derzeit über normale Stimmqualität

KAPITEL 19

Klinische Beispiele organischer Dysphonien

Larynxkarzinom

Larynxkarzinome sind die häufigsten bösartigen Tumoren im Kopf-Hals-Bereich. Etwa 95% sind verhornte oder nicht verhornte Plattenepithelkarzinome. Am häufigsten manifestieren sie sich glottisch (etwa 60%), nur in etwa 1% subglottisch und knapp 40 % supraglottisch.

Das bedeutsamste Karzinogen ist der Tabakrauch mit polyzyklischen aromatischen Kohlenwasserstoffen, N-Nitroseverbindungen und aromatischen Aminen. Nach verschiedenen Stufen chronisch entzündlicher, präkanzerotischer und dysplastischer Epithelveränderungen kann als früheste Form maligner Entartung ein Carcinoma in situ (Cis) mit noch erhaltener Basalmembran zwischen Epithel und Lamina propria entstehen. Bei durchbrochener Basalmembran spricht man von einem invasiven Karzinom, dem je nach Ausdehnung verschiedene Tumorstadien zugeordnet werden können.

> Allgemein gilt, dass jede mehr als drei Wochen bestehende Heiserkeit laryngoskopisch und stroboskopisch abgeklärt werden sollte.

TABELLE 29

Tabelle UICC*-Klassifikation des Larynxkarzinoms [aus 96]

T-Stadium	Supraglottisches Larynxkarzinom	Glottisches Larynxkarzinom	Subglottisches Larynxkarzinom
T is	Carcinoma in situ	Carcinoma in situ	Carcinoma in situ
T 1	Tumor auf einen Unterbezirk der Supraglottis beschränkt, normale respiratorische und phonatorische Stimmlippenbeweglichkeit	T 1a: Tumor auf eine Stimmlippe begrenzt T 1b: Tumorbefall beider Stimmlippen	Tumor auf Subglottis begrenzt
T 2	Tumor infiltriert Schleimhaut von mehr als einem benachbarten Unterbezirk der Supraglottis oder der Glottis oder eines Anteils außerhalb der Supraglottis (z.B. Zungengrund, Vallecula, mediale Wand des Sinus piriformis) keine Larynxfixation	Tumorausbreitung auf Supraglottis und/oder Subglottis und/oder respiratorische Stimmlippenbeweglichkeit eingeschränkt	Tumor breitet sich auf eine oder beide Stimmlippen aus, diese mit normaler oder eingeschränkter respiratorischer Beweglichkeit
T 3	Tumor auf den Larynx begrenzt, Stimmlippenfixation, und/oder Infiltration des Postkrikoidbezirks oder des präepiglottischen Gewebes	Tumor auf den Larynx begrenzt mit Stimmlippenfixation und/oder Invasion der Postkrikoidregion und/oder des präepiglottischen Gewebes und/oder des paraglottischen Raumes mit geringgradiger Erosion des Schildknorpels	Tumor auf den Larynx begrenzt, Stimmlippen fixiert
T 4a	Tumor infiltriert durch den Schildknorpel, Ausbreitung außerhalb des Kehlkopfes in Trachea, Halsweichteile, äußere Zungenmuskulatur, gerade Halsmuskulatur etc.		
T 4b	Tumor infiltriert den Prävertebralraum, mediastinale Strukturen oder umschließt die A. carotis interna		

* Unio internationalis contra cancrum

Stadium	T	N	M
0	Tis	N0	M0
I	T1	N0	M0
II	T2	N0	M0
III	T3	N0	M0
	T1–3	N1	M0
IV A	T4	N0–1	M0
	T1–4	N2	M0
IV B	T1–4	N3	M0
IV C	T1–4	N0–3	M1

TABELLE 30
Tabelle UICC-Stadieneinteilung des Larynxkarzinoms [in 96]

Laryngoskopie und Stroboskopie

Die Beurteilung der phonatorischen und respiratorischen Stimmlippenbeweglichkeit ist zum einen für die differentialdiagnostische Abgrenzung maligner Veränderungen zu Präkanzerosen und Epitheldysplasien wichtig, zum anderen ist sie für die Tumorstadieneinteilung unverzichtbar. Mit der Laryngoskopie können Tumorausdehnung und respiratorische Stimmlippenbeweglichkeit eingeschätzt werden. Die Stroboskopie läßt aus Schwingungsverhalten und Randkantenverschieblichkeit Rückschlüsse auf infiltratives Wachstum im glottischen Bereich zu. Mit Zunahme des Tumorstadiums häufen sich Irregularitäten im Schwingungsablauf.

Die Laryngoskopie eignet sich insbesondere bei multimorbiden Patienten mit hohem Narkoserisiko, indirekt in Lokalanästhesie Gewebeproben zur Diagnosesicherung zu gewinnen *(Abbildung 95)*.

Die Laryngostroboskopie hat nicht nur für die Früherkennung und Stadieneinteilung hohe klinische Relevanz, sie eignet sich darüber hinaus hervorragend für Tumornachsorgeuntersuchungen. Durch gerätetechnische Verbesserungen mit hoher Licht- und Bildqualität kann sie in vielen Fällen routinemäßig durchgeführte diagnostische mikrolaryngoskopische Untersuchungen in Allgemeinanästhesie ersetzen.

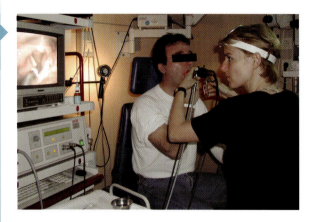

Abb. 95: Indirekte Laryngoskopie zur diagnostischen Biopsiegewinnung

Auditive Stimmklangbeurteilung

Glottische Karzinome fallen frühzeitig durch Heiserkeit auf und können bereits in prognostisch günstigen Frühstadien diagnostiziert werden.

Durch Einschränkung der Schwingungsfähigkeit tritt zuerst Rauigkeit auf. Bei zunehmender Stimmlippenschlussinsuffizienz infolge exophytischen Tumorwachstums oder Verlust der respiratorischen Stimmlippenbeweglichkeit dominieren behauchte Stimmklanganteile den Stimmklang.

Maximale Tonhaltedauer, Phonationsquotient, s/z-Ratio

Die drei Parameter zeigen pathologische Werte, sobald die tumorösen Veränderungen die Stimmlippen infiltrieren und zu Störungen der regulären Schwingungsabläufe führen.

Stimmfeldmessung

Stimmliche Defizite manifestieren sich bei Glottiskarzinomen bereits im Frühstadium sowie bei fortgeschrittenen supra- bzw. subglottischen Karzinomen mit glottischer Beteiligung. Die Stimmfeldmessungen ergeben deutliche Einschränkungen der Sing- und Sprechstimmfunktionen (eingeschränkter Tonhöhenumfang, Pianoverlust, Forteverlust), Frühstadien supraglottischer Larynxkarzinome wirken sich auf Stimmleistungsparameter nicht aus.

Akustische Stimmklanganalysen

Mit zunehmenden Irregularitäten und bei Schlussinsuffizienz nehmen nicht nur auditive Geräuschbeimengungen zu, sondern es lassen sich auch höhere Werte der objektiven Heiserkeitsparameter messen. Bei hochgradig dysphonen und aphonen Stimmen sind Periodizitätsanalysen nicht mehr zu verwenden, da die fehlende Grundtonerkennung Werteberechnungen unmöglich macht.

Während laryngostroboskopische Untersuchungen differentialdiagnostische Entscheidungskriterien liefern, eignen sich Stimmfeldmessungen und akustische Stimmklanganalysen für Verlaufsbeurteilungen und Qualitätssicherung.

BEISPIEL 11
männlich, 65 Jahre,
seit Jahren Nichtraucher

Diagnose	glottisches Larynxkarzinom rechts (T2N0M0)
Vorgeschichte	progrediente Stimmverschlechterung seit Monaten, mehrfache Probebiopsie wegen Verdacht auf maligne Entartung bei chronisch-hyperplastischer Laryngitis mit Hyperkeratose
Auditive Stimmklanganalyse	R3 B3 H3, phasenweise aphon
Laryngostroboskopie	tumoröse Veränderung im Bereich der rechten Stimmlippe *(Abbildung 96)* mit unruhiger exophytischer Oberfläche, respiratorische Beweglichkeit der Stimmlippe erhalten, stroboskopisch phonatorischer Stillstand rechts

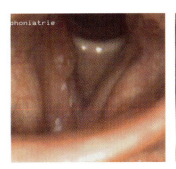
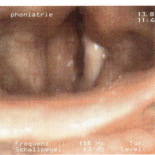

Abb. 96: Glottisches Larynxkarzinom rechts (Beispiel 11)
a) Respiration (links)
b) Phonation (rechts)

Stimmlippenlähmungen

Der Nervus vagus ist von zentraler Bedeutung für die Kehlkopffunktion. Mit seinen Ästen N. laryngeus superior und N. laryngeus inferior übernimmt er die motorische und sensible Versorgung. Je nach Schädigungsort ergeben sich typische Lähmungsbilder. Die Ursachen von Stimmlippenlähmungen sind sehr heterogen *(Tabelle 31)*, in der englischsprachigen Literatur wird nicht konsequent zwischen Paresen und Paralysen unterschieden. Die Strumektomie ist nach neuesten Zahlen nur zweithäufigste Ursache für eine Lähmung. Bei benignen Schilddrüsenerkrankungen treten in 3,4 % der Fälle temporäre Rekurrensparesen auf, jedoch nur in 0,3 % permanente. Bei Malignomen finden sich postoperativ 7,2 % temporäre und 1,2 % permanente Paresen [137].

Die einseitige Rekurrensparese (unilateral recurrent laryngeal nerve paralysis=URLNP) nach thoraxchirurgischen Eingriffen ist mit Häufigkeiten zwischen 7,0% und 36,2% eine bekannte Komplikation [31, 57, 91, 94]. Im klinischen Alltag wird ihr noch zu wenig Beachtung beigemessen, im Besonderen hinsichtlich der Lebensqualität der Patienten [6, 158]. Es besteht daher die Notwendigkeit der interdisziplinären Diagnostik und Exploration. Wenn nachfolgend **neurogene** Stimmlippenlähmungen näher dargestellt werden, so dürfen differentialdiagnostisch **myogene** Ursachen im Sinne von Muskelschwächen und natürlich auch **arthrogene**, wie z.B. Ankylose im Krikoarytaenoidgelenk oder Aryknorpelluxation nicht außer Acht gelassen werden.

Lähmungen des N. laryngeus inferior (recurrens)

Die Symptomatik einseitiger Lähmungen ist abhängig von Stellung und Tonus der betroffenen Stimmlippe *(Abbildung 97)*. Die gelähmte Stimmlippe kann entweder median, etwas seitlich von der Mittellinie (paramedian), in Zwischenposition (intermediär) oder in Respirationsstellung (lateral) stehen.

In der klinischen Praxis stellt sich die Frage nach der Art und Notwendigkeit einer therapeutischen Intervention, wenn

TABELLE 31
Ursachen von Stimmlippenlähmungen (modifiziert nach Böhme, [10])

Ursachen	zusätzliche Erklärungen
Bronchialkarzinom und thoraxchirurgische Eingriffe **häufigste Ursache einer Stimmlippenlähmung**	im Bereich der oberen Thoraxapertur, der supra-aortalen Arterien oder in Höhe des Aortenbogens, vorwiegend links
Ösophaguskarzinom	oberes Drittel, postoperativ
Mediastinalerkrankungen	Morbus Hodgkin, Non-Hodgkin-Tumoren, Metastasen
Ösophagusoperationen	Pulsionsdivertikel
Eingriffe an Schilddrüse und Nebenschilddrüsen **zweithäufigste Ursache einer Stimmlippenlähmung**	
Neck dissection, scharfes oder stumpfes Halstrauma	Unfälle, Strangulation, Mediastinoskopie
Intubationsnarkose	Überdehnung des N. vagus durch Lagerung
entzündliche Erkrankungen	Grippe, Neuroborreliose u.a.
neurotoxische Ursachen	medikamentös bedingte Vagus-Rekurrensparesen (z.B. Zytostatika wie Vincristin®)
Herz- und Gefäßerkrankungen	Aneurysmen der Aorta, Perikarditis, nach herzchirurgischen Eingriffen (Ductus Botalli, Herz-Lungen-Transplantation), rekonstruktive Karotis-Chirurgie
Hirnnerven- und Hirnstammsyndrome	Syndrom nach Tapa, Avellis, Schmidt, Vernet, Collet und Siccard, Villanet, Garcin, Wallenberg
im Kindesalter	kongenital, erworben (z.B. Arnold-Chiari-Syndrom)
idiopathisch	

bei insuffizientem Stimmlippenschluss Dysphonie, Dysphagie mit/ohne Aspiration und Störungen der tracheobronchialen Clearance auftreten. Bei einseitigen Lähmungen in medianer oder paramedianer Stellung mit gut erhaltenem Tonus kann durch logopädische Therapie meist ein zufriedenstellender Stimmklang erreicht werden. In intermediärer oder lateraler Position hingegen wird die Stimme eine hochgradige Störung mit überwiegend behauchten Klanganteilen aufweisen. Logopädische Therapieversuche enden hier meist frustran. In diesen Fällen kann nach Abschätzung der Prognose mit einem phonochirurgischen Eingriff (z.B. Medialisation der Stimmlippe durch endolaryngeale Augmentation oder externe Thyreoplastik) eine Stimmklangverbesserung erreicht werden.

Lähmung des N. laryngeus superior

Dieser Nerv versorgt sensibel die supraglottische Schleimhaut der Stimmlippen und motorisch den M. cricothyroideus. Bei einseitiger Lähmung ist die Stimme nur geringgradig betroffen. Durch Spannungsverlust kommt es zu Einbußen des Tonhöhenumfangs, die in erster Linie beim Singen bewusst wahrgenommen werden.

Zentrale Lähmungen

Kortikale und subkortikale Prozesse führen nicht zu typischen Lähmungserscheinungen. Hier stehen Bewegungsstörungen der Stimmlippen im Vordergrund. Es können Koordinationsstörungen der Ab- und Adduktionsbewegungen, Tonusschwankungen, Hyperkinesen und Dysphagien beobachtet werden. Nicht selten sind diese Befunde nach schweren Schädelhirntraumen sowie bei zerebrovaskulären Erkrankungen zu finden.

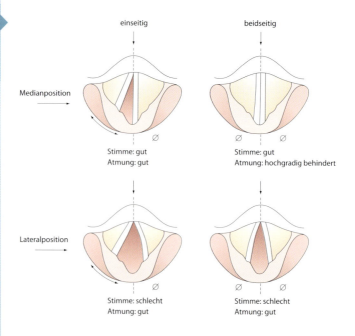

Abb. 97: Stimmqualität und Atmung in Abhängigkeit von der Stimmlippenstellung bei Ein- bzw. Beidseitigkeit der Parese

Laryngoskopie und Stroboskopie

Die Diagnose einer einseitigen Lähmung des N. laryngeus superior ist nicht immer offensichtlich. Durch die fehlende Dreidimensionalität geht bei der Laryngoskopie der Tiefeneindruck verloren. Erst die gezielte Untersuchung verschiedener Frequenzen lässt den Höhenunterschied zwischen den Stimmlippen erkennen.

Bei einseitigen Paresen des N. vagus ist das führende laryngoskopische Beurteilungskriterium die Stellung der gelähmten Stimmlippe *(Abbildung 98)*. Zusätzliche Bewertungskriterien sind respiratorische Restbeweglichkeit (differentialdiagnostische Abgrenzung der Stimmlippenparese von einer -paralyse) und supraglottische kompensatorische Phonationsmechanismen, wie z.B. das Einspringen der Taschenfalten. Nach *Kruse* ist dieses Phänomen Folge der Doppelphonationsfunktion mit erhaltener Aktivität des M. ventricularis [72].

Ein Vorfall des homolateralen Aryknorpels tritt meist bei Vagusschädigung oberhalb des Abgangs des N. recurrens auf. *Kruse* vermutet ein Vorkippen des Aryknorpels auch bei kombinierter Läsion des N. recurrens und Ramus externus des N. laryngeus superior [71]. Bei anderen Lähmungsformen ist die Stellung des Aryknorpels eher unauffällig.

Eine Exkavation der Stimmlippe wird prognostisch als schlechtes Zeichen beurteilt. Bei gestörter oder fehlender Innervation des M. vocalis beginnt der Faserabbau, der in einer Atrophie des Muskels mit schlaffem Tonus und Excavation mündet. Bleibt der Stimmlippentonus trotz respiratorischer Beweglichkeitseinschränkung erhalten, kann mit einer günstigen Prognose mit wahrscheinlicher Restitution der Nervenfunktion gerechnet werden *(Abbildung 99)*.

Für die phonatorische Funktion ist die stroboskopische Beurteilung des Stimmlippenschlusses wichtig. Bei medianen und paramedianen Stimmlippenfixierungen können Patienten meist einen vollständigen Schluss erreichen. Dazu ist jedoch eine normale Atemfunktion erforderlich, um einen ausreichenden subglottischen Anblasedruck bereitstellen zu

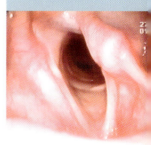
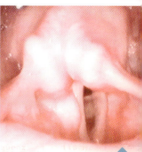

Abb. 98: Einseitige Stimmlippenparese links in Paramedianstellung (Respiration/ oberes Bild bzw. Phonation/ unteres Bild) mit verminderter Stimmqualität infolge der Glottisschlussinsuffizienz

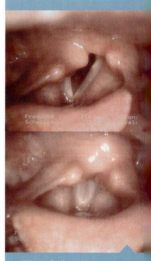

Abb. 99: Rechtsseitige Stimmlippenlähmung: trotz paramedianer Fixierung der rechten Stimmlippe wird bei Phonation ein vollständiger Glottisschluss erreicht

Klinische Beispiele organischer Dysphonien

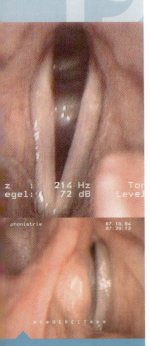

Abb. 100: Beidseitige Stimmlippenlähmung bei einem Patienten nach Akiyama-Operation mit paramedianer Stimmlippenfixierung: Bei Respiration (oberes Bild) ausreichend weite Glottis, bei Phonation hyperfunktionelle Komensationsversuche mit Aktivierung der rechten Taschenfalte

können. Je weiter lateral die Stimmlippe von der Mittellinie abweicht, desto schwieriger ist es, kompensatorisch mit der gesunden Stimmlippe einen Glottisschluss zu erreichen (Abbildung 98). Es resultiert ein breiter Phonationsspalt. In diesem Fall kann die Stroboskopie nicht angewendet werden.

Da der eigentliche Schwingungsvorgang der myoelastisch-aerodynamischen Theorie entsprechend passiv abläuft und vom subglottischen Druck gesteuert wird, können bei erhaltenem Glottisschluss Stimmlippenschwingungen beobachtet werden. Die Stroboskopie kann diese Schwingungsvorgänge visualisieren.

Während bei einseitigen Stimmlippenmotilitätsstörungen meist die Dysphonie im Vordergrund steht, überwiegt bei beidseitigen Störungen die Dyspnoe (Abbildung 100).

Auditive Stimmklangbeurteilung

Leitsymptom einer einseitigen Stimmlippenlähmung mit insuffizientem Stimmlippenschluss ist der behauchte Stimmklang. Durch den Luftverlust bei Phonation müssen die Patienten häufig bereits nach kurzen Phrasen nachatmen. Nicht selten resultiert eine Belastungsdyspnoe beim Sprechen.

Kann der Patient kompensatorisch einen vollständigen Stimmlippenschluss erreichen, so stören gelegentlich raue Anteile den Stimmklang, insbesondere wenn es durch Tonusdifferenzen bzw. atrophische Gewebeveränderungen zu Irregularitäten und Diplophonien kommt.

Indifferente Sprechstimmlage

Patienten mit einseitigen Rekurrensparesen sprechen oft mit unnatürlich hohen Stimmen. Sie setzen kompensatorisch den M. cricothyroideus ein, um durch zusätzliche Stimmlippenspannung einen Glottisschluss zu erreichen.

Maximale Tonhaltedauer, Phonationsquotient, s/z-Ratio

Bei fehlendem Glottisschluss ist die stimmhafte Phonation deutlich verkürzt (maximale Tonhaltedauer oft nur wenige Sekunden), Phonationsquotient kann Werte über 250 ml/sec erreichen und die s/z-Ratio ist hochpathologisch.

Stimmfeldmessung

Eine **einseitige Lähmung des N. laryngeus superior** ist beim Singen infolge der fehlenden Grobspannmöglichkeit durch eingeschränkte Tonhöhenumfänge gekennzeichnet, Piano- und Fortefunktion erreichen oft normale SPL-Werte.

Das Stimmfeld ist bei **einseitigen Rekurrenslähmungen** in der Regel klein, der Tonhöhenumfang in Höhe und Tiefe eingeschränkt. Es werden keine lauten Schalldruckpegel erreicht. Die Rufstimme ist wenig steigerungsfähig, die Stimmdynamik reduziert. Die indifferente Sprechstimmlage liegt meist höher, da durch eine zunehmende Stimmlippenspannung ein besserer Stimmlippenschluss angestrebt wird.

Akustische Stimmklanganalysen

Die Behauchtheit kann mit Hilfe der GNE und teilweise mit Shimmer objektiviert werden. Im Heiserkeitsdiagramm liegen sowohl die Rausch- als auch Irregularitätswerte im pathologischen Bereich. Ist der Stimmklang hochgradig gestört, muss auf Periodizitätsanalysen aus methodischen Gründen verzichtet werden.

Während bei einseitigen Lähmungen die Heiserkeit im Vordergrund steht, wird die beidseitige Stimmlippenlähmung durch Atemnot charakterisiert. In diesen Fällen muß entschieden werden, ob eine glottiserweiternde Operation (z.B. eine laserchirurgische posteriore Chordektomie, *Abbildung 102*) oder als ultima ratio eine Tracheotomie durchgeführt werden muss.

Diagnose	beidseitige Stimmlippenlähmung nach Strumektomie
Anamnese	progrediente Dyspnoe
Komorbiditäten	Asthma bronchiale, Adipositas
auditive Stimmklangbeurteilung	präoperativ: R1 B1 H1 postoperativ: R1 B2 H2
Vitalkapazität	1000 ml (pathologisch)
Phonationsquotient	präoperativ: 67 ml/s postoperativ: 153 ml/s

BEISPIEL 12

weiblich, 59 Jahre, Nichtraucherin

Klinische Beispiele organischer Dysphonien

Laryngostroboskopie	präoperativ: linke Stimmlippe paramedian fixiert *(Abbildung 101)*, rechts respiratorische Stimmlippenbeweglichkeit hochgradig eingeschränkt mit geringer Restbeweglichkeit; komplette Glottisschlussinsuffizienz Postoperativ bestand ein deutlich größerer Glottisquerschnitt bei Respiration *(Abbildung 102)*, der die Atmung begünstigte und die Phonation nur gering erschwerte.

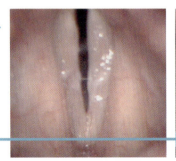
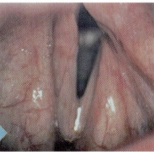

Abb. 101: Laryngoskopischer Befund bei beidseitiger Rekurrensparese vor laserchirurgischer Glottiserweiterung (Beispiel 12)

Abb. 102: Laryngoskopischer Befund nach laserchirurgischer Glottiserweiterung (Beispiel 12)

Stimmfeldmessung	Trotz eingeschränkter Vitalkapazität erreichte die Patientin eine ausreichende stimmdynamische Breite von etwa 40 dB und einen Tonhöhenumfang von knapp zwei Oktaven *(Abbildung 103)*. Nach laserchirurgischer Erweiterung der Glottis konnte im phonatorischen Abschnitt (vordere 2/3 der Stimmlippe) ausreichend Stimmlippenschleimhaut als Voraussetzung für die Klangbildung erhalten werden. Die Glottiserweiterung führte zwar zu einer Verschlechterung des auditiven Stimmklangs, die Leistungsparameter im Stimmfeld blieben jedoch weitgehend unverändert.

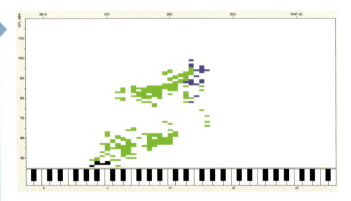

Abb. 103: Stimmfeld bei beidseitiger Stimmlippenlähmung vor laserchirurgischer Glottiserweiterung (Beispiel 12)

Stimmlippenlähmungen

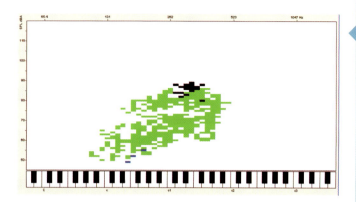

Abb. 104: Postoperatives Stimmfeld nach laserchirurgischer Glottiserweiterung (Beispiel 12)

Heiserkeitsdiagramm	Das Heiserkeitsdiagramm in *Abbildung 105* zeigte im Vergleich zu den Voruntersuchungen (braun) nach der laserchirurgischen Glottiserweiterung nur eine geringe Verschlechterung des Stimmklangs (grün)

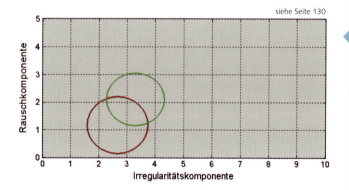

siehe Seite 130

Abb. 105: Heiserkeitsdiagramm vor (braun) und nach (grün) laserchirurgischer Glottiserweiterung bei beidseitiger Rekurrensparese

Die akustischen Analysen ergaben folgende Mittelwerte (±Standardabweichung) für 10 Vokale:		
	präoperativ	4 Wochen postoperativ
Periodenkorrelation	0,996	0,994
Jitter%	0,33 %	0,79 %
Shimmer%	1,93 %	2,40 %
GNE	0,787	0,563
F0	228 Hz	245 Hz
Irregularität	**2,68 (± 1,09)**	**3,04 (± 1,04)**
Rauschen	**1,12 (± 1,05)**	**2,05 (± 0,96)**

KAPITEL 19

Klinische Beispiele organischer Dysphonien

BEISPIEL 13
männlich, 42 Jahre
Nichtraucher

Diagnose	linksseitige Rekurrensparese bei schwerer Kardiomyopathie
Vorgeschichte	zwei Jahre bestehende Stimmlippenlähmung; trotz logopädischer Stimmübungstherapie kein zufriedenstellendes stimmliches Ergebnis
Akustische Stimmklanganalyse (CD-Track 6)	R1 B2 H2
Vitalkapazität	2500 ml (55 % der Norm, pathologisch)
Phonationsquotient	312 ml/s (pathologisch)
Laryngostroboskopie	bei regelrechter Abduktion der rechten Stimmlippe in Respiration paramedian fixierte linke Stimmlippe mit Exkavation *(Abbildung 106)*, bei Phonation durchgehender Glottisspalt *(Abbildung 107)*

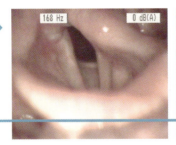
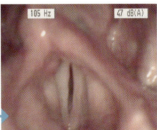

Abb. 106: Linksseitige Stimmlippenlähmung mit Exkavation der Stimmlippe (Beispiel 13)

Abb. 107: Linksseitige Stimmlippenlähmung mit durchgehendem Glottisspalt bei Phonation (Beispiel 13)

Stimmfeldmessung *(Abbildung 108)*	leises Sprechen (blau) und Singen (grün) möglich, limitierte stimmliche Steigerungsfähigkeit mit SPL_{max}-Werte von maximal 80 dB; physiologischer Tonhöhenumfang von 24 Halbtönen jedoch normal

Abb. 108: Stimmfeld bei Rekurrensparese (Beispiel 13)

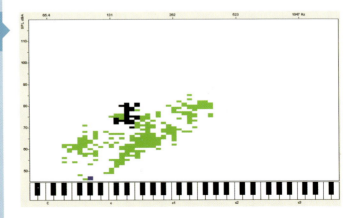

Stimmlippenlähmungen

Akustische Stimmklanganalyse	alle Parameter der Heiserkeitsanalysen pathologisch *(Abbildung 109)*: nicht nur Irregularitätswerte, sondern auch Rauschwerte erhöht

Mittelwerte (±Standardabweichung) für 10 Vokale	
Periodenkorrelation	0,972
Jitter %	0,99 %
Shimmer %	5,65 %
GNE	0,379
F0	147 Hz
Irregularitätskomponente	4,87 (± 0,89)
Rauschkomponente	2,81 (± 0,96)

siehe Seite 130

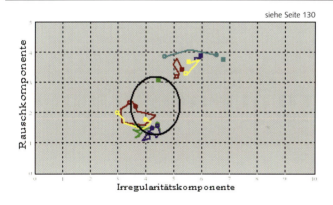

Abb. 109: Akustische Heiserkeitsanalysen eines Stimmklangs R1 B2 H2 (Beispiel 13)

BEISPIEL 14
männlich, 56 Jahre

Diagnose	Rekurrensparese links unklarer Genese
Vorgeschichte	Vorstellung wegen anhaltender Stimmbelastungsprobleme trotz logopädischer Therapie
Nikotin	15–20 Zigaretten täglich
Beruf	Außendienstmitarbeiter
Auditive Stimmklangbeurteilung (CD-Beispiele)	präoperativ: R2 B3 H3 (CD-Track 7) postoperativ: R1 B0 H1 (CD-Track 8)
s/z-Ratio	präoperativ: 2,3

Laryngostroboskopie	asymmetrische Stellung der Stimmlippen in Respiration mit paramedian fixierter linker Stimmlippe bei Phonation Glottisspalt im mittleren und posterioren Abschnitt. Nach externer Medialisation der linken Stimmlippen mit einem 15x6 mm Titanimplantat (TVFMI® nach Friedrich) konnte ein vollständiger Glottisschluss erzielt werden.
Stimmfeldmessung	sehr leises Sprechen (blau) und Singen bei Schalldruckpegeln um 45 dB (untere Meßgrenze!) möglich; präoperativ eingeschränkte Steigerungsfähigkeit bis zur Rufstimme *(Abbildung 110)*, nach externer Stimmlippenmedialisation um mehr als 10 dB verbessert *(Abbildung 111, blauer Pfeil)* Tonhöhenumfang von 20 Halbtönen durch Operation nicht wesentlich beeinflusst

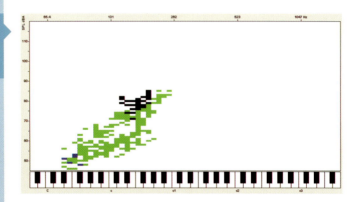

Abb. 110: Präoperatives Stimmfeld nach logopädischer Therapie bei Rekurrensparese (Beispiel 14)

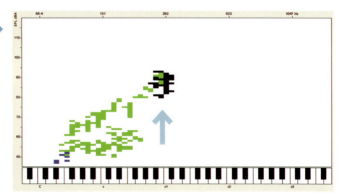

Abb. 111: Verlaufskontrolle der Stimmfeldmessung 2 Monate nach externer Stimmlippenmedialisation (Beispiel 14)

Akustische Stimmklanganalysen	prä- und postoperative Heiserkeitsanalysen in *Abbildung 112:* Mittelwerte für alle gehaltenen Vokale (mit Standardabweichung) vor Medialisation im pathologischen Bereich (brauner Kreis), nach Operation Normalisierung der Werte (grüner Kreis)

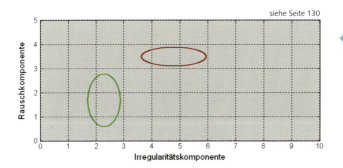

Abb. 112: Elektroakustische Stimmklanganalysen mit dem Heiserkeitsdiagramm vor und nach externer Stimmlippenmedialisation (braun=präoperativ, grün=postoperativ)

Mittelwerte (±Standardabweichung) für 10 Vokale:		
	präoperativ	10 Wochen postoperativ
Periodenkorrelation	0,949	0,994
Jitter%	1,60 %	0,79 %
Shimmer%	5,99 %	2,40 %
GNE	0,212	0,563
F0	127 Hz	245 Hz
Irregularität	**5,13 (± 1,16)**	**2,36 (± 0,61)**
Rauschen	**3,50 (± 0,40)**	**1,67 (± 1,11)**

Sulcus vocalis

Ein Sulcus vocalis (synonym: Sulcus glottidis) beschreibt eine meist angeborene „Rinnenbildung" am freien Stimmlippenrand *(Abbildung 113)*. Im Französischen wird von *Bouchayer* diese Form einer angeborenen Dysplasie als „Sulcus vergeture" bezeichnet [11], meist bestehen Heiserkeit und Stimmprobleme seit der Kindheit oder Jugend.
Neuerdings diskutiert man für die Entstehung eines Sulcus vocalis Wundheilungsstörungen nach Entzündungen.

Durch eine Fixierung zwischen Stimmlippenepithel und M. vocalis bzw. durch Fehlen der subepithelialen bindegewebigen Verschiebeschicht sind die Stimmlippenschwingungen zum Teil stark beeinträchtigt. Nicht selten resultiert im betroffenen Stimmlippenareal ein insuffizienter Glottisschluss.

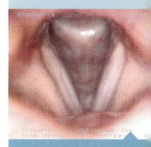

Abb. 113: Sulcus vocalis

Klinische Beispiele organischer Dysphonien

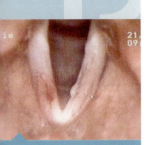

Abb. 114: Stimmlippenpolyp links ausgehend von der Basis des Sulcus vocalis mit hämorrhagischer Kontaktreaktion rechts

Taschenfaltenphonation oder übermäßige Aktivierung des M. cricothyroideus mit Sprechen in höheren Frequenzbereichen sind reaktiv angewendete Kompensationsstrategien.

Gelegentlich kommt es zur Ausbildung von Stimmlippenpolypen, die von der Basis des Sulcus vocalis entspringen *(Abbildung 114)*.

Laryngoskopie und Stroboskopie

Ein Sulcus vocalis lässt sich bei genauer Betrachtung in Respirationsstellung als schmale Rinnenbildung parallel zum freien Stimmlippenrand erkennen. In der Stroboskopie sind Schwingungsamplitude und Randkantenverschieblichkeit vermindert oder gar aufgehoben. Oft können bei Phonation Irregularitäten, Schwingungsasymmetrien oder auch Phasendifferenzen beobachtet werden.

Auditive Stimmklangbeurteilung

Je nach Ausprägung des Sulcus vocalis kann der Stimmklang zwischen gering- und hochgradiger Heiserkeit differieren. Je ausgeprägter ein Sulcus ausgebildet ist, desto auffälliger ist der Stimmklang. Oft empfinden Patienten ihren Stimmklang weniger auffällig als der Untersucher.

Fehlende Randkantenverschieblichkeit und Asymmetrie der Schwingungen bedingen aperiodische Klanganteile, die auditiv-perzeptiv als Rauigkeit wahrgenommen werden.

Indifferente Sprechstimmlage

Durch hyperfunktionelle Kompensationsversuche kann die indifferente Sprechstimmlage erhöht sein.

Maximale Tonhaltedauer, Phonationsquotient, s/z-Ratio

Alle drei aerodynamischen Parameter zeigen vielfach pathologische Werte, da stimmhafte Phonation nur verkürzt möglich ist.

Sulcus vocalis

Stimmfeldmessung

Patienten mit Sulcus vocalis haben Schwierigkeiten, leise zu phonieren. Oft ergibt sich aus den Stimmfeldmessergebnissen der Eindruck einer hyperfunktionellen Dysphonie: die Pianokurve ist zu lauteren Schalldruckpegeln verschoben, der Tonhöhenumfang eingeschränkt und die indifferente Sprechstimmlage erhöht.

Akustische Stimmklanganalysen

Die Irregularitäten im Stimmklang führen zu hohen Geräuschbeimengungen im Stimmklang, die sich mit Parametern wie Harmonics-to-Noise-Ratio, Signal-to-Noise-Ratio oder Noise-to-Harmonics-Ratio messen lassen. Jitter- und Shimmermessungen sind je nach Störungsgrad nur begrenzt durchführbar. Spektralanalytische Stimmklanganalysen sind durch Geräuschbänder zwischen den Harmonischen gekennzeichnet.

BEISPIEL 15
männlich, 62 Jahre
Nichtraucher

Diagnose	beidseitiger Sulcus vocalis
Komorbidität	Morbus Parkinson
Anamnese	die seit mehr als 12 Jahren bestehende Stimmproblematik zunächst als Folge der Parkinson-Erkrankung angesehen
Beruf	ehemaliger Schlagersänger
Auditive Stimmklangbeurteilung	R2 B2 H2
Vitalkapazität	4000 ml
Phonationsquotient	235 ml/s
Laryngostroboskopie	Rinnenbildung am freien Stimmlippenrand *(Abbildung 115)*, verkürzte Schwingungsamplituden und verminderte Randkantenverschieblichkeit im Sulcusbereich

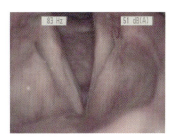
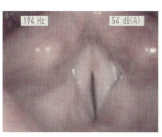

Abb. 115: Sulcus vocalis beidseits: links in Respiration, rechts mit Schlussphase bei Phonation (Beispiel 15)

Stimmfeld *(Abbildung 116)*	leise Sprechstimme (blau) bei 48 dB: für das Singen im Modalregister (Singstimme: grün) zunächst erhöhter Anblasedruck notwendig einhergehend mit höheren Schalldruckpegeln, im Falsett auch geringere SPL_{min}-Werte erreichbar, Tonhöhenumfang 27 Halbtöne

Abb. 116: Stimmfeld bei Sulcus vocalis (Beispiel 15)

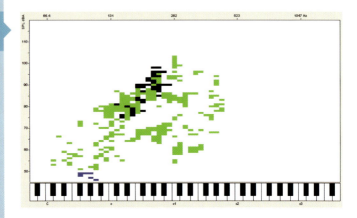

Akustische Stimmklanganalyse *(Abbildung 116)*	Instabilität der Stimmsignale durch bizarr verlaufende Kurven und große Streuungen charakterisiert, Mittelwert für alle Phonationen außerhalb des Normalbereiches

Abb. 117: Heiserkeitsdiagramm bei Sulcus vocalis (Beispiel 15)

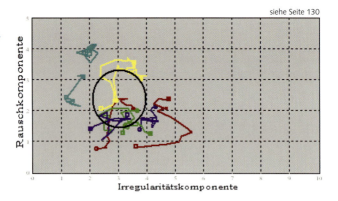

siehe Seite 130

Stimmlippenzyste

Zystische Veränderungen nehmen ihren Ursprung von kleinen Schleimdrüsen der laryngealen Schleimhaut. Sie sind subepithelial im Taschenfaltenbereich, im Sinus Morgagni oder in Stimmlippen lokalisiert und meist mit Platten- oder Zylinderepithel ausgekleidet. Mit modernen endoskopischen Techniken sind sie heute leicht von Stimmlippenpolypen und -knötchen abzugrenzen. Nur selten ist ein spontaner Rückgang zu beobachten, so dass phonochirurgische Abtragungen notwendig sind. Die visuelle Schwingungsanalyse liefert einen wesentlichen Beitrag für die Planung des operativen Vorgehens.

Je nach Lokalisation und Größe führen sie zu Stimmbeschwerden: Heiserkeit, Anstrengungs- und Globusgefühl und Räusperzwang.

Laryngoskopie und Stroboskopie
Meist sind Stimmlippenzysten als weißliche, kugelige, durch das Epithel durchscheinende Raumforderungen zu erkennen (Abbildung 118). Die Schwingungsfähigkeit der betroffenen Stimmlippe ist hochgradig vermindert.

Durch asymmetrische Massenverteilung können Irregularitäten und asynchrone Schwingungen auftreten.

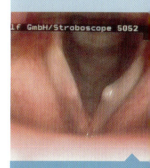

Abb. 118: Subepithelial gelegene Stimmlippenzyste links

Auditive Stimmklangbeurteilung
Die perzeptive Heiserkeit wird sowohl durch raue als auch behauchte Stimmklangveränderungen hervorgerufen.

Maximale Tonhaltedauer, Phonationsquotient, s/z-Ratio
Die aerodynamischen Werte sind infolge des laryngealen Organbefundes pathologisch.

Stimmfeldmessung
Patienten mit Stimmlippenzysten verfügen über einen eingeschränkten Tonhöhenumfang und können nicht mehr leise singen: die Kurve des leisen Singens verschiebt sich in den Fortebereich, die Steigerungsfähigkeit der Sing- und Sprechstimme ist reduziert.

Klinische Beispiele organischer Dysphonien

BEISPIEL 16
weiblich, 21 Jahre, Nichtraucherin

Akustische Stimmklanganalysen

Die Schwingungsirregularitäten führen meist zu pathologischen Jitterwerten. Die Obertonstruktur im Spektrum ist gestört, Geräuschanteile nehmen zu.

Diagnose	Stimmlippenzyste links
Vorgeschichte	ambulante Vorstellung wegen persistierender Stimmprobleme und anhaltender Arbeitsunfähigkeit nach frustranen konservativen Therapieversuchen bei Verdacht auf chronische Laryngitis
Beruf	Kindergärtnerin
Auditive Stimmklangbeurteilung	präoperativ: R2 B1 H2 gepresste Stimmgebung beim Sprechen
Phonationsquotient	270 ml/s (pathologisch) bei normaler Vitalkapazität
Laryngostroboskopie	Zunächst zeigte sich dem Untersucher das Bild wie bei chronischer Laryngitis, die später diagnostizierte Stimmlippenzyste links markiert sich noch nicht deutlich *(Abbildung 119)*. Erst im weiteren Verlauf konnte laryngostroboskopisch die subepitheliale Stimmlippenzyste gesichert werden *(Abbildung 120)*.

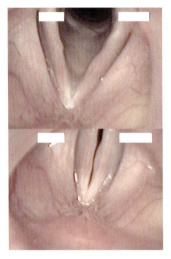

Abb. 119: Laryngoskopischer Befund bei Erstvorstellung (Beispiel 16): die Stimmlippenzyste markiert sich undeutlich
oben: Respiration
unten: Phonation

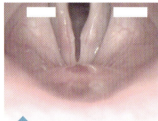

Abb. 120: Verlaufskontrolle nach zweimonatiger konservativer Therapie (Beispiel 16): Stimmlippenzyste links als gelbliche, rundliche Raumforderung subepithelial erkennbar

Stimmfeld *(Abbildung 121)*	normale leise Sprechstimme (blau), Rufstimme (schwarz) eingeschränkt steigerbar (maximal 90 dB, für Stimmberuf zu gering), normaler Tonhöhenumfang der Singstimme (grün) mit fast 3 Oktaven (35 Halbtöne), dynamische Einschränkungen beim Singen sowohl im Piano- als auch Fortebereich

Stimmlippenzyste

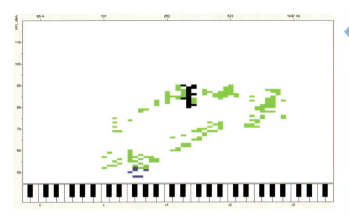

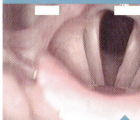

Abb. 121: Stimmfeld bei Stimmlippenzyste (Beispiel 16)

Abb. 122: Laryngoskopischer Befund eine Woche nach phonochirurgischer Exstirpation der Stimmlippenzyste links (Beispiel 16)

Akustische Stimmklanganalyse	Stimmklang durch irreguläre Klanganteile charakterisiert, einzelne Phonationen mit großen Schwankungen.
Verlauf	Bereits eine Woche nach phonochirurgischer Exstirpation bestand ein deutlich verbesserter Stimmklang. Die Rötung an der rechten Stimmlippe war bereits abgeklungen, links der operative Zugang verschlossen und der freie Stimmlippenrand nahezu glatt *(Abbildung 122)*.

Teleangiektasien und Stimmlippenhämatome

Gefäße mit deutlich größerem Querschnitt werden als Vasektasie oder Teleangiektasie (Gefäßerweiterungen) bezeichnet *(Abbildung 123)*. Teleangektasien können nicht nur Ausgangspunkt teleangiektatischer Stimmlippenpolypen sein, sondern begünstigen bei hoher stimmlicher Beanspruchung Stimmlippeneinblutungen.

Durch mechanisch wirksame Kräfte können in den Stimmlippen Gewebeverletzungen und Rupturen kleiner Gefäße zu Einblutungen (Stimmlippenhämatom) führen. Als diagnostisch wichtiges Kriterium gilt eine plötzlich einsetzende Heiserkeit nach lautem oder intensivem Stimmgebrauch.

Stimmlippenhämatome sind differentialdiagnostisch sowohl von einer Arbeitshyperämie (nach anstrengender Gesangspartie oder langem Sprechen) als auch von einer Monochorditis (selten auftretende einseitige Stimmlippenentzündung) abzugrenzen.

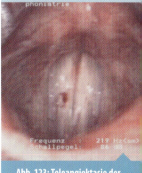

Abb. 123: Teleangiektasie der rechten Stimmlippe

Klinische Beispiele organischer Dysphonien

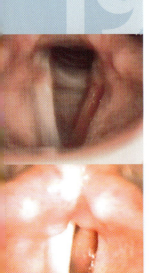

Abb. 124: Stimmlippenhämatom links (oben: Respiration, unten: Phonation)

Laryngoskopie und Stroboskopie
Auffällig ist die Farbdifferenz beider Stimmlippen *(Abbildung 124)*. Die betroffene Stimmlippe ist meist dunkelrot, die Gegenseite grau-weiß. Die Schwingungsfähigkeit ist im Hämatombereich vermindert oder sogar aufgehoben, eine Randkantenverschieblichkeit meist nicht erkennbar.

Auditive Stimmklangbeurteilung
Leitsymptom ist die plötzlich einsetzende mittel- bis hochgradige Heiserkeit nach stimmlicher Anstrengung.

Indifferente Sprechstimmlage
Oft resultiert eine Diplophonie.

Maximale Tonhaltedauer, Phonationsquotient, s/z-Ratio
Alle Werte sind vorübergehend bis zur Restitution der Gewebeveränderungen pathologisch.

Stimmfeldmessung und akustische Stimmklanganalysen
Im Akutstadium sollte auf eine Stimmfeldmessung sowie akustische Analyse aus Gründen der Schonung verzichtet werden.

BEISPIEL 17

weiblich, 46 Jahre, Nichtraucherin

Diagnose	Stimmlippenhämatom links
Anamnese	plötzliche Heiserkeit nach intensiver Probenarbeit
Beruf	Konzertsängerin
Auditive Stimmklangbeurteilung	R2 B1 H2 gepresste Stimmgebung
Laryngostroboskopie	bei Erstuntersuchung blutunterlaufene Stimmlippe links *(Abbildung 125)*.
Verlauf	unter antiphlogistischer und abschwellender Therapie weitestgehende Rückbildung des Hämatoms *(Abbildung 126)*; nach weiteren 10 Tagen beiderseits teleangiektatische Veränderungen auf den Stimmlippen *(Abbildung 127)*.
Therapieempfehlung	Um einem Stimmlippenhämatom vorzubeugen, sollten die Teleangiektasien phonochirurgisch verödet werden.

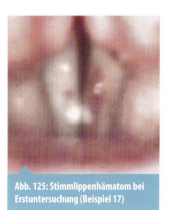

Abb. 125: Stimmlippenhämatom bei Erstuntersuchung (Beispiel 17)

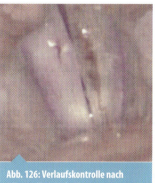

Abb. 126: Verlaufskontrolle nach 2 Tagen (Beispiel 17)

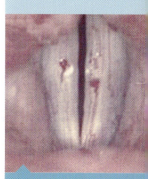

Abb. 127: Abschlussbefund: teleangiektatische Veränderungen als Ausgangspunkt des Hämatoms (Beispiel 17)

Laryngeale Intubationsschäden

Unmittelbar nach Intubationen können unter Umständen umschriebene Gewebeverletzungen und Stimmlippenhämatome beobachtet werden *(Abbildung 128)*.

Eckerbom et al. (1986) unterteilen Intubationsschäden in drei Grade [24]:

Grad I	Rötungen (Hyperämie) oder Entfärbungen der Schleimhaut, Ödeme
Grad II	Ulzerationen und Nekrosen des Epithels und der Lamina propria
Grad III	tiefe Ulzerationen und Nekrosen bis auf den Knorpel reichend

Bereits nach kurzzeitiger Intubation kann es zu umschriebenen mechanischen und nachfolgend entzündlichen Veränderungen kommen, die zur Ausbildung von Intubationsgranulomen im interkartilaginären Stimmlippenbereich führen können. Prädilektionsstelle für mechanische Tubusschädigungen ist der Processus vocalis des Aryknorpels. Typischerweise entstehen Intubationsgranulome *(Abbildung 129)* erst Wochen nach der Intubation. Patienten klagen über zunehmende Heiserkeit, Druckgefühl und Räusperzwang.

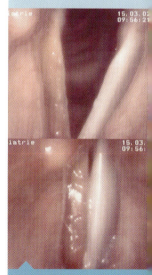

Abb. 128: Hämatom der rechten Stimmlippe nach Schilddrüsenoperation. (oben: Respiration, unten: Phonation)

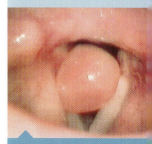

Abb. 129: Großes Intubationsgranulom rechts

Klinische Beispiele organischer Dysphonien

Laryngoskopie und Stroboskopie
Bei der Kehlkopfuntersuchung zeigen sich meist rundliche Raumforderungen im interkartilaginären Bereich der Stimmlippen, die den Glottisschluss behindern.

Auditive Stimmklangbeurteilung
Die Stimme ist oft behaucht und heiser, teilweise diplophon oder aphon.

Indifferente Sprechstimmlage
Die indifferente Sprechstimmlage ist meist nicht verändert.

Maximale Tonhaltedauer, Phonationsquotient, s/z-Ratio
Die stimmhafte Phonation ist stark beeinträchtigt, die Werte sind im pathologischen Bereich zu erwarten.

Stimmfeldmessung
Wenn bei großen Intubationsgranulomen der Stimmklang eine Stimmfeldmessung zuläßt, findet sich ein hochgradig eingeschränktes Stimmfeld mit reduzierten maximalen SPL-Werten, erhöhten SPL_{min}-Werten und eingeschränktem Tonhöhenumfang.

Akustische Stimmklanganalysen
Bei hochgradig heiseren oder sogar aphonen Stimmen sind akustische Analysen nicht möglich.

BEISPIEL 18
männlich, 54 Jahre, Nichtraucher

Diagnose	Intubationsgranulom rechts
Anamnese	routinemäßige postoperative Laryngoskopie nach 8-stündiger Schilddrüsenoperation mit Sternotomie
Laryngostroboskopie	am 3. postoperativen Tag oberflächliche Epithelverdickungen im Bereich der Aryknorpel (Pachydermien mit Kontaktulzera, *Abbildung 130*), nach 3 Wochen kleines Intubationsgranulom rechts ohne Behinderung des Stimmlippenschlusess (*Abbildung 131*)

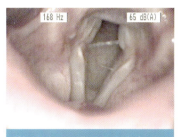

Abb. 130: Intercartilaginäre Pachydermien mit Kontaktulzera nach Intubation (Beispiel 18)

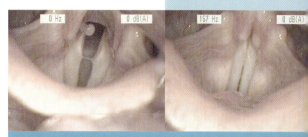

Abb. 131: Beispiel 18: Kleines Intubationsgranulom rechts nach 3 Wochen (linkes Bild) ohne Glottisschlussbehinderung (rechtes Bild)

Mutationsdysphonien

Mutationsstörungen sollten nicht nur stimmdiagnostisch, sondern auch interdisziplinär pädiatrisch-endokrinologisch abgeklärt werden. Eine physiologische Mutation liegt vor, wenn etwa zwischen dem 11. und 16. Lebensjahr der Stimmwechsel eintritt und nach etwa 2 Jahren abgeschlossen ist. Bei Knaben senkt sich die Sprechstimme etwa um eine Oktave ab, bei Mädchen um eine Terz bis maximal Quinte.

Es können verschiedene pathologische Verlaufsformen auftreten: die Mutation kann zu früh (**Mutatio praecox**), zu spät (**Mutatio tarda**) oder gar nicht (**persistierende Kinderstimme**) eintreten bzw. unvollständig (**Mutatio incompleta**) oder zu lang (**Mutatio prolongata**) verlaufen. In Einzelfällen wurde ein unnatürliches Absenken der Sprechstimme beobachtet (bei Mädchen: **perverse Mutation**; bei Knaben: **Mutationsbass**).

Die häufigste Mutationsstörung ist die **Mutationsfistelstimme,** die überwiegend bei jungen Männern beobachtet wird. Trotz abgeschlossener Pubertät und regelrechtem Kehlkopfwachstum halten die Betroffenen an ihrer kindlichen Stimmlage fest oder werden sogar noch höher. Es liegt eine rein funktionelle, zum Teil psychogen überlagerte, Störung vor.

Laryngoskopie und Stroboskopie
Bei der Mutationsfistelstimme ist die morphologische Struktur des Kehlkopfes regelrecht und zeigt normale männliche Dimensionen. Bei Phonation läßt sich eine typisch hyperfunktionelle Symptomatik erkennen:

- reduzierte Schwingungsamplituden
- eingeschränkte Randkantenverschieblichkeit
- lange Schlussphase
- kurze Öffnungsphase

Auditive Stimmklangbeurteilung
Die Stimme klingt bei manchen dicht und klar, bei anderen schrill, kippend oder behaucht. Rauigkeit tritt selten auf.

Indifferente Sprechstimmlage
Durch Verwendung der Falsett-(Fistel)funktion ist die ungespannte (indifferente) Sprechstimme stark erhöht.

Maximale Tonhaltedauer, Phonationsquotient, s/z-Ratio
Je nach Schweregrad der hyperfunktionellen Symptomatik können pathologische Abweichungen gemessen werden, nicht selten erreichen Probanden Werte im Normalbereich.

Stimmfeldmessung
Die Stimmfeldmessung deckt das Fehlen altersphysiologischer tiefer Frequenzbereiche sowohl für die Singstimme, als auch Sprechstimme auf. Die Stimme wird in kindlichen Lagen verwendet, allerdings werden selten die Obergrenzen des Tonhöhenumfanges erreicht, die bei Kindern bis in die dreigestrichene Oktave reicht. Die Sprechstimmlage ist viel zu hoch. Die Pianofunktion verschiebt sich zu höheren Schalldruckpegeln.

Akustische Stimmklanganalysen
Bei unauffälligem Stimmklang ergeben die Periodizitätsanalysen normale Werte. Eventuell lassen sich behauchte Stimmklanganteile objektivieren (z.B. mit Hilfe der GNE).

Mutationsdysphonien

BEISPIEL 19
weiblich, 14 Jahre

Diagnose	Testikuläre Feminisierung
Vorgeschichte	Die Eltern des Mädchens hatten sich zunächst wegen eines plötzlich einsetzenden Stimmbruchs an den behandelnden Kinderarzt gewandt. Trotz unauffälliger Kindheit kam es zum unerklärlichen Absinken der Sprechstimme. Die daraufhin veranlasste pädiatrisch-gynäkologische Diagnostik ergab eine testikuläre Feminisierung. Die eingeleitete Anti-Testosterontherapie konnte die bereits eingetretenen Stimmveränderungen nicht mehr rückgängig machen.
Krankheitsbild	Die testikuläre Feminisierung ist die ausgeprägteste Form des Androgenrezeptordefekts. Bei Genotyp 46, XY und normaler Serumtestosteron-Konzentration ist eine Ausprägung der männlichen Geschlechtsmerkmale bei fehlendem Zielmolekül nicht möglich. Der Körper reagiert unter anderem mit einer vermehrten Östrogenproduktion, die für eine weibliche geschlechtliche Entwicklung entscheidend ist. Neben fehlender Sekundärbehaarung entwickeln sich das äußere Genitale (bei fehlender Uterusanlage) und die Brust weiblich. Die Patientinnen weisen einen eindeutig weiblichen Phänotyp auf, weshalb sie gesellschaftlich als Mädchen bzw. Frauen angesehen werden.
Auditive Stimmklangbeurteilung	R0 B0 H0
Laryngostroboskopie	keine morphologischen endolaryngelalen Auffälligkeiten mit stroboskopisch regelrechtem Schwingungsablauf .
Stimmfeldmessung (Abbildung 132)	Unter dem Eindruck einer noch nicht vollständig abgelaufenen Mutation wurde die Patientin nicht angehalten, an ihre stimmlichen Grenzen zu gehen. Dies mag die etwas geringen maximal erreichten Schalldruckpegelwerte beim Rufen und lauten Singen erklären. Viel deutlicher erscheint die Erweiterung des Tonhöhenumfanges in den tiefen Frequenzbereichen. Die leise Sprechstimme (gestrichelte schwarze Linie) war bereits männlich, die mittlere Sprechstimmlage lag bei cis (dunkelblauer Pfeil). Die für ihr Alter zu erwartende Sprechstimmlage wäre zumindest 8 Halbtöne höher (hellblauer Pfeil) anzusetzen.

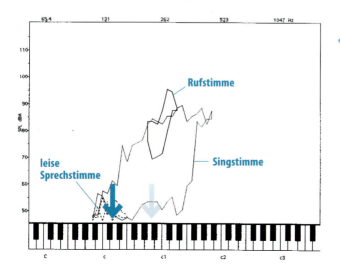

Abb. 132: Stimmfeld bei testikulärer Feminisierung (Beispiel 19)

KAPITEL 10 — Klinische Beispiele organischer Dysphonien

BEISPIEL 20
weiblich, 8 Jahre

Diagnose	Mutatio praecox
Anamnese	vom niedergelassenen HNO-Facharzt wegen Heiserkeit zugewiesen, zunächst intensive logopädische Therapie einer orofazialen Dysfunktion als vermutete Ursache für die bestehenden Stimmprobleme (heiserer und belegter Stimmklang). Der Verdacht auf frühzeitig eingetretene Mutation entstand, als das Mädchen bereits im Alter von 8 Jahren ihre Geschlechtsreife erlangte.
Auditive Stimmklangbeurteilung	R2 B1 H2
Laryngostroboskopie	unauffälliger Befund
Stimmfeldmessung *(Abbildung 133)*	regelrechte Sprechstimmfunktion; Singstimme im tiefen Frequenzbereich sowohl leise als auch laut möglich, Einschränkungen des Tonhöhenumfangs in der Höhe (insgesamt 15 Halbtöne)

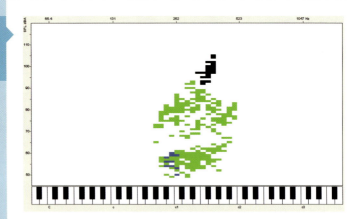

Abb. 133: Stimmfeld eines 8jährigen Mädchens mit Verdacht auf Mutatio praecox (Beispiel 20)

Akustische Stimmklanganalyse	Im Heiserkeitsdiagramm für fast alle Vokale pathologisch erhöhte Irregularitäts- und Rauschwerte mit Streuungen *(Abbildung 134)*.

Mittelwerte (±Standardabweichung) für 10 Vokale	
Periodenkorrelation	0,991
Jitter %	1,15 %
Shimmer %	5,78 %
GNE	0,547
F0	218 Hz
Irregularitätskomponente	4,40 (± 1,10)
Rauschkomponente	2,11 (± 1,06)

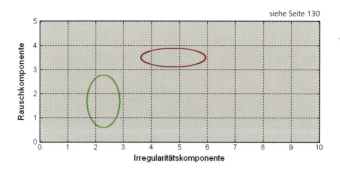

Abb. 134: Heiserkeitsdiagramm eines 8jährigen Mädchens mit Verdacht auf Mutatio praecox (Beispiel 20)

Therapieempfehlung	Es wurden weitere gynäkologische sowie regelmäßige phoniatrische Kontrollen empfohlen.

Stimmveränderungen im Klimakterium

Im Klimakterium kommt es zum fast vollständigen Versiegen der Produktion weiblicher Sexualhormone. Da männliche Hormone in geringen Mengen weiterhin von Nebennieren und Ovarien gebildet werden, tritt eine prozentuale Verschiebung des Verhältnisses zwischen Östrogenen und Androgenen ein.

Schweißausbrüche, Hitzewallungen, Schlafstörungen, Unruhe, Gewichtszunahme (bis zur Adipositas), und Schleimhauttrockenheit zählen zu den typischen biologisch-physischen und psychischen Veränderungen in dieser Lebensphase. Die klimakterischen Beschwerden sind individuell sehr verschieden.

Der Einfluss hormoneller Veränderungen auf die Stimme im Klimakterium wurde in Studien nachgewiesen [108, 131]. Dieser führt zu „Virilisierungserscheinungen" mit Absinken der mittleren Sprechstimmlage in tiefere Lagen [12, 78], Erweiterung des Stimmumfanges zur Tiefe bei gleichzeitigem Höhenverlust sowie nachlassender Tragfähigkeit und Verlust der stimmlichen Strahlkraft.

Nicht selten geben Frauen im Klimakterium funktionelle Stimmprobleme mit Räusperzwang, Globusgefühl, Hüsteln und Stimmbelastungsproblemen an. Eine klimakterische Dysphonie bedarf sorgfältiger Diagnostik und Therapie, um dauerhafte sekundär funktionelle Folgen zu vermeiden.

In eigenen Untersuchungen wurde stimmlichen Veränderungen und den daraus resultierenden Problemen bei klimakterischen Patientinnen nachgegangen [119]: wir fragten 105 Frauen im Alter von 37–66 Jahren (Mittelwert: 53,6 Jahre) in einem Screeningverfahren nach Stimmveränderungen und -problemen. Etwa die Hälfte (n=49 / 47%) gab stimmliche Auffälligkeiten an, bei 35 dieser Patientinnen (33%) gingen die Stimmveränderungen mit einem Störungs- bzw. Krankheitsgefühl einher. Anschließend wurden einige dieser Patientinnen umfangreich stimmdiagnostisch untersucht und mit einer Gruppe ohne subjektive Stimmveränderungen verglichen. Die Virilisierung der Stimmen konnte bei allen Frauen bestätigt werden. Die indifferente Sprechstimmlage lag bei 175 Hz und damit etwa 4 Halbtöne unterhalb der Sprechstimmlage junger stimmgesunder Frauen mit einer Grundfrequenz von 217 Hz [109, 119, 138].

Eine Verstärkung klimakterischer Stimmveränderungen durch Rauchen konnte ausgeschlossen werden [44], vielmehr scheint Letzteres durch den antiöstrogenen Effekt einen früheren Eintritt der Menopause infolge Anregung metabolischer Prozesse mit Bildung inaktiver Östrogenmetaboliten zu begünstigen. Auf sinkende Östrogenspiegel reagieren postmenopausale Frauen mit Gewebeatrophien, Schleimhauttrockenheit, verminderter Kollagensynthese und Abbau von Muskelmasse [2]. Manche neigen auch zu ödematösen Schleimhautschwellungen und Mukosaverdickungen [131]. Durch die Massenbelastung der Stimmlippen tritt ein weiteres Absinken der Stimme ein.

Stimmliche Auffälligkeiten in der Menopause sind für Ärzte und Therapeuten eine Herausforderung, zumal persönlicher Ehrgeiz und beruflicher Erfolgsdruck bei den Betroffenen vielfach eine gesunde und leistungsfähige Stimme voraussetzen.

Laryngoskopie und Stroboskopie

Markante morphologische Veränderungen sind nicht zu erwarten. Gelegentlich imponieren die Stimmlippen trocken mit dyskrinen Schleimauflagerungen. Hin und wieder treten auch Rand- oder sogar Reinke-Ödeme auf, die ätiologisch nicht nur hormonellen Faktoren zuzuorden sind.

Auditive Stimmklangbeurteilung

Der Stimmklang kann männliche Klangcharakteristika annehmen.

Indifferente Sprechstimmlage

Als Folge der Virilisierungserscheinungen sinkt die ungespannte Sprechstimmlage ab.

Maximale Tonhaltedauer, Phonationsquotient, s/z-Ratio

Die aerodynamischen Parameter bleiben durch die klimakterischen Veränderungen im Wesentlichen unbeeinflusst.

Stimmfeldmessung

Der Tonhöhenumfang der Singstimme zeigt Einschränkungen in der Höhe, erweitert sich jedoch deutlich in die Tiefe. Ein Tonhöhenumfang von mehr als 24 Halbtönen ist keine Seltenheit. Bildlich gesprochen findet eine Linksverschiebung im Stimmfeld statt. Ebenso kommt es zu einem Absinken der Indifferenzlage sowie der Rufstimme. Der Übergangsbereich zwischen Kopf- und Brustregister verschiebt sich ebenfalls zu tieferen Frequenzbereichen.

Akustische Stimmklanganalysen

Bei meist unauffälligem Stimmklang liegen akustische Merkmale im Normbereich.

Presbyphonie

Nach Angaben der WHO wird die Lebensphase nach dem 65. Lebensjahr als „Alter" bezeichnet, auch wenn das chronologische Alter nicht immer dem biologischen entspricht. Mitunter eilen morphologische Veränderungen den funktionellen voraus.

Die stimmlichen Altersveränderungen sind Ausdruck eines komplexen psychophysischen Geschehens. Hierbei muss beachtet werden, dass die Stimmveränderungen nicht nur vom Kehlkopf selbst, sondern auch von Atemapparat, Vokaltrakt und zentralnervösen Regulationen ausgehen. Somit wird die Diagnostik und Therapie der Altersstimme zu einer wichtigen interdisziplinären Aufgabe.

Stimmschädigende Noxen kumulieren im Laufe des Lebens und können Alterungsprozesse beschleunigen, ebenso Überanstrengung der Sprech- und Stimmwerkzeuge. Eine pathologisch veränderte Altersstimme (Presbyphonie) ist von einer Stimme im Alter ohne Krankheitswert abzugrenzen.

Altersstimmveränderungen betreffen viel stärker Männer, da Frauen bereits im Klimakterium stimmliche Veränderungen erfahren. Sie manifestieren sich früher, häufiger und stärker in der Singstimme, weniger in der Sprechstimme.

Hirano (1989) beschrieb die Zunahme kollagener Fasern in der tiefen Schicht der Lamina propria [51]. Diese verlaufen bei Jugendlichen und Erwachsenen parallel zum Stimmlippenrand, im Alter dagegen ungeordnet. Er beschrieb eine Verkürzung der Stimmlippen und Veränderungen der Schleimhautbeschaffenheit. Weiters wurden Atrophien elastischer Fasern in der Intermediärschicht der Lamina propria gefunden, die für die Verminderung der elastischen Rückstellkräfte bei Phonation zuständig sind.

Im Alter treten oft Artikulationsprobleme infolge von Zahnverlust bzw. Zahnersatz, Xerostomie als Folge von Speicheldrüsenatrophien (etwa 30%) und morphologische Veränderungen im Ansatzrohr auf. Diese Faktoren können die Stimmleistung maßgeblich beeinflussen.

Bei der Diagnostik presbyphoner Stimmveränderungen darf man altersbedingte Schwerhörigkeiten (Presbyakusis) nicht außer Acht lassen, diese können die audiophonatorische Kontrolle zum Teil erheblich beeinträchtigen *(Abbildung 135)*.

Die phoniatrisch-logopädische Therapie der Altersstimme gewinnt in Anbetracht des immer größer werdenden Anteils älterer Menschen in der Gesellschaft eine neue soziale

Tonaudiometrie

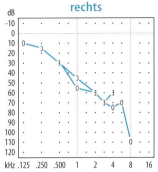
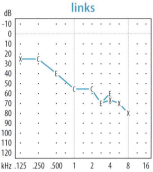

Abb. 135: Tonaudiogramm eines 70jährigen Patienten mit Presbyphonie: beidseits mittel- bis hochgradige hochtonbetonte Innenohrschwerhörigkeit

Dimension. Eine leistungsfähige Stimme trägt bis ins hohe Alter zweifellos zur besseren Lebensqualität bei. Eigene Untersuchungsergebnisse bestätigen die positive Beeinflussung von Presbyphonien durch intensive ganzheitlich orientierte logopädische Stimmübungstherapien [106].

Bei ausgeprägten laryngealen Muskelatrophien mit medianer Glottisschlussinsuffizienz können phonochirurgische Methoden erfolgreich eingesetzt werden. Mit endolaryngealer Stimmlippenaugmentation oder externer Stimmlippenmedialisation lässt sich ein effizienter Stimmlippenschluss wieder herstellen.

Laryngoskopie und Stroboskopie

Charakteristisches morphologisches Zeichen atropher Stimmlippen ist die Exkavation *(Abbildung 136)* mit unvollständigem Glottisschluss *(Abbildung 137)*. Bei Phonation ist die Öffnungsphase verlängert, die Schließungsphase verkürzt. Gelegentlich können Phasendifferenzen und asymmetrische Schwingungsabläufe beobachtet werden.

Auditive Stimmklangbeurteilung

Altersstimmen sind auditiv leicht erkennbar, es lassen sich gering- bis mittelgradige Rauigkeiten und Behauchtheiten feststellen. Zusätzlich imponiert der Stimmklang weniger tragfähig und eher klangarm, das Timbre kann matt und brüchig sein.

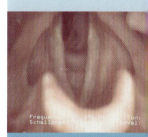

Abb. 136: Laryngoskopischer Befund bei Presbyphonie

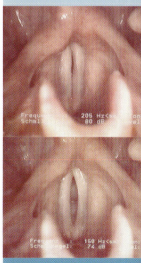

Abb. 137: Phonation mit Schlussphase (oben) und maximaler Öffnung (unten)

Durch Abnahme der konstanten Kontraktionsfähigkeit der Stimmlippenmuskelfasern ist ausgehaltene Phonation erschwert, die Stimme kann zittrig klingen. Bei „alten" Sängern ist oft ein Tremolo statt eines Vibratos zu hören. Allerdings kann bei adäquater Stimmhygiene und -pflege die Entwicklung eines besonders satten und wohlklingenden Vibratos erreicht werden.

Indifferente Sprechstimmlage

Die altersphysiologischen Gewebsveränderungen beeinflussen die mittlere Sprechstimmlage. Bei Männern wird sie gelegentlich höher. Die hohe männliche Alterssprechstimmlage wird auch als „Greisendiskant" bezeichnet. Bei Frauen ist die mittlere Sprechstimmlage infolge klimakterischer Veränderungen bereits abgesunken.

Maximale Tonhaltedauer, Phonationsquotient, s/z-Ratio

Es kommt zu einer Abnahme der respiratorischen Funktion aufgrund zunehmenden Residualvolumens und abnehmender Vitalkapazität: im Vergleich zu einem 30-Jährigen verfügt ein gesunder 75-Jähriger nur noch über eine 75%ige Vitalkapazität und etwa 55-%ige Einsekundenkapazität.

Dadurch sind Einschränkungen bei Bildung sowohl des stimmlosen als auch stimmhaften /s:/-Lautes zu erwarten, die sich auf die s/z-Ratio nicht auswirken. Dementsprechend liegt auch der Phonationsquotient bei beschwerdefreier Altersstimme im Normalbereich.

Erst bei zusätzlichen funktionellen Störungen sind pathologische aerodynamische Werte zu erwarten.

Stimmfeldmessung

Altersphysiologische organische Veränderungen führen zu Abnahme von Tonhöhenumfang und Stimmdynamik *(Abbildung 138)*, denen jedoch durch regelmäßiges Stimmtraining und logopädische Therapie entgegengewirkt werden kann *(Abbildung 139)*.

Presbyphonie

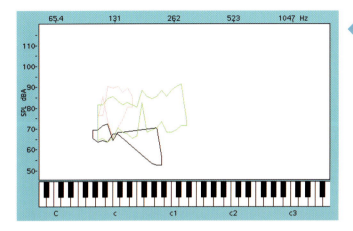

Abb. 138: Stimmfeld bei Presbyphonie: Die umhüllende Kurve für die leise Sprechstimme (schwarz) ist nicht nur in den Fortebereich verschoben, sondern charakterisiert eine diplophone Stimme. Die dynamische Steigerungsfähigkeit ist eingeschränkt, laute Phonation limitiert, der Tonhöhenumfang auf 1,5 Oktaven reduziert.

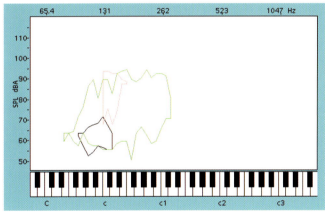

Abb. 139: Stimmfeld nach logopädischer Stimmübungstherapie mit Ausweitung des Tonhöhenumfangs und der Stimmdynamik

Akustische Stimmklanganalysen

Die veränderten Schwingungseigenschaften der Stimmlippen führen im Klangspektrum zu weniger Obertönen.

KAPITEL 20: KLINISCHE BEISPIELE FUNKTIONELLER DYSPHONIEN

Funktionelle Dysphonien sind Stimmstörungen bei „normalem" morphologischen Kehlkopfbefund bzw. bei minimalen Stimmlippenveränderungen, die eher als Folge funktioneller Komponenten zu werten bzw. nicht ursächlich für die Stimmstörung sind. Man geht davon aus, dass den stimmlichen Auffälligkeiten pathologisch veränderte Schwingungsabläufe der Stimmlippen zugrunde liegen.

Im klinischen Alltag diagnostiziert man noch immer viel zu häufig hypo- und hyperfunktionelle Dysphonien, die meist gestützt auf stroboskopische Parameter klassifiziert werden. Eigene Studien an 45 Patienten mit funktionellen Dysphonien unter Heranziehung der gebräuchlichsten stimmdiagnostischen Untersuchungen (Anamnese, auditive Stimmklangbeurteilung, Stimmfeldmessung und Stroboskopie) ergaben nach univariaten und multivariaten Merkmals- sowie Clusteranalysen die ernüchternde Erkenntnis, dass für die Subklassifizierung funktioneller Dysphonien die Stroboskopie allein wenig hilfreich ist [115]. Bisher angenommene stroboskopische Befunde für hypo- und hyperfunktionelle Merkmalskombinationen, wie erweiterte bzw. verkürzte Amplituden, verkürzte bzw. verlängerte Schlussphasen und entsprechend verlängerte bzw. verkürzte Öffnungsphasen konnten nicht bestätigt werden. Vielmehr war evident, dass sich hyper- und hypofunktionelle Symptome verändern können, in seltenen Fällen treten sie auch gleichzeitig auf (z.B. bei Bestehen einer stimmlichen konstitutionellen Hypofunktion mit hyperfunktionellen Kompensationsmechanismen). Eine falsche diagnostische Zuordnung erklärt die Beobachtung, dass logopädische Stimmübungstherapien gelegentlich nicht zum gewünschten Ziel führen.

Es ist daher sinnvoll, in Zukunft keine strenge Unterteilung in hyper- und hypofunktionelle Dysphonien vorzunehmen, sondern allgemein von einer nicht organisch bedingten, „funktionellen" Dysphonie auszugehen, die sowohl mit hypo- als auch hyperfunktionellen Symptomen einhergehen kann.

Funktionelle Dysphonien mit hypofunktioneller Symptomatik

Charakteristisch ist eine schlaffe Körperhaltung und hypotone Muskulatur, eine matte klangarme Stimme mit fehlender Durchdringungsfähigkeit und stimmlicher Insuffizienz sowie eine rasche Stimmermüdung selbst bei geringer Stimmbelastung.

Laryngoskopie und Stroboskopie
Definitionsgemäß lassen sich bei einer „klassischen" hypofunktionellen Dysphonie keine morphologischen Veränderungen erkennen.

Abweichungen treten im Schwingungsverhalten der Stimmlippen auf. Stroboskopisch können gelegentlich weite Schwingungsamplituden beobachtet werden. Die Offenzeit ist verhältnismäßig lang, die Schlussphase verkürzt.

Auditive Stimmklangbeurteilung
Gelegentlich klingt die Stimme etwas behaucht. Rauigkeit tritt bei hypofunktionellen Dysphonien selten auf.

Indifferente Sprechstimmlage
Die mittlere Sprechstimmlage bei ungespanntem Sprechen entspricht den zu erwartenden Normwerten.

Maximale Tonhaltedauer, Phonationsquotient, s/z-Ratio
Diese Parameter zeigen meist Werte im Normalbereich.

Stimmfeldmessung
Hypofunktionelle Dysphonien sind ebenso wie hyperfunktionelle Dysphonien durch ein „verkleinertes" Stimmfeld gekennzeichnet. Die laute Phonation ist gestört, die Fortekurve liegt bei Schalldruckpegeln unter 90 dB (Forteverlust).

Akustische Stimmklanganalysen
Es finden sich selten akustische Auffälligkeiten. Die eingeschränkte Stimmdynamik führt nicht selten zu einem Energieverlust im Klangspektrum.

Funktionelle Dysphonien mit hypofunktioneller Symptomatik

BEISPIEL 21
weiblich, 43 Jahre, Nichtraucherin

Diagnose	funktionelle Dysphonie mit hypofunktioneller Symptomatik
Anamnese	Stimmprobleme bei hoher beruflicher Stimmbeanspruchung
Beruf	Beraterin
Auditive Stimmklangbeurteilung	R0 B0 H0 leise Stimmgebung Hochatmung bei Phonation
Tonhaltedauer auf /a:/	13 s
Laryngostrobokopie	unauffälliger morphologischer Befund, in der Stroboskopie bei Intensitätssteigerung vollständiger Stimmlippenschluss mit kurzer Schlussphase, nur gering erweiterte Schwingungsamplituden
Stimmfeldmessung *(Abbildung 140)*	Das Singstimmfeld zeigte einen Tonhöhenumfang von 2 ½ Oktaven mit eingeschränkter dynamischer Steigerungsfähigkeit (maximaler Schalldruckpegel beim Singen 90 dB). Die leise Sprechstimme (Kreuz 1) lag in eher tiefem Frequenzbereich bei e (165 Hz) und einem SPL-Wert von 51 dB. Bei dynamischer Steigerung nahm die Frequenz zunächst gering, beim Rufen (Kreuz 4) stärker zu. Trotz maximaler Anstrengung wurde die 90 dB-Linie nicht erreicht.
Akustische Stimmklanganalysen	Die Berechnung des Jitter% für den ausgehaltenen Vokal /a:/ mit dem Lingwave-Analyseprogramm ergab einen normalen Wert von 0,08 %. Der DSI betrug 6,58, der die stimmliche Beschwerdesymptomatik jedoch nicht zum Ausdruck brachte.

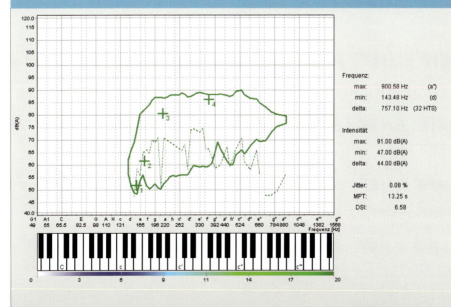

Abb. 140: Funktionelle Dysphonie (Beispiel 21) mit hypofunktioneller Symptomatik (Forteverlust) und hyperfunktioneller Kompensation (Pianoverlust)

Funktionelle Dysphonien mit hyperfunktioneller Symptomatik

Im Mittelpunkt „klassischer" hyperfunktioneller Dysphonien stehen anamnestisch Anstrengung, Stimmermüdung, Wundgefühl im Hals, Trockenheit und/oder Räusperzwang. Oft resultieren sie aus stimmtechnischen Defiziten, muskulären Verspannungen, Haltungsproblemen, myofunktionellen Störungen oder einfach nur aus stimmlicher Überlastung.

Aufgrund des höheren Muskeltonus ist mit einem erhöhten Glottiswiderstand und bei Phonation mit notwendigerweise höherem subglottischen Druck zu rechnen.

Laryngoskopie und Stroboskopie
Die Morphologie des Larynx ist regelrecht. Bei Phonation lassen sich häufig supraglottische Kontraktionen, sowohl in anterior-posteriorer Richtung (Dorsalverlagerung des Petiolus und Ventralverlagerung der Aryknorpel) als auch in latero-medialer Richtung mit Einspringen der Taschenfalten, erkennen. Stroboskopisch sind eher verkürzte Schwingungsamplituden mit verminderter Randkantenverschieblichkeit und vollständigem Glottisschluss diagnostische Hinweise. Öffnungs- und Offenphasen sind meist verkürzt, die Schlussphase ist hingegen verlängert. Irregularitäten können auftreten.

Auditive Stimmklangbeurteilung
Bei ausgeprägter hyperfunktioneller Phonation kann die Stimme gepresst und angestrengt klingen. Hoher subglottischer Druck bedingt bei erhöhtem Stimmlippenwiderstand harte Stimmeinsätze. Dadurch entsteht nicht selten der Eindruck einer gering- bis mäßiggradigen Rauigkeit und Heiserkeit.

Indifferente Sprechstimmlage
Die Indifferenzlage ist durch muskuläre Überaktivität und hohen Anblasedruck häufig zu hoch.

Maximale Tonhaltedauer, Phonationsquotient, s/z-Ratio

Durch erhöhte Kraftanstrengung und vermehrten Luftverbrauch sind maximale Tonhaltedauer und damit PQ sowie s/z-Ratio pathologisch.

Stimmfeldmessung

Funktionelle Dysphonien fallen allgemein durch ein „verkleinertes Stimmfeld" auf. Hyperfunktionelle Dysphonien zeigen typischerweise einen eingeschränkten Tonhöhenumfang und Pianoverlust mit reduzierter Stimmdynamik.

Akustische Stimmklanganalysen

Die akustischen Analysen ergeben bei hyperfunktioneller Symptomatik oft gering erhöhte Jitter- und Shimmerwerte. Im Spektrogramm lassen sich energetisch dichtere Hochfrequenzbereiche messen.

BEISPIEL 22
weiblich, 47 Jahre, Nichtraucherin

Diagnose	funktionelle Dysphonie mit hyperfunktioneller Symptomatik
Vorgeschichte	seit einigen Jahren stimmliche Probleme, zunächst Konzerttätigkeit im klassischen Bereich, später Wechsel in die Volksmusik
Beruf	Sängerin
Auditive Stimmklangbeurteilung	R2 B1 H2 Hochatmung, Halsveneneinflussstauung beim Sprechen
Tonhaltedauer auf /a:/	10 s (bei normaler Vitalkapazität)
Laryngostroboskopie	endoskopisch keine morphologischen Veränderungen des Kehlkopfes nachweisbar, stroboskopisch zeigten sich jedoch verkürzte Schwingungsamplituden und eine verlängerte Schlussphase.
Stimmfeldmessung (Abbildung 141)	Tonhöhenumfang der Singstimme fast 3 Oktaven, SPL_{max}-Werte bis 110 dB bei Pianoverlust, leises Singen erst ab 53 dB; dynamische Steigerungsfähigkeit der Sprechstimme mit SPL-Werten bei leisem Sprechen von 54 dB, Rufen eingeschränkt (nur 83 dB); Diskrepanz zwischen Sing- und Sprechstimmfunktion
Akustische Stimmklanganalysen	Der Jitter% (Lingwave) ist mit 1,83% etwas erhöht. Der Sängerformant (gestrichelte grüne Linie) verläuft in weitem Abstand zur Kurve des lauten Singens (Abbildung 141): Hinweis für gesangstechnische Defizite mit geringen Energieanteilen im Sängerformantbereich und damit einhergehender geringer Tragfähigkeit im Raum.

Abb. 141: Stimmfeld einer Sängerin bei funktioneller Dysphonie mit hyperfunktioneller Symptomatik (Beispiel 22)

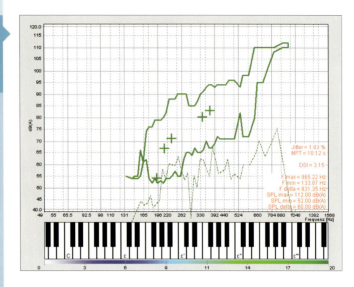

Konstitutionelle Hypofunktion

Bei der konstitutionellen Hypofunktion liegen die maximal erreichbaren Schalldruckpegel unter 90 dB.

Betroffene haben, solange sie stimmlich nicht gefordert oder überfordert werden, kein Stimmstörungsgefühl. Meist wird eine konstitutionelle Hypofunktion zufällig, z.B. im Rahmen einer stimmlichen Tauglichkeitsuntersuchung diagnostiziert. Personen mit konstitutioneller Hypofunktion weisen rasche Stimmermüdungen unter Belastung auf, im Stimmbelastungstest kommt es nicht selten zu einem vorzeitigen Abbruch.

Laryngoskopie und Stroboskopie
Der morphologische Kehlkopfbefund ist unauffällig. Die Schwingungsamplituden sind in der Regel normal. Häufig tritt ein insuffizienter Stimmlippenschluss mit posteriorer Schlussschwäche auf, der auch trotz Intensitätssteigerung persistiert.

Auditive Stimmklangbeurteilung
Ohne stimmliche Belastung ist der Stimmklang nicht heiser; mitunter kann er klangarm und wenig tragfähig sein.

Indifferente Sprechstimmlage
Die Indifferenzlage ist nicht pathologisch.

Maximale Tonhaltedauer, Phonationsquotient, s/z-Ratio

Da laryngeale Pathologien fehlen, entsprechen die aerodynamischen Messungen den Normwerten.

Stimmfeldmessung

Charakteristisch für eine hypofunktionelle Konstitution sind Schalldruckpegel <90 dB sowohl für lautes Singen als auch Rufen *(Abbildung 142)*. Betroffene sind nicht in der Lage, 90 dB oder lauter zu phonieren. Die Werte sind eher in den Pianobereich verschoben.

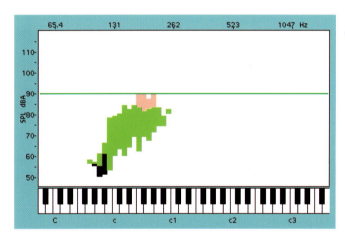

Abb. 142: Konstitutionelle Hypofunktion der Stimme; die 90 dB-Linie wird nicht erreicht

Akustische Stimmklanganalysen

Die fehlende Durchschlagskraft resultiert aus der Energiearmut in höheren Frequenzbereichen.

Periodizitätsanalysen ergeben bei regulärem Schwingungsablauf normale Werte. Lediglich bei behauchten Stimmklanganteilen lassen sich diskrete Abweichungen der GNE messen.

Lärmheiserkeit

Eine besondere Form berufsbedingter Dysphonien (Berufsdysphonie) ist die „Lärmheiserkeit". Sie umfasst Störungen der Stimme (teilweise mit chronisch entzündlicher Komponente) durch permanente Überlastung unter Lärmexposition. Die gesetzliche Situation geht davon aus, dass Sprechen gegen Störschallpegel von mehr als 85 dB(A) bei ca. 50 % der Betroffenen bzw. bei Störschallpegeln von mehr als 90 dB(A) bei 90 % der Betroffenen nach mehr als drei Jahren zur "Lärmheiserkeit" führt.

Laryngoskopie und Stroboskopie
Die Untersuchung des Kehlkopfes ergibt sehr häufig Zeichen chronisch-entzündlicher Stimmlippenveränderungen mit unregelmäßiger, aber glatter Schleimhautoberfläche, Farbveränderungen und Schwingungseinschränkungen.

Sprechen gegen hohe Umgebungslautstärken führt zwangsläufig aufgrund lauter Phonation zu einer hyperfunktionellen Sprechweise. Man kann bei diesen Patienten vermehrt supraglottische Kontraktionen, sowohl in anterio-posteriorer Richtung (Annäherung des Petiolus an die Aryknorpel) als auch in latero-medialer Richtung (Einspringen der Taschenfalten) sehen. Gelegentlich phonieren Betroffene nur auf Taschenfaltenebene (Taschenfaltenphonation).

Stroboskopisch imponiert dann meist eine lange Schlussphase mit verkürzten Schwingungsamplituden.

Auditive Stimmklangbeurteilung
Nach beruflicher Lärmexposition dominiert eher die hyperfunktionelle Symptomatik mit gepresstem Stimmklang, Anstrengungsgefühl, Behauchtheit u.a.

Indifferente Sprechstimmlage
Die Patienten sprechen bedingt durch den sehr lauten Stimmgebrauch oft überhöht.

Maximale Tonhaltedauer, Phonationsquotient, s/z-Ratio
Durch Forcierung der Phonationsbemühungen treten höhere subglottische Druckverhältnisse auf. Ungenügende Atemstütze führt zu einem erhöhten Luftverbrauch beim Sprechen.

Stimmfeldmessung
Im Sing- und Sprechstimmfeld lassen sich oft stimmliche Erschöpfungen bedingt durch hohen Kraftaufbau im Alltag er-

kennen. Bei dysphonen Stimmen resultiert meist ein kleines Stimmfeld mit erhöhten Piano-Werten und verringerten Forte-Werten.

Akustische Stimmklanganalysen

Die Geräuschbeimengungen im Stimmklang sind zum Teil durch akustische Analysen objektivierbar. Es sind erhöhte Jitter- und Shimmer-Werte zu erwarten.

Bei hochgradig heiseren Stimmen sollten eher spektralanalytische Methoden zur Objektivierung herangezogen werden.

Dysodie

Als Sonderform funktioneller Störungen bei Sängern ist bei der Dysodie nur die Singstimme betroffen, die Sprechstimme bleibt ungestört. Die Ursachen sind vielfältig: z.B. stimmliche Überanstrengungen durch neue Rollen, Probenarbeit, zu schwere Partien oder starke psychische Belastungen.
Bei Sängern sollte nicht nur die Sprechstimme, sondern auch die Singstimme beurteilt und gesangstechnische Fähigkeiten geprüft werden.

Laryngoskopie und Stroboskopie

Der Kehlkopf zeigt meist keine morphologischen Veränderungen. Gelegentlich lassen sich leicht aufgelockerte Stimmlippen mit dyskrinen Schleimauflagerungen über die gesamte Stimmlippe erkennen. In seltenen Fällen können auch funktionelle Phonationsverdickungen (siehe Seite 227) auftreten, diese laryngealen Veränderungen sind allerdings nicht ursächlich für das stimmliche Mißempfinden.

Als Zeichen muskulärer Tonussteigerung können die Schwingungsabläufe durch verkürzte (straffe) Amplituden gekennzeichnet sein.

Auditive Stimmklangbeurteilung

Spricht die Stimme nur schwer an, und ist ein Stimmeinsatz ohne harten Glottisschlag nur schwer möglich, muss

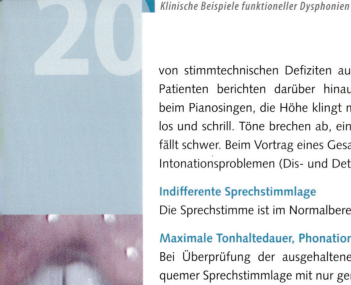

Abb. 143: Dysodie bei winziger Teleangiektasie und diskretem Randödem am linken freien Stimmlippenrand als mögliche Folge stimmlicher Fehl- bzw. Überbeanspruchung (Beispiel 23)

BEISPIEL 23

weiblich, 57 Jahre, Nichtraucherin

von stimmtechnischen Defiziten ausgegangen werden. Die Patienten berichten darüber hinaus über Schwierigkeiten beim Pianosingen, die Höhe klingt meist ungewohnt körperlos und schrill. Töne brechen ab, ein Crescendo (Schwellton) fällt schwer. Beim Vortrag eines Gesangsstückes kommt es zu Intonationsproblemen (Dis- und Detonieren).

Indifferente Sprechstimmlage

Die Sprechstimme ist im Normalbereich zu erwarten.

Maximale Tonhaltedauer, Phonationsquotient, s/z-Ratio

Bei Überprüfung der ausgehaltenen Phonation ist in bequemer Sprechstimmlage mit nur geringen Abweichungen zu rechnen.

Stimmfeldmessung

Häufig ist bei Dysodie die Kurve des leisen Singens zu höheren Schalldruckpegeln verschoben. Durch größeren Kraftaufwand ist Singen im Bereich der Stimmgrenzen in Höhe und Tiefe eingeschränkt.

Die Sprechstimmparameter liegen dagegen im Normalbereich.

Akustische Stimmklanganalysen

Probleme beim Singen wirken sich insbesondere auf die Obertonstruktur des Stimmklanges und Resonanzgestaltung im Ansatzrohr aus. Geringe Resonanzverstärkung führt zu eher „flachen" Stimmeindrücken mit geringen energetischen Klanganteilen im Spektrum.

Diagnose	Dysodie
Anamnese	persistierende Probleme beim Singen mit rascher Stimmermüdung und nicht zufriedenstellender Klangqualität
Beruf	Sängerin (Klassik)
Auditive Stimmklangbeurteilung der Sprechstimme	R0 B0 H0 (CD-Track 9)
s/z-Ratio	0,85
Phonationsquotient	85 ml/s

Dysodie

Laryngostroboskopie	Stimmlippen weiß-grau und respiratorisch frei beweglich; bei stroboskopischer Untersuchung diskretes Randödem und kleine Teleangiektasie am linken freien Stimmlippenrand *(Abbildung 143)*, welche sich im weiteren Verlauf rückbildeten.
Stimmfeldmessung	Bei Erstuntersuchung Hinweise auf pathologische Singstimmfunktion *(Abbildung 144)*: während die Sprechstimme lediglich eine eingeschränkte Steigerungsfähigkeit aufwies, war die Patientin nicht in der Lage, in theoretisch möglichen Frequenzbereichen der leisen Sprechstimme zu singen. Es bestand eine deutliche Diskrepanz zwischen „Sprechstimmfeld" und unterer Grenze des Singstimmfeldes.

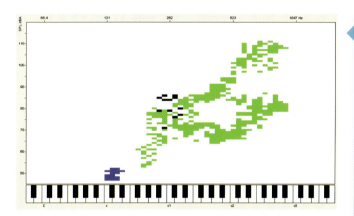

Abb. 144: Stimmfeld bei Erstuntersuchung (Beispiel 23)

Verlaufskontrolle	Nach intensiven stimmphysiologischen und gesangspädagogischen Übungseinheiten konnte nach einem halben Jahr eine völlig veränderte Singstimmfunktion gemessen werden. Der Tonhöhenumfang hatte sich nahezu um eine Oktave zur Tiefe erweitert, die Pianofunktion wurde eindeutig besser beherrscht *(Abbildung 145)*.

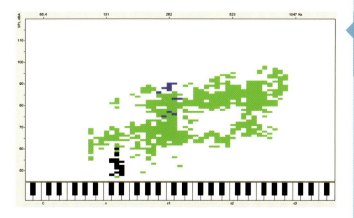

Abb. 145: Stimmfeld nach stimmphysiologischer und gesangspädagogischer Betreuung (Beispiel 23)

KAPITEL 20

Klinische Beispiele funktioneller Dysphonien

Akustische Stimmklanganalyse	Die Periodizitätsanalysen lagen im Normbereich *(Abbildung 146)*.

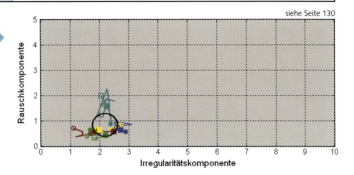

Abb. 146: Heiserkeitsdiagramm bei Dysodie (Beispiel 23)

Allgemeine Aspekte zur Beurteilung der Stimmlage

Die Frage nach Stimmfach bzw. Stimmlagenzugehörigkeit ist für einen jungen Sänger von entscheidender Bedeutung. Es ist jedoch oft schwierig, bereits zu Beginn einer stimmlichen Ausbildung eine klare Zuordnung zu treffen. Die praktische Erfahrung zeigt, dass man mit Kategorisierungen sehr behutsam umgehen sollte. Im Falle erster Anzeichen einer stimmfunktionellen Fehlentwicklung ist der Phoniater hinzu zu ziehen, um mögliche Fehlbelastungen der Stimme aufzudecken.

Eine „Verschleimung im Hals" ist nicht immer Ursache stimmlicher Probleme, sondern meist Folge stimmtechnischer Defizite.

Von den stimmdiagnostischen Methoden hat insbesondere die Stimmfeldmessung mit Bestimmung von Tonhöhenumfang, Registerübergang und indifferenter Sprechstimmlage eine wesentliche Aussagekraft für die Zuordnung zu den einzelnen Stimmlagen. Formantbestimmungen können darüber hinaus Zusatzinformationen liefern.

BEISPIEL 24

weiblich, 24 Jahre, Nichtraucherin

Diagnose	Dysodie
Anamnese	Auf Anraten der betreuenden Sprecherzieherin Vorstellung wegen „Verschleimungsgefühls", Beginn der stimmlichen Probleme angeblich nach akuter Tonsillitis

Dysodie

Beruf	Gesangsstudentin, Ausbildung im hohen Sopranfach
Auditive Stimmklangbeurteilung	R0 B0 H0
Phonationsquotient	114 ml/s
Vitalkapazität	2500 ml (etwas zu gering)
Laryngostroboskopie	regelrechter morphologischer Befund ohne Auffälligkeiten im Schwingungsablauf *(Abbildung 147)*.

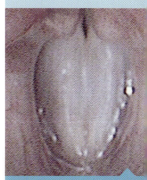

Abb. 147: Schlussphase mit minimaler posteriorer Schlussinsuffizienz im interkartilaginären Bereich bei Dysodie (Beispiel 24)

Stimmfeldmessung *(Abbildung 148)*	Die indifferente Sprechstimmlage (schwarz) entspricht nicht dem praktizierten Sopranfach, sondern eher einer tieferen Lage. Die Rufstimme (blau, bei d1) am Übergang von Brust- zu Kopfregister lässt ebenfalls Rückschlüsse auf eine eher tiefere Stimmlage zu. Der tiefe „Registerwechsel" wird durch den SPL-Abfall in den mittleren Frequenzbereichen sichtbar. Es besteht eine Diskrepanz zwischen leiser und lauter Singstimme: während die leise Singstimme bei g2 abreißt, kann mit lautem Singen maximal c3 gesungen werden. Dagegen reicht die Stimme bis H (123 Hz)/c (131 Hz), allerdings wurden diese Frequenzbereiche bisher ungenügend stimmdynamisch ausgebildet.
Procedere	Aufgrund der vorliegenden Befunde wurde sowohl der Patientin mit dem betreuenden Gesangslehrer eine Überprüfung des „hohen Soprans" als Ausbildungsziel empfohlen.

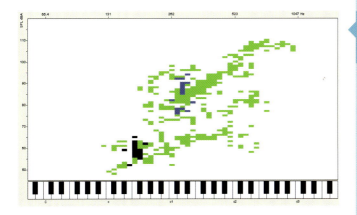

Abb. 148: Stimmfeld einer Gesangsstudentin in Ausbildung zur „Sopranistin" (Beispiel 24)

KLINISCHE BEISPIELE PHONATIONSASSOZIIERTER STIMMLIPPENVERÄNDERUNGEN

Sekundär organische Stimmlippenveränderungen, die zu den erworbenen benignen Stimmlippenveränderungen gehören, werden jüngst auch als phonationsassoziierte Stimmlippenveränderungen bezeichnet. Lange Zeit galten sie ausschließlich als Folge (hyper-)funktioneller Stimmstörungen; neuerdings werden auch mechanische Verletzungsfolgen und Wundheilungsstörungen verantwortlich gemacht (siehe Seite 11). Aktuelle Studien diskutieren den Einfluss von NO (Nitritoxid) und Peroxynitrit auf die Entstehung phonationsassoziierter Stimmlippenveränderungen, wie Stimmlippenknötchen und -polypen [61].

Zu den begünstigenden Faktoren zählen:
- stimmliche Überanstrengung
- Ungleichgewicht zwischen konstitutionellen Möglichkeiten und Stimmbeanspruchung/-belastung
- stimmtechnische Defizite
- akute und chronische Entzündungen
- exogene Noxen (z.B. Rauchen)
- Umgebungslärm

Funktionelle Phonationsverdickungen

Funktionelle Phonationsverdickungen gelten als früheste Manifestation sichtbarer Veränderungen am freien Stimmlippenrand infolge falscher oder übermäßiger Stimmbelastung [129].
Die Diagnose „funktionelle Phonationsverdickung" wird oft zufällig im Rahmen von Tauglichkeitsuntersuchungen gestellt. Zu diesem Zeitpunkt bemerken Betroffene selten Stimmprobleme.

Klinische Beispiele phonationsassoziierter Stimmlippenveränderungen

Laryngoskopie und Stroboskopie
Bei endoskopischer Beobachtung der Stimmlippenmorphologie in Respirationsstellung besteht der Eindruck eines normalen Befundes.
Erst unter Zuhilfenahme der Stroboskopie lassen sich funktionelle Phonationsverdickungen bei leiser Phonation erkennen. Bei lauter Phonation werden sie infolge des kräftigen Stimmlippenschlusses „weggedrückt".

Daher ist es notwendig, laryngostrobokopische Untersuchungen für verschiedene Frequenzen und Intensitäten durchzuführen.

Auditive Stimmklangbeurteilung
Minimale Schleimhautveränderungen am freien Stimmlippenrand bewirken noch keine auditiv wahrnehmbaren Stimmklangveränderungen.

Maximale Tonhaltedauer, Phonationsquotient, s/z-Ratio
Die Messergebnisse sind im Normalbereich zu erwarten.

Stimmfeldmessung
Im Stimmfeld finden sich gelegentlich Befunde, wie sie für hyper- oder hypofunktionelle Dysphonien charakteristisch sind.

Akustische Stimmklanganalysen
Die diskreten Stimmlippenveränderungen lassen sich mit den derzeitig verfügbaren akustischen Analysemethoden nicht erfassen.

BEISPIEL 25
weiblich, 18 Jahre, Nichtraucherin

Diagnose	funktionelle Dysphonie bei hyperfunktioneller Stimmgebung mit funktionellen Phonationsverdickungen
Anamnese	seit zwei Jahren Gesangs- und Tanzunterricht mit dem Ziel, Sängerin zu werden; seit einigen Wochen belegter Stimmklang
Auditive Stimmklangbeurteilung	R0 B1 H1

Phonationsquotient	160 ml/s
Phonationatmung	Schnappatmung
HNO-ärztliche Inspektion	Bei der HNO-ärztlichen Inspektion und Spiegeluntersuchung imponieren randständige Zahnimpressionen an der Zunge (Zungenpressen) und Rötungen an den vorderen Gaumenbögen (Abbildung 149). Zu oft werden diese mit beginnender Pharyngitis in Verbindung gebracht und antiphlogistisch bzw. antibiotisch behandelt. Bei detaillierter Anamneseerhebung wird jedoch der Zusammenhang mit hyperfunktioneller Stimmgebung offenkundig.
Laryngostroboskopie	In Respiration beidseits glatte Stimmlippen mit diskreten Schleimauflagen am Übergang vom vorderen zum mittleren Drittel (Abbildung 150). Stroboskopisch zeigten sich bei leiser Stimmgebung diskrete Randverdickungen, die als funktionelle Phonationsverdickungen interpretiert wurden (Abbildung 151).

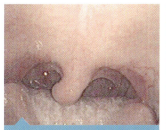

Abb. 149: „Arbeitshyperämie" im Bereich der vorderen Gaumenbögen (Beispiel 25)

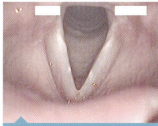

Abb. 150: Respirationsstellung: diskrete Schleimauflagen am Übergang vom vorderen zum mittleren Drittel (Beispiel 25)

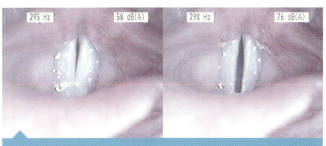

Abb. 151: Funktionelle Phonationsverdickungen (Beispiel 25)

Stimmfeldmessung
(Abbildung 152)

Großer Tonhöhenumfang von 39 Halbtönen mit oberer Tonhöhengrenze im Bereich der „Königin der Nacht", allerdings sind die SPL_{min}-Werte bei leisem Singen zu lauteren Schalldruckpegeln verschoben. Die Sprechstimme zeigt eine regelrechte Platzierung innerhalb des Singstimmfeldes mit 5 Halbtönen Abstand zwischen der leisen Sprechstimme und der unteren Stimmgrenze. Die Rufstimme erreicht maximale SPL-Werte von 100 dB.

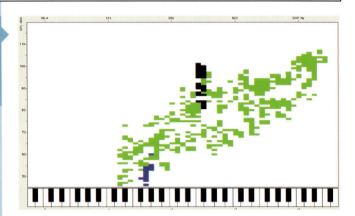

Abb. 152: Stimmfeld einer Gesangsstudentin mit funktionellen Phonationsverdickungen bei hyperfunktioneller Symptomatik (Beispiel 25)

Randödeme

Randödeme treten oft einseitig oder asymmetrisch auf. Mechanische Beanspruchungen (v.a. Phonotraumen) und chemische Reizungen (v.a. Rauchen) werden für endotheliale Schädigungen der Kapillaren verantwortlich gemacht [21]. Aus biomechanischer Sicht scheinen ätiologisch zum einen Krafteinwirkungen in der Schlussphase und zum anderen erhöhte Strömungsgeschwindigkeiten bei insuffizientem Stimmlippenschluss mit stärkerem Bernoulli-Effekt verantwortlich zu sein. Die mechanischen Gewebebelastungen führen zu diskreten intra- und extrazellulären Flüssigkeitsansammlungen im subepithelialen Gewebe mit Verdickung der Basalmembran und extravaskulären Erythrozytenansammlungen.

Laryngoskopie und Stroboskopie

Meist lässt sich laryngoskopisch nur ein äußerst schmaler grauer Schatten parallel zum freien Stimmlippenrand erken-

Randödeme

nen, der sich bei stroboskopischer Schwingungsanalyse stärker abzeichnet. Im betroffenen Schleimhautabschnitt sind die Amplituden verkürzt.

Auditive Stimmklangbeurteilung
Es treten gering- bis mittelgradig raue und heisere Stimmklänge auf.

Indifferente Sprechstimmlage
Die morphologischen Stimmlippenveränderungen wirken sich unwesentlich aus.

Maximale Tonhaltedauer, Phonationsquotient, s/z-Ratio
Geringe Randödeme führen nur selten zu Verkürzungen der stimmhaften Phonation.

Stimmfeldmessung
Typischerweise findet sich ein „Pianoverlust".
Die Leistungsfähigkeit der Stimme in höheren Frequenzbereichen ist regelmäßig eingeschränkt.

Akustische Stimmklanganalysen
Die „Massenzunahme" am freien Stimmlippenrand bewirkt durch Schwingungsunregelmäßigkeiten Veränderungen im Leistungsspektrum. Turbulenzen am freien Stimmlippenrand führen nicht nur auditiv zu geringen Stimmklangauffälligkeiten, sondern gehen meist mit veränderlichen Frequenz- und Amplitudenperiodizitäten einher. Jitter- und Shimmerwerte sind gering erhöht.

BEISPIEL 26
weiblich, 25 Jahre
Nichtraucherin

Diagnose	Randödem bei Singen in falscher Stimmlage
Anamnese	Seit etwa 1 ½ Jahren zunehmende Stimmprobleme und Heiserkeit mit Verdacht auf Chronifizierung entzündlicher Stimmlippenveränderungen; die Patientin war über ihre schlechte stimmliche Situation beunruhigt, da sie als Mitglied eines Gesangstrios (mit Mutter und Schwester) für den Lebensunterhalt der Familie mitverantwortlich war. Als jüngstes Familienmitglied sang sie seit jeher Sopran.
Beruf	Musikstudentin

Auditive Stimmklangbeurteilung	R1 B1 H1
Stimmklang beim Sprechen und Singen	gepresst
Phonationsquotient	226 ml/s (pathologisch)
Phonationsatmung	Hochatmung
Laryngoskopie	in Respiration keine morphologischen Veränderungen *(Abbildung 153)*, erst bei stroboskopischer Evaluation der leisen Phonation diskrete ödematöse Randverdickung an der rechten Stimmlippe zu erkennen *(Abbildung 154)*, während bei lauter Phonation ein vollständiger Stimmlippenschluss erreicht wird *(Abbildung 155)*.

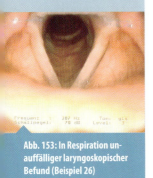

Abb. 153: In Respiration unauffälliger laryngoskopischer Befund (Beispiel 26)

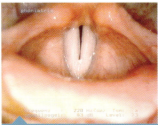

Abb. 154: Stroboskopisch bei leiser Phonation diskretes Randödem an der rechten Stimmlippe erkennbar (Beispiel 26)

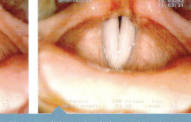

Abb. 155: Durch Intensitätssteigerung kann das Randödem „weggesungen" werden (Beispiel 26)

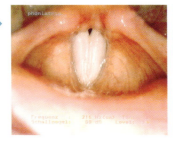

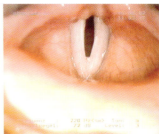

Stimmfeldmessung *(Abbildung 156)*	Der Tonhöhenumfang der Singstimme im Frequenzbereich von B bis g2 (33 Halbtöne) entspricht nicht dem Sopran, sondern dem Alt. Bestätigt wird das Vorliegen einer tiefen Stimmlage durch die Indifferenzlage und tiefliegende Rufstimme. Die Stimmkonstitution mit SPL-Werten über 90 dB ist normal.

Randödeme

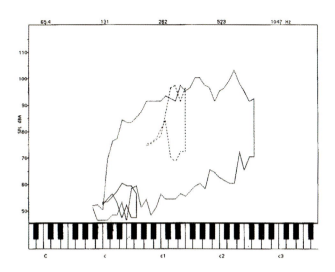

Abb. 156: Stimmfeld (Beispiel 26)

Therapieempfehlung	Nach stimmphysiologischer Beratung wurde empfohlen, in eine tiefere Stimmlage (Alt oder Mezzosopran) zu wechseln. Darüber hinaus wurde der Patientin eine logopädische Stimmtherapie angeboten.

Stimmlippenknötchen

Stimmlippenknötchen sind klassischerweise beidseits am Übergang vom vorderen zum mittleren Stimmlippendrittel lokalisiert *(Abbildung 157)*. Einseitige Manifestationen werden nur sporadisch beobachtet. Stimmlippenknötchen treten häufiger bei Frauen in sprech- und stimmintensiven Berufen auf. Im Kindesalter werden sie als „Schreiknötchen" bezeichnet.

Der Begriff „Sängerknötchen" sollte nur bei Sängern Verwendung finden!

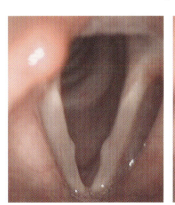
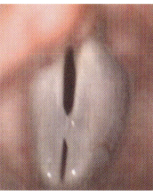

Abb. 157: Stimmlippenknötchen bei Respiration (oben) und Phonation mit Sanduhrglottis (unten)

Die Entstehung von Stimmlippenknötchen wird vor allem auf hyperfunktionelle Stimmgebung und mechanische Gewebeverletzungen bei hoher Beanspruchung zurückgeführt [49, 145].

Histologische Untersuchungen ergaben Verdickungen der Basalmembran [21, 22], die vermutlich Folge hoher Bernoulli-Kräfte bei inkomplettem Glottisschluss sind.

Laryngoskopie und Stroboskopie

Stimmlippenknötchen sind festsitzend und scheinen in der Laryngoskopie nicht zu flottieren. Unter stroboskopischer Beobachtung lassen sich jedoch sehr wohl Schwingungsbewegungen der Knötchen erkennen. Je nach Schwingungseigenschaft werden weiche und harte Knötchen unterschieden. Die *weichen Stimmlippenknötchen* folgen aufgrund ihrer eher ödematösen Struktur den Schwingungsbewegungen, bei lauter Phonation kann ein Glottisschluss erreicht werden. Die *hart imponierenden Stimmlippenknötchen* mit fibröser Struktur schließen nur im Knötchenbereich, so dass die Glottis wie eine Sanduhr („Sanduhrglottis") erscheint.

Die Amplituden sind im Knötchenbereich verkürzt bis aufgehoben, die Randkantenverschieblichkeit ebenfalls.

Auditive Stimmklangbeurteilung

Typischerweise verursachen Stimmlippenknötchen Rauigkeit und Heiserkeit, bei weichen Knötchen ist der Stimmklang weniger stark gestört als bei harten. Je nach Glottisschlussinsuffizienz tritt bedingt durch Turbulenzen zusätzlich Behauchtheit auf.

Indifferente Sprechstimmlage

Die Angaben sind unterschiedlich. Regelmäßige, diagnostisch verwertbare Abweichungen der Sprechstimmlage zu höheren oder tieferen Frequenzen wurden nicht beschrieben.

Stimmlippenknötchen

Maximale Tonhaltedauer, Phonationsquotient, s/z-Ratio

Durch Massenzunahme der Stimmlippen sind die zur Phonation notwendigen aerodynamischen Kräfte stärker ausgeprägt. Der transglottische Atemstrom ist bei Knötchenbildung erhöht [54]. Der zusätzliche Luftverbrauch führt zur Verkürzung der stimmhaften Phonation. Bei harten Stimmlippenknötchen sind die Parameter im pathologischen Bereich zu erwarten.

Stimmfeldmessung

Je nach Struktur und Ausprägung der Knötchen sind die stimmlichen Leistungen eingeschränkt. Nach eigenen Erfahrungen bestehen oft Piano- und Fortelimitationen, der Tonhöhenumfang ist vor allem zur Höhe hin begrenzt.
Holmberg et al. fanden bei Patienten mit Stimmlippenknötchen im Vergleich zu Stimmgesunden höhere Schalldruckpegelwerte sowohl für die indifferente Sprechstimmlage als auch für die Rufstimme, wobei nicht geklärt werden konnte, ob die höheren Schalldruckpegel Ursache oder Folge der Stimmlippenknötchen waren [54].

Akustische Stimmklanganalysen

Typischerweise finden sich bei Patienten mit Stimmlippenknötchen erhöhte Jitter-, Shimmer- und Noise-Werte. Die Harmonics-to-Noise-Ratio verschiebt sich in Richtung der Geräusch-Komponenten auf Kosten der harmonischen Anteile.
Jotz et al. konnten bei Knaben mit Knötchenbildung zwischen der Noise-to-Harmonics-Ratio und dem Dysphoniegrad einen signifikanten Zusammenhang feststellen [60].

THERAPEUTISCHE ANSÄTZE

Aus klinischer Erfahrung wird unter dem Eindruck weicher bzw. früher Formen der Knötchen zunächst eine logopädische Stimmübungstherapie indiziert. Dabei ist anamnestisch und stimmdiagnostisch zu klären, ob eine mechanische Überbeanspruchung mit Gewebeverletzung oder eine funktionelle Dysphonie mit hyperfunktioneller Symptomatik ursächlich sind. Dementsprechend konzentriert sich die Therapie entweder auf einen allmählichen Stimmaufbau nach Stimmruhe oder auf einen Abbau hyperfunktioneller Phonationsmechanismen. Harte Phonationsverdickungen müssen dagegen meist phonochirurgisch abgetragen und logopädisch-stimmtherapeutisch nachbehandelt werden.

BEISPIEL 27
8-jähriger Knabe

Anamnese	Heiserkeit seit einigen Jahren, lebhaftes Temperament mit häufigem und lautem Stimmgebrauch
Auditive Stimmklangbeurteilung	R3 B2 H3
Laryngoskopie und Stroboskopie	beidseits am freien Stimmlippenrand typische Stimmlippenknötchen etwa am Übergang vom vorderen zum mittleren Drittel *(Abbildung 158)*, stroboskopisch bei mittlerer Intensität Sanduhrglottis
Stimmfeldmessung	Pianoverlust mit Verschiebung der leisen Phonationswerte zu höheren Schalldruckpegeln, Tonhöhenumfang der Singstimme zur Höhe hin eingeschränkt. Sing- und Sprechstimme unzureichend steigerungsfähig *(Abbildung 159)*.

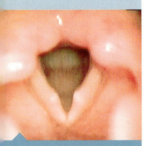

Abb. 158: Schreiknötchen beim Kind (Beispiel 27)

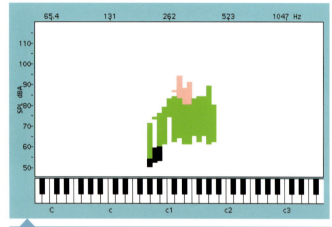

Abb. 159: Stimmfeld bei Schreiknötchen (Beispiel 27)
schwarzes Feld: melodischer und dynamischer Akzent (Sprechfeld) der ungespannten/indifferenten Sprechstimmlage
rosafarbenes Feld: melodischer und dynamischer Akzent der Rufstimme
grünes Feld: leise (unterer Rand) und laute (oberer Rand) Singstimme

Therapieempfehlung	Eine operative Stimmlippenknötchenabtragung bei Kindern ist nur in Ausnahmefällen indiziert. Wichtig sind stimmphysiologisch ausgerichtete Eltern- und Patientenberatungen, um eine allgemeine Verhaltensänderung zu erreichen und das Stimmbewusstsein zu schulen. Aus heutiger Sicht erscheint auch beim Kind eine logopädische Therapie sinnvoll.

Stimmlippenknötchen

BEISPIEL 28
weiblich, 38 Jahre, Nichtraucherin

Diagnose	Stimmlippenknötchen
Vorgeschichte	seit vielen Jahren Stimmprobleme mit Heiserkeit und eingeschränkter stimmlicher Leistungsfähigkeit
Beruf	Musikerzieherin
Auditive Stimmklangbeurteilung	vor logopädischer Therapie: R2 B1 H2 (CD-Track 10) nach logopädischer Therapie: R0 B0 H0 (CD-Track 11)
Phonationsquotient	223 ml/s (pathologisch)
Laryngostroboskopie	beidseits am Übergang vom vorderen zum mittleren Stimmlippendrittel breitbasige knötchenartige Verdickungen, stroboskopisch als weiche Phonationsverdickungen identifiziert
Stimmfeldmessung	bei Erstuntersuchung Tonhöhenumfang von 32 Halbtönen *(grün in Abbildung 160)* mit geringer stimmdynamischer Breite aufgrund eines Pianoverlustes; leise Sprechstimme (schwarz) liegt zwischen d und f (Alt-Bereich), die Rufstimme (blau) etwa eine Oktave höher mit SPL$_{max}$-Werten über 90 dB. Zwischen SPL-Werten der Rufstimme und lautem Singen Abweichungen, die stimmtechnischer Korrektur bedürfen

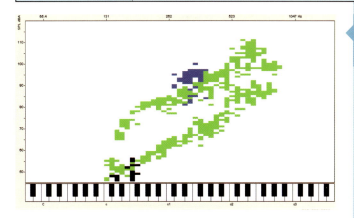

Abb. 160: Stimmfeld bei weichen Stimmlippenknötchen (Beispiel 28)

Stimmfeldmessung	Nach 10 Therapieeinheiten, von einer Logopädin mit gesangspädagogischer Zusatzausbildung durchgeführt, kam es sowohl zur Verbesserung des subjektiven Befindens, des laryngealen Befundes als auch der Leistungen im Stimmfeld *(Abbildung 161)*.

Abb. 161: Stimmfeld nach 10 logopädischen Therapieeinheiten (Beispiel 28)

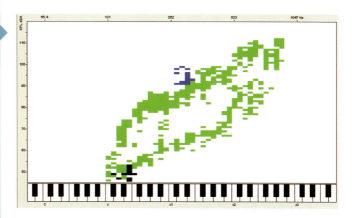

| Akustische Stimmklanganalyse | Diese zeigten während des Therapieverlaufs keine wesentlichen Veränderungen *(Abbildung 162)*. Trotz Stimmlippenknötchen waren bereits vor Therapie keine pathologischen Werte zu objektivieren. |

Abb. 162: Heiserkeitsdiagramm mit Therapieverlaufsmodus (Beispiel 28) grün = vor Therapie braun = nach Therapie

siehe Seite 130

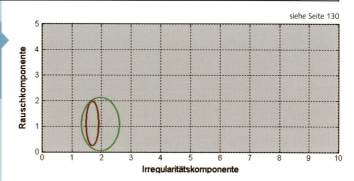

Stimmlippenpolypen

Im klassischen Sinn ist der Polyp einseitig im vorderen Anteil des intermembranösen Stimmlippenbereichs entweder breitbasig aufsitzend oder gestielt lokalisiert. Es lassen sich ödematöse, myxomatöse und teleangiektatische Formen unterscheiden *(Abbildung 163)*.

Ursächlich scheint ein Phonationstrauma zu sein, in dessen Folge Läsionen kleiner Gefäßen mit Einblutung, Fibrinabsonderung und Gefäßproliferation auftreten können. Durch Kapillarverletzungen scheint es zu Plättchenaggregationen und kleinen Thrombosen mit Verdickung der Basalmembran der Endothelien zu kommen, es resultieren teleangiektatische Veränderungen [21, 22].

Laryngoskopie und Stroboskopie
Ein supraglottisch aufsitzender Stimmlippenpolyp behindert den Phonationsvorgang nicht wesentlich. Ein gestielter Polyp kann im günstigen Fall hin und her flottieren, ohne den Schwingungsvorgang und insbesondere den Stimmlippenschluss zu behindern. Sitzt er am freien Stimmlippenrand, werden Schwingungsablauf und Glottisschluss maßgeblich beeinträchtigt. Nicht selten treten durch die ungleichen Massenverhältnisse der Stimmlippen Irregularitäten auf.

Auditive Stimmklangbeurteilung
Patienten mit Stimmlippenpolypen klagen regelmäßig über Heiserkeit. Diese wird überwiegend durch raue und in geringerem Maße behauchte Anteile verursacht.

Indifferente Sprechstimmlage
Bei großen Polypen wird mitunter eine Diplophonie festgestellt. Typische stimmdiagnostisch relevante Abweichungen wurden bisher nicht beobachtet.

Maximale Tonhaltedauer, Phonationsquotient, s/z-Ratio
Je nach Größe und Lokalisation des Stimmlippenpolypen sind die Parameter aufgrund verkürzter stimmhafter Phonation pathologisch.

Stimmfeldmessung
In Analogie zu Stimmlippenknötchen zeigen Piano- und Fortefunktionen der Singstimme Defizite, der Tonhöhenumfang ist reduziert. Ebenso sind leises Sprechen aber auch die Steigerungsfähigkeit der Sprechstimme eingeschränkt.

Akustische Stimmklanganalysen
Periodizitätsanalysen ergeben bei Lokalisation am freien Stimmlippenrand nahezu immer pathologische Werte.

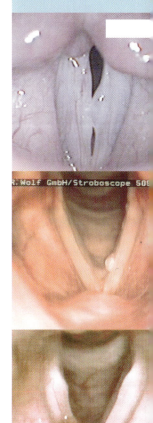

Abb. 163: Ödematöser (oben), myxomatöser (Mitte) und teleangiektatischer Stimmlippenpolyp (unten)

KAPITEL 21

Klinische Beispiele phonationsassoziierter Stimmlippenveränderungen

BEISPIEL 29
weiblich, 25 Jahre,
Nichtraucherin

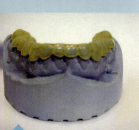

Abb. 164: Aufbissschiene bei Bruxismus am Modell

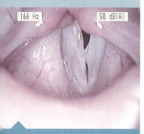

Abb. 165: Stimmlippenpolyp links (Beispiel 29)

Abb. 166: Stimmfeld bei Stimmlippenpolyp (Beispiel 29)

Diagnose	Stimmlippenpolyp
Anamnese	trotz 10-wöchiger logopädischer Therapie persistierende Heiserkeit und Sprechanstrengung bei Verdacht auf funktionelle Dysphonie; Anpassung einer Aufbißschiene wegen Bruxismus und orofazialer Dysfunktion *(Abbildung 164)*.
Beruf	Angestellte im Firmenmanagement
Akustische Stimmklangbeurteilung	R2 B1 H2 (CD-Track 12)
Phonationsquotient	300 ml/s
Phonationsatmung	Schnappatmung ohne reflektorische Atemergänzung Haltungsauffälligkeit mit gegenläufigem Becken- und Schulterschiefstand
Laryngostroboskopie	ödematöser Stimmlippenpolyp im mittleren Drittel der linken Stimmlippe *(Abbildung 165)*: insuffizienter Glottisschluss, verkürzte Schwingungsamplituden und verminderte Randkantenverschieblichkeit.
Stimmfeldmessung	Das Singstimmfeld *(grün in Abbildung 166)* wies nicht nur einen Pianoverlust bei zunehmender Höhe sondern auch das Fehlen des Kopfregisters auf. Die obere Grenze der Singstimme lag bei dis². Lautes Singen und Rufen (blau) erreichten SPL_{max}-Werte über 90 dB.

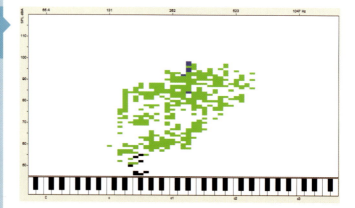

Akustische Stimmklanganalysen	Die eher geringen auditiven Stimmklangveränderungen konnten akustisch nicht objektiviert werden.
Therapieempfehlung	Der Patientin wurde eine phonochirurgische Abtragung mit anschließender logopädischer Therapie empfohlen.

Kontaktulkus und Kontaktgranulom

Kontaktgranulome (synonym: Kontaktpachydermie) treten häufig mit kontralateralem Kontaktulkus im Bereich des knorpelig unterlegten Stimmlippenanteils auf. Betroffen sind in erster Linie Männer, bei denen es bei Phonation zunächst zu einem Schluss im posterioren Stimmlippenbereich kommt. Im Gegensatz dazu bleibt dieser Anteil bei Frauen bei leiser und mittellauter Phonation offen. Bei hyperfunktioneller Symptomatik resultieren „Hammerschläge" im Bereich der Processus vocales mit oberflächlichen Schleimhautverletzungen, von denen granulomatöse Gewebsneubildungen ausgehen können (Abbildung 167). Ein zusätzlicher gastro-ösophagopharyngealer Reflux begünstigt die Entstehung von Kontaktveränderungen im interkartilaginären Abschnitt der Glottis und ist daher abzuklären.

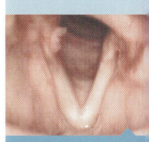

Abb. 167: Kontaktgranulom im interkartilaginären Bereich der rechten Stimmlippe

Es hat sich ein „polypragmatischer" therapeutischer Ansatz unter Kombination von medikamentöser (antiphlogistisch, antacid), logopädischer und psychologischer Therapie bewährt.

Laryngoskopie und Stroboskopie

Laryngoskopisch erkennt man meist einseitig zunächst oberflächliche Schleimhautulzera, im weiteren Verlauf granulomatöse Veränderungen im Bereich des Processus vocalis. Gelegentlich entstehen Kontaktgranulom und -ulkus spiegelbildlich im Sinne eines „Hammer-Amboss-Effektes". Bei kleiner Ausprägung sind Schwingungsabläufe zunächst ungestört, bis der Stimmlippenschluss bei Größenzunahme des Granuloms behindert wird.

> **MERKE**
>
> Von operativen Abtragungen ist eher abzuraten, solange keine klinisch relevante Atem- und Stimmstörung besteht; Kontaktgranulome haben eine hohe Rezidivneigung.

Klinische Beispiele phonationsassoziierter Stimmlippenveränderungen

Auditive Stimmklangbeurteilung
Solange die Stimmlippenschwingungen ungehindert ablaufen können, bleibt der Stimmklang ungestört. Erst bei Schwingungsunregelmäßigkeiten und insuffizientem Glottisschluss treten Rauigkeit und Behauchtheit auf.

Indifferente Sprechstimmlage
Die Sprechstimmlage bleibt nahezu unbeeinflusst.

Maximale Tonhaltedauer, Phonationsquotient, s/z-Ratio
Bei kleinen Manifestationen ohne Behinderung der Stimmlippenschwingungen sind die aerodynamischen Merkmale im Normalbereich.

Stimmfeldmessung
Fallweise findet man in der Stimmfeldmessung Hinweise auf eine konstitutionelle Hypofunktion.

Akustische Stimmklanganalysen
Solange keine auditiven Stimmklangveränderungen auftreten, sind keine Veränderungen der akustischen Parameter zu erwarten.

BEISPIEL 30
männlich, 56 Jahre, Nichtraucher

Diagnose	Kontaktgranulom
Anamnese	seit Wochen bestehendes Globusgefühl; zufällige Diagnosestellung im Rahmen einer HNO-ärztlichen Konsultation wegen Ohrenschmerzen
Laryngoskopie und indirekte Probeentnahme in Lokalanästhesie	Endoskopisch im Bereich des linken Aryknorpels exophytische Schleimhautveränderung, die klinisch einem Kontaktgranulom ähnlich war *(Abbildung 168)*; sicherheitshalber Probebiopsie zum Ausschluss eines malignen Geschehens. Die histologische Begutachtung ergab hyperkeratotische Veränderungen des Plattenepithels.

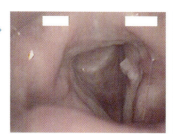 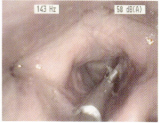

Abb. 168: Kontaktulkus links mit indirekt durchgeführter Probebiopsie wie im rechten Bild dargestellt (Beispiel 30)

KAPITEL 22: TAUGLICHKEITSUNTERSUCHUNGEN BEI STIMMBERUFEN

Tauglichkeitsuntersuchungen bei zukünftigen Sprechberufen

Stimmtauglichkeitsuntersuchungen werden bereits von einzelnen logopädischen und pädagogischen Ausbildungsstätten praktiziert. Sie basieren noch nicht auf gesetzlicher Grundlage und werden daher nach individuell unterschiedlichen Kriterien durchgeführt.

Wesentliche Ziele sind die systematische Erfassung von Hörschäden, Sprachfehlern, konstitutionellen Stimmschwächen und möglicherweise bestehenden Stimmerkrankungen (Kapitel 2, Seite 20).

In interdisziplinärer Vortrags- und Studien- und Vortragstätigkeit Studientätigkeit konnte auf die Notwendigkeit und Dringlichkeit systematischer Screeninguntersuchungen zur Stimmtauglichkeit aufmerksam gemacht werden.

BEISPIEL 31
weiblich, 21 Jahre, Nichtraucherin

Anamnese	Die Patientin fiel beim Eignungstest für die Pädagogikausbildung durch heiseren Stimmklang auf und wurde zur phoniatrischen Abklärung geschickt.
Auditive Stimmklangbeurteilung	präoperativ: R1 B2 H2 (CD-Track 13) postoperativ: R0 B0 H0 (CD-Track 14)
Phonationsquotient	237 ml/s
Körperhaltung	hypoton
Phonationsatmung	Hoch- und Schappatmung
Laryngostroboskopie	Endoskopisch linksseitiger Stimmlippenpolyp im mittleren Drittel diagnostiziert *(Abbildung 169)*, eingeschränkte Amplituden und Schlussinsuffizienz
Stimmfeldmessung	präoperativ *(Abbildung 170)* sowohl beim Singen als auch beim Sprechen Fähigkeit zu leiser Phonation erhalten, eingeschränkter Tonhöhenumfang der Singstimme (20 Halbtöne), SPL_{max}-Werte von 98 dB erreicht

Tauglichkeitsuntersuchungen bei Stimmberufen

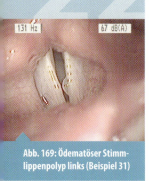

Abb. 169: Ödematöser Stimmlippenpolyp links (Beispiel 31)

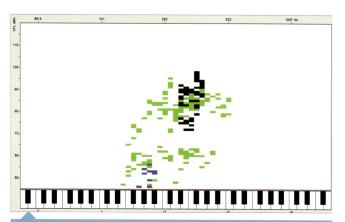

Abb. 170: Stimmfeld bei ödematösem Stimmlippenpolyp (Beispiel 31)

Therapieverlauf	Der Stimmlippenpolyp wurde in Lokalanästhesie indirekt phonochirurgisch abgetragen. Nach zweitägiger Stimmruhe durfte die Patientin wieder ungespannt stimmhaft sprechen. Die Kontrolluntersuchung nach 10 Tagen zeigte beidseits glatte Stimmlippen mit beginnender Randkantenverschieblichkeit bei Phonation. Nach 3 Wochen wurde mit der logopädischen Therapie begonnen. Insgesamt 8 Wochen nach Diagnosestellung konnte der jungen Patientin nach nochmaliger Stimmdiagnostik die Stimmtauglichkeit für den geplanten Berufsweg bescheinigt werden. Die Normalisierung des Stimmklanges kann im Therapieverlauf des Heiserkeitsdiagramms *(Abbildung 171)* akustisch nachvollzogen werden, die Kurven wandern stetig in Richtung Nullpunkt.

siehe Seite 130

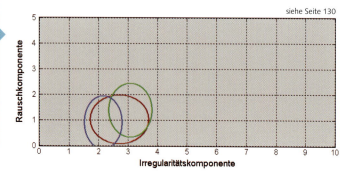

Abb. 171: Heiserkeitsdiagramme zur Dokumentation des Therapieverlaufs (Beispiel 31) (grün=vor Therapie, braun=nach phonochirurgischer Abtragung, blau= nach logopädischer Therapie)

Tauglichkeitsuntersuchungen bei Sängern und Schauspielern

Bei der Beurteilung zukünftiger Hochleistungsstimmen sollten die üblichen Stimmtauglichkeitsuntersuchungen nicht nur auf die Diagnostik einer normalen Stimmkonstitution ohne Artikulationsfehler ausgerichtet sein, sondern auch die stimmliche Belastbarkeit mit einbeziehen. Dafür eignet sich ergänzend ein Stimmbelastungstest.

BEISPIEL 32
männlich, 19 Jahre, Nichtraucher

Anamnese	seit drei Jahren klassische Gesangsausbildung mit dem Wunsch, Opernsänger zu werden
Auditive Stimmklangbeurteilung	R0 B0 H0
Vitalkapazität	4500 ml
Phonationsquotient	180 ml/s unauffällige HNO-Spiegeluntersuchung
Laryngostroboskopie	unauffällige Larynxmorphologie, regelrechte symmetrische Schwingungen mit vollständigem Stimmlippenschluss bei mittleren Intensitäten
Stimmfeldmessung (Abbildung 172)	Tonhöhenumfang der Singstimme von 3 Oktaven (36 Halbtöne), leise Sprechstimme (Kreuz 1) wenige Halbtöne oberhalb der unteren Stimmgrenze, idealerweise sind bei leiser und lauter Phonation die SPL-Werte beim Singen und Sprechen nahezu gleich. Die gestrichelte Kurve kennzeichnet den spektralen Energiegehalt zwischen 2500 und 4500 Hz (Sängerformant) und liegt hier im Modalregister bis f^2 als Zeichen einer bereits gut ausgebildeten klassischen Stimme parallel und dicht an der Kurve des lauten Singens. Die Qualität der Falsettstimme dagegen ist noch von weniger guter Qualität, hier fällt die Kurve des Sängerformanten ab.

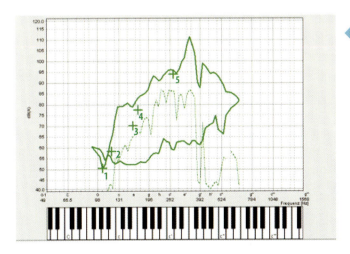

Abb. 172: Stimmfeld eines jungen Sängers im Rahmen der phoniatrischen Stimmtauglichkeitsuntersuchung (Beispiel 32)

Tonaudiometrie	Die zusätzlich durchgeführte Reintonaudiometrie zur Überprüfung des Hörvermögens ergab beidseits eine Normakusis. Dem Patienten wurde nach dieser Untersuchung die phoniatrische Stimmtauglichkeit für den Sängerberuf bescheinigt.

Screeninguntersuchung zur Stimmtauglichkeit bei zukünftigen Stimmberufsanwärtern mittels Punktescore-Ranking

Eignungstests und Stimmtauglichkeitsuntersuchungen an berufsausbildenden Institutionen unterliegen meist internen Vorgaben. Die Einbindung von Phoniatern und Logopäden in das Auswahlverfahren dient in erster Linie dem Ziel, wichtige stimmliche Risikofaktoren bei den Bewerbern zu erfassen, um der Entstehung einer späteren Berufsdysphonie entgegenwirken zu können.

Alle eingesetzten Stimmtauglichkeitsuntersuchungen sollten ihrem Screening-Anspruch gerecht werden, adäquat, wissenschaftlich gesichert und für den Bewerber akzeptal sein.

Eigene Erfahrungen in Auswahlverfahren an logopädischen Ausbildungseinrichtungen haben gezeigt, dass die meisten Bewerber für ihre geplante Berufsausbildung zwar prinzipiell tauglich sind, jedoch große individuelle Unterschiede aufweisen. Die Entscheidungskriterien für eine Stimmberufstauglichkeit werden in Kapitel 2, Seite 18ff. vorgestellt.

Die stimmdiagnostischen Ergebnisse können mit Punkten bewertet werden, um die Bewerber entsprechend ihrer erreichten Punktezahl in ein Ranking geben zu können. Selbstverständlich kann der erreichte Score das Bewerbungsgespräch und die Eignungstestung für den angestrebten Beruf nur ergänzen, nicht aber ersetzen. Ein wesentlicher Vorteil des Punktescores liegt jedoch in der Objektivität der Beurteilung.

Vor mehr als zehn Jahren wurde erstmals von der Autorin (BS) in Kooperation zwischen der Univ.-HNO-Klinik und Schule für Logopäden in Essen/BRD der Versuch unternommen, Stimmfunktionsparameter, Stimmfeldergebnisse und stroboskopische Kriterien mit Punkten zu quantifizieren.

Der Punkte-Score für zukünftige Stimmberufler sollte Tonaudiometrie, Funktionsprüfungen des orofazialen Systems (Myofunktion und Artikulation), auditive Stimmklangbeurteilung, Stimmfeldmessung sowie Stroboskopie beinhalten.

TABELLE 32

Punkte-Score: Stimmfunktionsparameter

Stimmfunktionsuntersuchungen			ja	nein
auditive Stimmklangbeurteilung (R B H)				
bei Spontansprache	normal (R0 B0 H0)		☐ (1)	
	wenn pathologisch: R ☐ B ☐ H ☐ (ergänzen)			☐ (0)
Text lesen leise	normal (R0 B0 H0)		☐ (1)	
	wenn pathologisch: R ☐ B ☐ H ☐ (ergänzen)			☐ (0)
Text lesen laut	normal (R0 B0 H0)		☐ (1)	
	wenn pathologisch: R ☐ B ☐ H ☐ (ergänzen)			☐ (0)
Stimmeinsätze	normal		☐ (1)	
	pathologisch	☐ hart		☐ (0)
		☐ weich/behaucht		
Sprechatmung	normal (gemischt)		☐ (1)	
	pathologisch	☐ thorakal/claviculär		☐ (0)
		☐ abdominell		
Schwellton (Ton wird gehalten)			☐ (1)	☐ (0)
Tonhaltedauer	/ s: / = ☐ / ☐		☐ (1)	☐ (0)
	/ z: / = ☐ / ☐			
	s/z-Ratio = ☐ (normal < 1,4; pathol. > 1,4)			
Tonus / Haltung	normal?		☐ (1)	☐ (0)
Punkteanzahl aus diesem Teilbereich: max. 8 Punkte				

TABELLE 33

Punkte-Score: Sing- und Sprechstimmfeldmessung

Singstimmfeld	ja	nein
90 dB-Linie mit Forte-Kurve überschritten (in mind. 1 Frequenz)	☐ (1)	☐ (0)
Stimmdynamik zwischen Piano und Forte mind. 30 dB	☐ (1)	☐ (0)
Tonhöhenumfang mind. 24 Halbtöne	☐ (1)	☐ (0)
keine Registerbrüche	☐ (1)	☐ (0)
Sprechstimmfeld		
Stimmdynamik mind. 35 dB zwischen Indifferenzlage und Rufstimme	☐ (1)	☐ (0)
Abstand Indifferenzlage zur unteren Stimmgrenze (Singstimmprofil) 4–7 Halbtöne	☐ (1)	☐ (0)
Abstand Indifferenzlage - Rufstimme ca. 1 Oktave und max. 1,5 Oktaven bei adäquater Stimmdynamik	☐ (1)	☐ (0)
90 dB-Linie mit Rufstimme überschritten	☐ (1)	☐ (0)
Musikalität	☐ (1)	☐ (0)
Aufnahmekriterien erfüllt: ☐ ja ☐ nein (z.B. konstitutionelle Hypofunktion)		
Punkteanzahl aus diesem Teilbereich: max. 9 Punkte		

Screeninguntersuchung zur Stimmtauglichkeit bei zukünftigen Stimmberufsanwärtern

TABELLE 34

Punkte-Score: Laryngostroboskopie

Amplituden	normal auch bei Intensitäts- und Frequenzänderung		☐ (1)
		☐ erweitert	☐ (0)
		☐ verkürzt	
		☐ stroboskopischer Stillstand	
laryngeale Veränderungen	normal (stimmtauglich)		☐ (2)
	(Kontrolle erforderlich)	☐ funktionelle Phonationsverdickungen ☐ Randödeme ☐ Hyperämien ☐ Teleangiektasien	☐ (1)
	(dzt. nicht stimmtauglich, Therapie erforderlich)	☐ Stimmlippenknötchen ☐ Stimmlippenpolyp ☐ Stimmlippenzyste ☐ andere	☐ (0)
Glottisschluss	☐ bereits bei tiefer leiser Phonation vollständig ☐ bei Intensitätssteigerung vollständig		☐ (1)
	☐ posteriore Schlussinsuffizienz ☐ Sanduhrglottis ☐ andere		☐ (0)
reguläres Schwingungsverhalten	☐ ja		☐ (1)
	☐ nein		☐ (0)
Phasendifferenzen	☐ nicht vorhanden		☐ (1)
	wenn vorhanden	☐ in der Tiefe ☐ in der Höhe ☐ in Höhe und Tiefe	☐ (0)
Randkantenerschielichkeit	☐ gut sichtbar		☐ (1)
		☐ vermindert ☐ aufgehoben	☐ (0)
Punkteanzahl aus diesem Teilbereich: max. 7 Punkte			

STIMMDIAGNOSTIK IM RAHMEN VON MEDIZINISCHEN GUTACHTEN

23

Bei der medizinischen Begutachtung unterscheidet man zwischen
- Arbeitsunfähigkeit
- Berufseinschränkung und
- Berufsunfähigkeit

Immer wieder wird die Frage nach Anerkennung einer Berufskrankheit bzw. die Anerkennung einer geminderten Erwerbsfähigkeit (MdE) gestellt.

Als **Berufskrankheiten** gelten Krankheiten, die sich ein Mitarbeiter im Arbeitsprozess zuzieht und die entweder in der Berufskrankheitenverordnung verzeichnet ist oder die nach neuen medizinischen Erkenntnissen durch den Beruf verursacht werden. Detaillierte Informationen finden sich in der Berufskrankheitenverordnung (§ 177 und Anlage 1 des Allgemeinen Sozialversicherungsgesetzes), die inzwischen 52 Berufskrankheiten anerkennt. Diese werden durch physikalische bzw. chemische Einwirkungen oder Infektionserreger/Parasiten verursacht und umfassen vor allem Krankheiten der Atemwege und Lunge/Rippenfell/Bauchfell, aber auch Hautkrankheiten.

Die **Minderung der Erwerbsfähigkeit (MdE)** beurteilt nach dem Bundesversorgungsgesetz die körperliche und geistige Beeinträchtigung im allgemeinen Erwerbsleben unter Berücksichtigung seelischer Begleiterscheinungen und Schmerzen.

Für die Einschätzung der MdE bzw. des Grades der Behinderung (GdB) empfiehlt *Feldmann* [30]:

	MdE
Laryngektomie	70–100 %
Larynxteilresektion	20–80 %
Rekurrenslähmung	0–50 %
Trachealstenose	0–50 %
Stimmstörungen	0–30 %

BEISPIEL 33
weiblich, 54 Jahre, Nichtraucherin

Diagnose	Rekurrensparese unbekannter Genese
Anamnese	seit dem 18. Lebensjahr als Sachbearbeiterin in der telefonischen Kundenbetreuung tätig, trotz 8-monatiger logopädischer Stimmübungstherapie den beruflichen Stimmbelastungen nicht mehr gewachsen, Heiserkeit und Kommunikationseinschränkung nach kurzer stimmlicher Aktivität, Krankenstand seit eineinhalb Jahren
Auditive Stimmklangbeurteilung	R2-3 B1 H2-3 Nach dem Stimmbelastungstest war eine zusätzliche Stimmklangverschlechterung (hochgradige Rauigkeit und Heiserkeit) mit diplophonen Phasen zu hören.
Atmung bei Phonation	Schnappatmung und enge Artikulation
Sprechmelodie	monoton
Stimmstärke	zu leise
Tonhaltedauer, s/z-Ratio, Phonationsquotient	Die maximale Tonhaltedauer auf /a:/ betrug 8 sec (pathologisch), s/z-Ratio und Phonationsquotient ebenfalls pathologisch
Laryngostroboskopie	grau-weiße Stimmlippen, linke Stimmlippe regelrecht respiratorisch beweglich, rechte Stimmlippe paramedian fixiert ohne Exkavation, stroboskopisch vollständiger Stimmlippenschluss bei verkürzten Schwingungsamplituden mit phasenverschobenem und irregulärem Schwingungsverhalten
Stimmbelastungstest	Der Test wurde mit der Forderung durchgeführt, über 20 min mit Schalldruckpegeln von 80 dB unter visuellem Biofeedback zu zählen. Mit großer Anstrengung gelang es, den Schalldruckpegel von 75 dB zu halten, nach 4 Minuten fiel der Schalldruckpegel ab und nach 6 Minuten musste der Test wegen stimmlicher Erschöpfung abgebrochen werden *(Abbildung 173)*.
Stimmfeldmessung	Die Erhebung der Sing- und Sprechstimmfelder erfolgte vor und nach dem Stimmbelastungstest. Vor Stimmbelastungstest *(Abbildung 174)* erreichte die Patientin beim Singen einen Tonhöhenumfang von 22 Halbtönen, der sich bei Messwiederholung auf 15 Halbtöne reduzierte. Die Stimmdynamik war eingeschränkt. Nach dem Belastungstest konnten tiefe Frequenzen und die zunächst möglichen leisen SPL-Werte (Pianoverlust) nicht mehr erreicht werden *(Abbildung 175)*. Die Indifferenzlage erhöhte sich bereits durch die kurze stimmliche Belastung von h (247 Hz) bei 60 dB um drei Halbtöne auf d^1 (294 Hz).
Bewertung	Es ist davon auszugehen, dass die Patientin mit ihrer Befundkonstellation (bei einseitiger Rekurrensparese) ihrem Beruf als telefonische Kundenberaterin objektiv nicht gewachsen ist, ihre MdE wurde nach *Feldmann* mit 30 % bewertet.

Stimmdiagnostik im Rahmen von medizinschen Gutachten

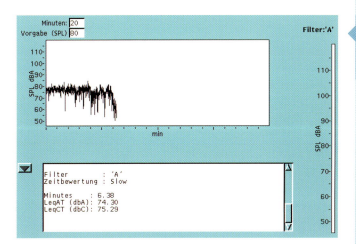

Abb. 173: Stimmbelastungstest bei Rekurrensparese (Beispiel 33): Abbruch nach 6 min

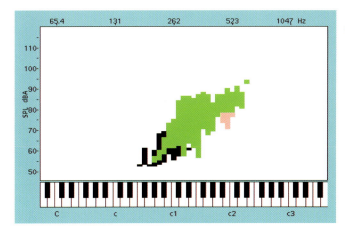

Abb. 174: Stimmfeld bei Rekurrensparese vor dem Stimmbelastungstest (Beispiel 33)

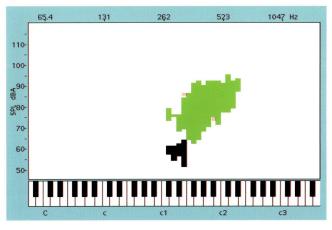

Abb. 175: Stimmfeld bei Rekurrensparese nach dem Stimmbelastungstest (Beispiel 33)

ÜBUNGEN UND LERNBEISPIELE

Im nachfolgenden Kapitel sind Übungsbeispiele zusammengestellt, die zum einen Lerninhalte festigen und zum anderen selbständiges Auswerten und Interpretieren stimmdiagnostischer Untersuchungsbefunde trainieren sollen.

Übungen zur auditiven Stimmklangbeurteilung nach dem RBH-Schema

Aufgabe 1 (Lösung auf Seite 279)

Wie klassifizieren Sie den Stimmklang eines 56-jährigen Patienten, der infolge einer linksseitigen Rekurrensparese (Paramedianstellung) mit Glottisschlussinsuffizienz eine geringgradig raue und hochgradig behauchte Stimme aufweist?

R   B   H

Aufgabe 2 (Lösung auf Seite 279)

Wie dokumentieren Sie den hochgradig heiseren Stimmklang einer Patientin mit Aphonie, die sich stimmlos nur laut flüsternd verständigen kann?

R   B   H

ÜBUNGSBEISPIEL 1
männlich, 56 Jahre,
Nichtraucher

Lösung auf Seite 279f.

Patientenbeispiele zur selbständigen Auswertung und Diagnosefindung

Anamnese

hochgradige Heiserkeit bei pulmonaler und mediastinaler Metastasierung eines Nierenzell-Karzinoms

Auditive Stimmklangbeurteilung

Hören Sie sich auf der beiliegenden CD den Track 15 an. Beurteilen Sie den Stimmklang nach dem RBH-Schema:

R ☐   B ☐   H ☐

Berechnen Sie die s/z-Ratio, wie ist das Ergebnis zu bewerten?

stimmloses /s:/	15 s
stimmhaftes /s:/	5 s
s/z-Ratio	☐ normal ☐ pathologisch

Berechnen und bewerten Sie den Phonationsquotienten!

Vitalkapazität	1900 ml
Tonhaltedauer auf /a:/	2 s
PQ = ____ ml/s	☐ normal ☐ pathologisch

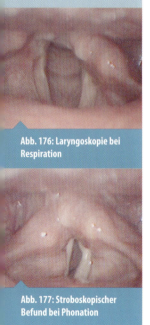

Abb. 176: Laryngoskopie bei Respiration

Abb. 177: Stroboskopischer Befund bei Phonation

Laryngostroboskopie

In *Abbildung 176* ist der laryngoskopische Befund in Respiration dargestellt. *Abbildung 177* zeigt die Schlussphase bei Phonation.

Wie bewerten Sie den laryngealen Befund des Patienten unter Verwendung der vorgegebenen Kategorien?

respiratorische Beweglichkeit	re	☐ normal ☐ pathologisch
	li	☐ normal ☐ pathologisch

Patientenbeispiele zur selbständigen Auswertung und Diagnosefindung

Stimmlippenkonfiguration	re	▪ normal ▪ exkaviert/pathologisch
	li	▪ normal ▪ exkaviert/pathologisch
Stimmlippenschluss	re	▪ vollständig ▪ posteriorer Spalt ▪ vollständige Glottis- schlussinsuffizienz ▪ anteriorer Spalt

Stimmfeldmessung

In der Stimmfeldmessung war nur die Beurteilung der Sprechstimmfunktion möglich. In *Abbildung 178* ist die leise Sprechstimme schwarz und die Rufstimme blau gekennzeichnet. Die Registrierung der Singstimme gelang nicht.

Wie kann man die stimmlichen Leistungen unter Verwendung der angegebenen Merkmale beschreiben?

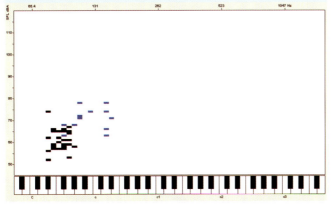

Abb. 178: Stimmfeld

leise Sprechstimme (schwarz)	melodischer Akzent:		HT
	dynamischer Akzent:		dB
Rufstimme (blau)	melodischer Akzent:		HT
	dynamischer Akzent:		dB

Übungen und Lernbeispiele

Ist die Stimmleistung des Patienten:

■ normal
■ pathologisch

Akustische Stimmklanganalyse

Das Heiserkeitsdiagramm in *Abbildung 179* charakterisiert die stimmliche Situation.

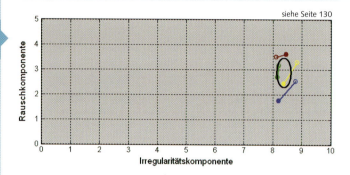

Abb. 179: Heiserkeitsdiagramm

siehe Seite 130

Beurteilen Sie, wie viele ausgehaltene Vokale analysiert wurden:

[   ] Vokale

Wie sind die Mittelwerte der Rausch- bzw. Irregularitätskomponenten zu bewerten:

■ beide pathologisch
■ Rauschkomponente normal, Irregularitätskomponente pathologisch
■ Rauschkomponente pathologisch, Irregularitätskomponente normal
■ beide normal

Diagnose

Welche Diagnose stellen Sie?

_____
_____
_____

Patientenbeispiele zur selbständigen Auswertung und Diagnosefindung

ÜBUNGSBEISPIEL 2

weiblich, 19 Jahre, Studentin der Rechtswissenschaft, 20 Zigaretten pro Woche

Lösung auf Seite 281f.

Anamnese

seit etwa 5 Monaten Stimmklangveränderung (v.a. Heiserkeit) ohne außergewöhnliche Stimmbelastungen

Auditive Stimmklangbeurteilung

Hören Sie sich auf der beiliegenden CD den Track 16 an. Wie beurteilen Sie den Stimmklang nach dem RBH-Schema:

R ☐   B ☐   H ☐

Laryngostroboskopie

Wie beschreiben Sie den laryngoskopischen Befund in Abbildung 180?

_____

_____

_____

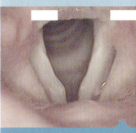

Abb. 180: Laryngoskopischer Befund

Wie beschreibt man die Form des Glottisschlusses, dargestellt in Abbildung 181?

- vollständig
- posteriorer Spalt
- medianer Spalt
- Sanduhrglottis
- anteriorer Spalt
- komplette Glottisschlussinsuffizienz

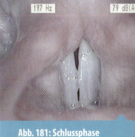

Abb. 181: Schlussphase

Stimmprofilmessung

Wie groß ist der Tonhöhenumfang der Singstimme (grün in Abbildung 182), Angabe in Halbtönen und wenn möglich vom tiefsten bis zum höchsten Ton in Notennamen (siehe Anhang 4)?

tiefster Ton: ☐   (☐ Hz)

höchster Ton   ☐   (☐ Hz)

Tonhöhenumfang   ☐   HT

Übungen und Lernbeispiele

Ist dieser Wert:

- physiologisch
- pathologisch

Erreicht die Patientin mit der Singstimme Schalldruckpegel von mindestens 90 dB?

- ja
- nein

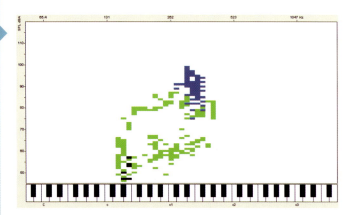

Abb. 182: Stimmfeld

leise Sprechstimme (schwarz)

melodischer Akzent:		HT
dynamischer Akzent:		dB

Rufstimme (blau)

melodischer Akzent:		HT
dynamischer Akzent:		dB

Erreicht die Patientin mit der Rufstimme Schalldruckpegel von mindestens 90 dB?

- ja
- nein

Patientenbeispiele zur selbständigen Auswertung und Diagnosefindung

Akustische Stimmklanganalysen

Mittelwerte von 10 Vokalen (/a:/, /e:/, /i:/, /o:/, /u:/ normallaut und laut)

Periodenkorrelation: 0,993
Jitter%: 0,28 %
Shimmer%: 3,32 %
GNE: 0,478
F0: 259,7 Hz
Irregularität: 3,69 ±0,75
Rauschen 2,39 ± 0,29

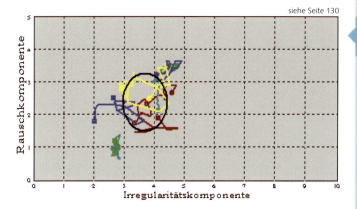

siehe Seite 130

**Abb. 183:
Heiserkeitsdiagramm**

Interpretieren Sie die Ergebnisse des Heiserkeitsdiagramms (Abbildung 183).
Wie sind die Mittelwerte der Rausch- bzw. Irregularitätskomponenten (schwarzer Kreis) zu bewerten:

- beide pathologisch
- Rauschkomponente normal, Irregularitätskomponente pathologisch
- Rauschkomponente grenzwertig (einige Vokale normal, einige pathologisch, Irregularitätskomponente normal
- beide normal
- je nach Vokal und Intensität unterschiedlich

Diagnose

Welche Verdachtsdiagnose stellen Sie?

_____

_____

ÜBUNGSBEISPIEL 3

männlich, 42 Jahre,
Börsenmakler,
30 Zigaretten täglich,
Alkohol: regelmäßig,
kontrolliert

Lösung auf Seite 282

Abb. 184: Laryngoskopischer Befund

Anamnese

zunehmende Heiserkeit seit einigen Jahren, regelmäßiges Sodbrennen

Berechnen Sie den Phonationsquotienten!

Vitalkapazität 3500 ml

Tonhaltedauer auf /a:/ 8 s

PQ = ⬚ ml/s

■ normal
■ pathologisch

Laryngostroboskopie

Beurteilen Sie den laryngealen Befund (Abbildung 184):

___

___

___

Welche Verdachtsdiagnose haben Sie?

___

___

___

___

Welche weitere Diagnostik empfehlen Sie?

___

___

___

___

Patientenbeispiele zur selbständigen Auswertung und Diagnosefindung

> **ÜBUNGSBEISPIEL 4**
> weiblich, 20 Jahre,
> Nichtraucherin,
> Gesangsstudentin,
> keine Vorerkrankungen,
> keine Komorbiditäten
>
> *Lösung auf Seite 283*

Anamnese

Heiserkeit und Globusgefühl nach kurzer Stimmbelastung (Singen und Sprechen), in den Ferien nahezu beschwerdefrei gewesen

Auditive Stimmklanganalyse

Beurteilen Sie den Stimmklang dieser Patientin (CD-Track 17) nach dem RBH-Schema!

R   B   H

Laryngostroboskopie

Laryngoskopisch konnten jegliche organische Veränderungen an den Stimmlippen ausgeschlossen werden.
Die stroboskopischen Aufnahmen *(Abbildung 185 und Abbildung 186)* zeigten regelrechte Schwingungen beidseits mit etwas verlängerter Schlussphase (nicht dargestellt).

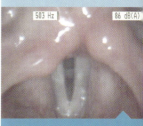

Abb. 185: Stroboskopie

Wie nennt man das stroboskopische Merkmal, welches in Abbildung 185 dargestellt ist?

- Geschwindigkeitsquotient
- maximale Amplitude
- Glottisschluss
- Irregularität

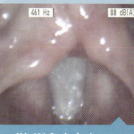

Abb. 186: Stroboskopie

Wie nennt man das stroboskopische Merkmal, welches in Abbildung 186 dargestellt ist?

- Geschwindigkeitsquotient
- maximale Amplitude
- Glottisschluss
- Irregularität

Stimmfeldmessung

Wie beurteilen Sie die Singstimmleistung im Stimmfeld (Abbildung 187)?

KAPITEL 24

Übungen und Lernbeispiele

Abb. 187: Stimmfeld

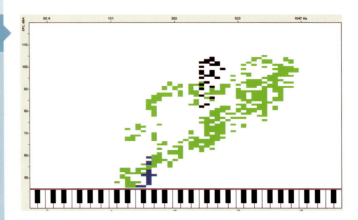

Wie groß ist der Tonhöhenumfang der Singstimme (grün in Abbildung 187), bitte Angabe in Halbtönen und wenn möglich vom tiefsten bis zum höchsten Ton in Notennamen und Hertzangabe (siehe Anhang 4):

tiefster Ton: (Hz)

höchster Ton   (Hz)

Tonhöhenumfang   HT

Ist dieser Wert:

- physiologisch
- pathologisch

Erreicht die Patienten mit der Singstimme Schalldruckpegel von mindestens 90 dB?

- ja
- nein

Besteht bei der Patientin:

- ein Pianoverlust in höheren Frequenzbereich
- ein Forteverlust in höheren Frequenzbereich

Patientenbeispiele zur selbständigen Auswertung und Diagnosefindung

leise Sprechstimme (blau)	melodischer Akzent:	HT
	dynamischer Akzent:	dB
Rufstimme (schwarz)	melodischer Akzent:	HT
	dynamischer Akzent:	dB

Erreicht die Patienten mit der Rufstimme Schalldruckpegel von mindestens 90 dB?

- ja
- nein

Diagnose

Welche Verdachtsdiagnose haben Sie?

_____

_____

_____

Anamnese

Mit dem Wunsch, Berufssänger zu werden, hatte der Patient Biografien berühmter Sänger gelesen und empfohlene Übungen kritiklos und ohne gesangspädagogische Kontrolle regelmäßig geübt. Zunehmende Stimmprobleme beim Singen hatte er zunächst mit Entzündungen der Tonsillen in Zusammenhang gebracht. Beim Sprechen keine Probleme, er könne ohne Stimmermüdung einige Stunden reden.

Überprüfung der Gesangstechnik

stimm- und atemtechnische Defizite, hörbare Luftbeimengungen im Stimmklang durch fehlende Atemstütze, auditiver Eindruck an Behauchtheit

ÜBUNGSBEISPIEL 5

männlich, 22 Jahre, Student, Nichtraucher

Lösung auf Seite 284f.

Übungen und Lernbeispiele

Auditive Stimmklangbeurteilung

Beurteilen Sie den Stimmklang nach dem RBH-Schema (CD-Track 18)!

R ☐   B ☐   H ☐

Die s/z-Ratio ergab den Wert von 0,8. Ist dieser Wert:

- physiologisch
- pathologisch

Laryngostroboskopie

keine morphologische Veränderungen, regelrechter Schwingungsvorgang mit komplettem Stimmlippenschluss

Stimmfeldmessung

Bewerten Sie die Leistungen der Sprechstimme (Abbildung 188)!

leise Sprechstimme (blau)
- melodischer Akzent: ___ HT
- dynamischer Akzent: ___ dB

Rufstimme (schwarz)
- melodischer Akzent: ___ HT
- dynamischer Akzent: ___ dB

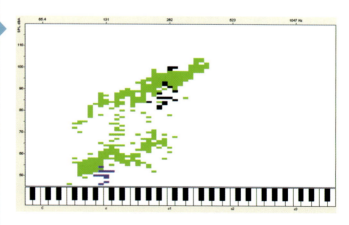

Abb. 188: Stimmfeld

Patientenbeispiele zur selbständigen Auswertung und Diagnosefindung

Beachten Sie die Leistungen der Singstimme (grün in Abbildung 188)!

Man erkennt eine Diskrepanz zwischen Piano- und Fortefunktion, der Patient zeigte Probleme, in der Höhe leise Töne zu singen.

Bestimmen Sie daher:

Tonhöhenumfang in Halbtönen bei lautem Singen ☐ HT

Tonhöhenumfang in Halbtönen bei leisem Singen ☐ HT

den Abstand zwischen mittlerer Sprechstimmlage bei leisem Sprechen (H/123,5 Hz) von der unteren Stimmgrenze in Halbtonschritten ☐ HT

Liegt eine konstitutionelle Hypofunktion der Stimme vor?

☐ ja
☐ nein

Liegt bei dem Patienten eine:

☐ organische Dysphonie oder
☐ eine funktionelle Störung vor?

Diagnose

Welche Verdachtsdiagnose haben Sie?

_____
_____
_____

KAPITEL 24

Übungen und Lernbeispiele

ÜBUNGSBEISPIEL 6

weiblich, 28 Jahre,
Nichtraucherin,
Angestellte
Voroperationen:
Tonsillektomie im
6. Lebensjahr,
keine regelmäßige
Medikamenteneinnahme,
keine Allergien,
keine Komorbiditäten

Lösung auf Seite 285

Anamnese

seit etwa 1 Jahr progrediente Heiserkeit, keine Schmerzen

Auditive Stimmklangbeurteilung

Beurteilen Sie den Stimmklang (CD Track 19):

R ☐   B ☐   H ☐

Berechnen Sie die s/z-Ratio, wie ist der von Ihnen errechnete Wert zu bewerten?

stimmloses /s:/	17 ml
stimmhaftes /z:/	8 s
s/z-Ratio	☐ normal ☐ pathologisch

Berechnen Sie den Phonationsquotienten, wie ist dieser Wert zu bewerten?

Vitalkapazität	3900 ml
Tonhaltedauer auf /a:/	10 s
PQ = ___ ml/s	☐ normal ☐ pathologisch

Laryngostroboskopie

In *Abbildung 189* ist der laryngoskopische Befund während Respiration dargestellt.

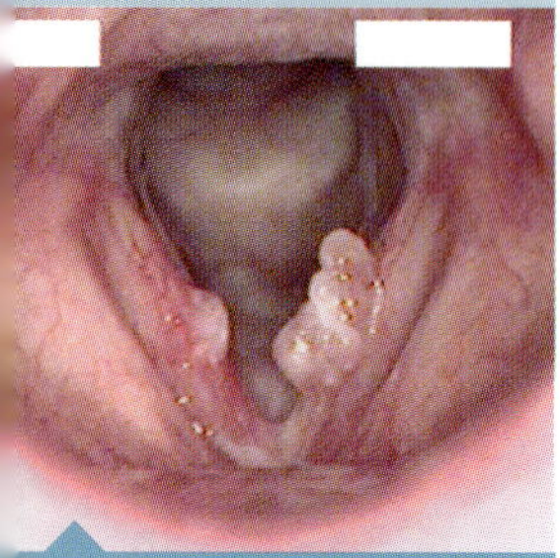

Abb. 189: Laryngoskopischer Befund

Stimmfeldmessung

Wie groß ist der Tonhöhenumfang der Singstimme (grün in Abbildung 190), Angabe in Halbtönen und wenn möglich vom tiefsten bis zum höchsten Ton in Notennamen und Hertzangabe (siehe Anhang 4)?

tiefster Ton:	___	(___ Hz)
höchster Ton:	___	(___ Hz)
Tonhöhenumfang	___ HT	

Patientenbeispiele zur selbständigen Auswertung und Diagnosefindung

Ist dieser Wert:

- physiologisch
- pathologisch

Erreicht die Patientin mit der Singstimme Schalldruckpegel von mindestens 90 dB?

- ja
- nein

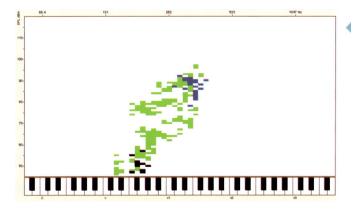

Abb. 190: Stimmfeld

Beurteilen Sie die Leistungen der Sprechstimme!

leise Sprechstimme (schwarz)	melodischer Akzent:		HT
	dynamischer Akzent:		dB
Rufstimme (blau)	melodischer Akzent:		HT
	dynamischer Akzent:		dB

Erreicht die Patientin mit der Rufstimme Schalldruckpegel von mindestens 90 dB?

- ja
- nein

Akustische Stimmklanganalysen

Zur Objektivierung der auditiven Stimmklangveränderung und zur Beurteilung des therapeutischen Erfolges wurden akustische Analysen *(Heiserkeitsdiagramm in Abbildung 191)* durchgeführt.

KAPITEL 24

Übungen und Lernbeispiele

Bei welcher Stimmintensität (Lautstärke) ist die Stimmqualität objektiv besser (Grundlagen des Heiserkeitsdiagramms Seite 130)?

- bei leiser Phonation
- bei lauter Phonation

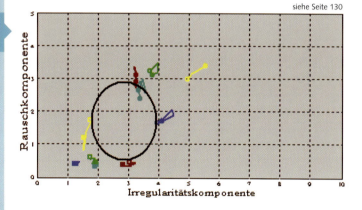

Abb. 191: Heiserkeitsdiagramm

Diagnose

Welche der folgenden Diagnosen würden Sie in Zusammenschau der vorliegenden Befunde in Erwägung ziehen?

- Normalbefund
- Stimmlippenzyste links
- Larynxpapillomatose
- Stimmlippenknötchen

ÜBUNGSBEISPIEL 7

weiblich, 39 Jahre, Nichtraucherin, Musikerzieherin, keine Voroperationen, keine Komorbiditäten, keine Allergien bekannt

Lösung auf Seite 287

Anamnese

keine stimmlichen Beschwerden, präventive laryngoskopische Untersuchung gewünscht, hohe berufliche Stimmbelastung mit häufigem Wechsel zwischen Singen und Sprechen

Auditive Stimmklanganalyse

R0 B0 H0

Patientenbeispiele zur selbständigen Auswertung und Diagnosefindung

Laryngostroboskopie

Abbildung 192 zeigt die laryngeale Situation der Patientin: beiderseits sind die freien Stimmlippenränder glatt. Dennoch lassen sich beidseits Veränderungen an den Stimmlippen erkennen. Wie würden Sie diese beschreiben?

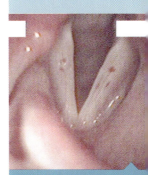

Abb. 192: Laryngoskopisches Bild

Mit Hilfe der Stroboskopie wurde darüber hinaus das Schwingungsverhalten der Stimmlippen beurteilt. In Abbildung 193 ist ein Ausschnitt aus der Schließungsphase vor Erreichen des Schlusses erfasst: beidseits zeichnen sich mittig breitbasige Randverdickungen ab. Wie nennt man diese morphologischen Veränderungen, die sich nur bei Phonation erkennen lassen?

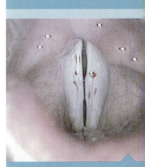

Abb. 193: Stroboskopisches Bild aus der Schließungsphase

Stimmfeldmessung

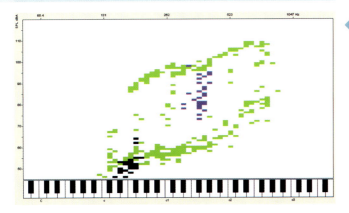

Abb. 194: Stimmfeld

Übungen und Lernbeispiele

Wie groß ist der Tonhöhenumfang der Singstimme (grün in Abb. 194), bitte Angabe in Halbtönen und wenn möglich vom tiefsten bis zum höchsten Ton in Notennamen und Hertzangabe (siehe Anhang 4):

tiefster Ton: ⬚ (⬚ Hz)

höchster Ton ⬚ (⬚ Hz)

Tonhöhenumfang ⬚ HT

Ist dieser Wert:

- physiologisch
- pathologisch

Erreicht die Patientin mit der Singstimme Schalldruckpegel von mindestens 90 dB?

- ja
- nein

Besteht bei der Patientin:

- ein Pianoverlust
- ein Forteverlust
- keines von beiden

Beurteilen Sie die Leistungen der Sprechstimme (Abbildung 194)!

leise Sprechstimme (schwarz)	melodischer Akzent:	⬚ HT
	dynamischer Akzent:	⬚ dB
Rufstimme (blau)	melodischer Akzent:	⬚ HT
	dynamischer Akzent:	⬚ dB

Erreicht die Patientin mit der Rufstimme Schalldruckpegel von mindestens 90 dB?

- ja
- nein

Patientenbeispiele zur selbständigen Auswertung und Diagnosefindung

Diagnose

Welche Diagnose stellen Sie?

_____
_____
_____

Anamnese

rezidivierende Heiserkeit, Stimmklangverschlechterung und Leistungsminderung bei hoher beruflicher Sprechanstrengung

Auditive Stimmklangbeurteilung

Beurteilen Sie den Stimmklang (CD Track 20)!

R   B   H

Berechnen Sie den Phonationsquotienten, wie ist dieser Wert zu bewerten?

Vitalkapazität   4500 ml

Tonhaltedauer auf /a:/   34 s

PQ =   ml/s   ■ normal
                          ■ pathologisch

Laryngostroboskopie

In *Abbildung 195* ist der laryngoskopische Befund während der Respiration dargestellt.
Beiderseits finden sich nahe der vorderen Komissur oberhalb der Stimmlippen und unterhalb der Taschenfalten rundliche Raumforderungen, die bei leiser Phonation den Stimmlippenschluss behindern, indem sich Anteile der rechten Raumforderung zwischen die Stimmlippen legen. Erst bei lauter Phonation können die Stimmlippen vollständig geschlossen werden.
Die spätere histopathologische Untersuchung ergab die seltene Lokalisation eines **Lipoms**.

ÜBUNGSBEISPIEL 8

männlich, 49 Jahre,
Nichtraucher,
Politiker,
Alkoholgenuss: täglich
3-4 Bier und Wein
Medikamente: 1 x 1 Tabl.
Pantoloc 20 mg

Lösung auf Seite 288

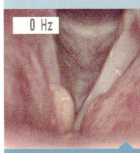

Abb. 195: Laryngoskopischer Untersuchungsbefund

Stimmfeldmessung

Die Leistungen von Sing- und Sprechstimme wurden im Stimmfeld dokumentiert *(Abbildung 196)*.

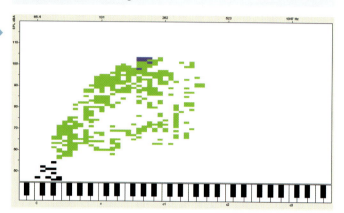

Abb. 196: Stimmfeld

Besteht bei dem Patienten beim Singen:

- ein Pianoverlust
- ein Forteverlust
- keines von beiden

Wurde die Rufstimme (blau) bzw. die laute Singstimme Ihrer Meinung nach regelrecht gesteigert?

- nein, da die Schalldruckpegel keine 90 dB erreichen
- nein, da sie völlig unterschiedliche maximale Schalldruckpegel erreichen
- ja, beide erreichen etwa gleiche maximale Schalldruckpegel von über 90 dB

Was schlussfolgern Sie beim Vergleich zwischen unterer Tonhöhenumfangsgrenze beim Singen und leiser Sprechstimme (schwarz)?

- die leise Sprechstimme liegt physiologisch im unteren Drittel des Tonhöhenumfanges
- die leise Sprechstimme liegt außerhalb des Singstimmfeldes, dieser Befund ist pathologisch

Patientenbeispiele zur selbständigen Auswertung und Diagnosefindung

Anamnese

progrediente Stimmbelastungsprobleme und Tieferwerden der Stimme seit ca. 1 Jahr

Auditive Stimmklangbeurteilung

Beurteilen Sie den Stimmklang der Patientin (CD Track 21), mit dem sich die Patientin erstmalig vorstellte. Beurteilen Sie den Stimmklang nach phonochirurgischer Intervention (CD-Track 22)!

CD-Track 21:   R   B   H   vor Therapie

CD-Track 22:   R   B   H   nach Therapie

Laryngostroboskopie

In *Abbildung 197* ist der laryngoskopische Befund bei Respiration dokumentiert.

Stimmfeldmessung

In *Abbildung 198* sind die Leistungen von Singstimme (grün), leiser Sprechstimme (schwarz) und Rufstimme (blau) zusammengefasst.

Bei welcher mittleren Frequenz findet sich die leise Sprechstimme der Patientin?

Notenname   Frequenzangabe   Hz (siehe Anhang 4)

Ist diese Frequenz als Indifferenzlage für eine Frau:

▪ physiologisch
▪ eher hoch
▪ eher tief

ÜBUNGSBEISPIEL 9

**weiblich, 52 Jahre,
Nichtraucherin seit einem Jahr,
Verkäuferin,
keine Allergien,
keine Komorbiditäten**
Alkohol: **unregelmäßig
Antacida-Einnahme bei gelegentlichem Sodbrennen,
regelmäßiger
Menstruationszyklus**

Lösung auf Seite 289

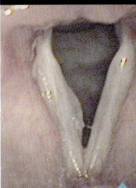

Abb. 197:
Laryngoskopischer Befund

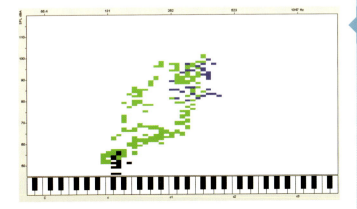

Abb. 198: Stimmfeld

KAPITEL 24

Übungen und Lernbeispiele

Bewerten Sie die Leistungen der Singstimme im Vergleich zur Rufstimme. Würden Sie meinen, dass die Patientin die physiologische Grenze des oberen Tonhöhenumfanges erreicht hat?

- ja
- nein

War die Patientin in der Lage, hohe Töne zu singen?

- ja
- nein

Welche Stimmerkrankung diagnostizieren Sie?

_____

_____

ÜBUNGSBEISPIEL 10

männlich, 38 Jahre,
Nichtraucher,
Rundfunksprecher
Komorbiditäten:
allergisches Asthma bronchiale
Medikamenteneinnahme:
saisonal Antihistaminika,
inhalatives Kortison

Lösung auf Seite 290

Anamnese

Von Jugend an geringe Heiserkeit, aufgrund hoher beruflicher Stimmbeanspruchung zunehmende Stimmprobleme, vor 1 Jahr bereits logopädische Therapie absolviert

Auditive Stimmklangbeurteilung

Beurteilen Sie den Stimmklang des Patienten!

R ___ B ___ H ___ vor logopädischer Therapie (CD-Track 23)

R ___ B ___ H ___ nach logopädischer Therapie (CD-Track 24)

Laryngostroboskopie

Betrachten Sie die *Abbildung 199* und *Abbildung 200* und beurteilen Sie den laryngealen Befund:

Welcher morphologische Befund fällt Ihnen auf?

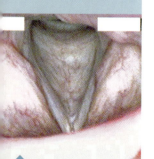

Abb. 199: Laryngoskopisches Bild

Patientenbeispiele zur selbständigen Auswertung und Diagnosefindung

Der Patient ist nicht in der Lage, bei leiser Phonation einen vollständigen Stimmlippenschluss zu erreichen, es persistiert eine posteriore Schlussinsuffizienz *(Abbildung 201)*. Erst bei Intensitätssteigerung kann der Patient die Glottis vollständig schließen *(Abbildung 202)*.

Stimmfeldmessung

Wie bewerten Sie folgende Kriterien der stimmlichen Leistungsfähigkeit des Patienten entsprechend Abbildung 203:

leise Sprechstimmlage (blau)
- „normal" laut
- etwas zu laut
- etwas leise

Rufstimme (schwarz)
- „normal" laut mit SPL_{max}>90 dB
- zu leise mit SPL_{max}<90 dB

Schalldruckpegel der Singstimme
- normal
- Pianoverlust
- Fortverlust

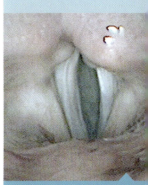

Abb. 200: Maximale Öffnung der Stimmlippen während der strobokopischen Untersuchung

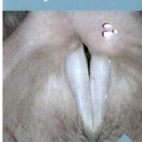

Abb. 201: Posteriore Schlussinsuffizienz bei leiser Phonation

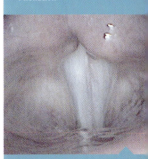

Abb. 202: Vollständiger Stimmlippenschluss bei Intensitätssteigerung

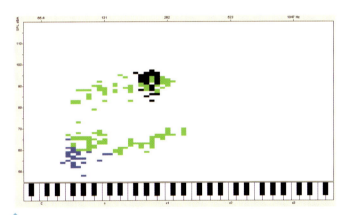

Abb. 203: Stimmfeld

Übungen und Lernbeispiele

Akustische Stimmklanganalysen

Das in *Abbildung 204* dargestellte Heiserkeitsdiagramm spiegelt die Ergebnisse der akustischen Stimmklanganalysen wider. Einige Vokale zeigen große Streuungen der Irregularitätswerte, die durch irreguläre und zum Teil instabile Phonationsabläufe verursacht werden.

Abb. 204: Heiserkeitsdiagramm

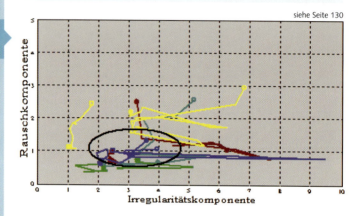

siehe Seite 130

Diagnose

Welche Diagnose würde Sie stellen?

_____

_____

_____

Lösungen

Übungen zur auditiven Stimmklangbeurteilung nach dem RBH-Schema

Aufgabe 1

R 1   B 3   H 3

Aufgabe 2

R #   B 3   H 3

bei Aphonie ist die Rauigkeit (R) nicht beurteilbar.

Patientenbeispiele zur selbständigen Auswertung und Diagnosefindung

Auditive Stimmklangbeurteilung

Hören Sie sich auf der CD den Track 15 an. Beurteilen Sie den Stimmklang nach dem RBH-Schema:

R 3   B 3   H 3

ÜBUNGSBEISPIEL 1
männlich, 56 Jahre, Nichtraucher

Berechnen Sie die s/z-Ratio, wie ist das Ergebnist zu bewerten?

s/z-Ratio   3   ✔ pathologisch

Berechnen und Bewerten Sie den Phonationsquotienten

PQ = **950** ml/s   ✔ pathologisch

Laryngostroboskopie

Wie bewerten Sie den laryngealen Befund des Patienten unter Verwendung der vorgegebenen Kategorien?

respiratorische Beweglichkeit   re   ✔ normal
                                    li   ✔ pathologisch

Stimmlippenkonfiguration	re	✔ normal
	li	✔ exkaviert/pathologisch
Stimmlippenschluss		✔ vollständige Glottisschlussinsuffizienz

Stimmfeldmessung

Wie kann man die stimmlichen Leistungen unter Verwendung der angegebenen Merkmale beschreiben?

leise Sprechstimme (schwarz)	melodischer Akzent:	**5**	HT
	dynamischer Akzent: ca.	**22**	dB
Rufstimme (blau)	melodischer Akzent:	**9**	HT
	dynamischer Akzent: ca.	**15**	dB

Ist die Stimmleistung des Patienten:

✔ pathologisch

Akustische Stimmklanganalyse

Beurteilen Sie, wie viele ausgehaltene Vokale analysiert wurden:

4 Vokale

Wie sind die Mittelwerte der Rausch- bzw. Irregularitätskomponenten zu bewerten:

✔ beide pathologisch

Diagnose

Welche Diagnose stellen Sie?

linksseitige Stimmlippenmotilitätsstörung infolge Schädigung des N. recurrens bzw. linksseitige Rekurrensparese

Lösungen

Auditive Stimmklangbeurteilung

Hören Sie sich auf der CD den Track 16 an. Wie beurteilen Sie den Stimmklang nach dem RBH-Schema:

R **2**   B **2**   H **2**

Laryngostroboskopie

Wie beschreiben Sie den laryngoskopischen Befund in Abb. 180?

beiderseits am Übergang vom vorderen zum mittleren Stimmlippendrittel breitbasige knötchenartige Verdickungen am freien Stimmlippenrand

Wie beschreibt man die Form des Glottisschlusses, dargestellt in Abb. 181?

✔ Sanduhrglottis

Stimmprofilmessung

Wie groß ist der Tonhöhenumfang der Singstimme (grün in Abb. 182), Angabe in Halbtönen und wenn möglich vom tiefsten bis zum höchsten Ton in Notennamen

tiefster Ton:	**d**	(**147** Hz)
höchster Ton	**gis^1**	(**415** Hz)
Tonhöhenumfang	**18** HT	

Ist dieser Wert

✔ pathologisch

Erreicht die Patientin mit der Singstimme Schalldruckpegel von mindestens 90 dB?

✔ nein

leise Sprechstimme (schwarz)
melodischer Akzent: **2** HT
dynamischer Akzent: ca. **10** dB

ÜBUNGSBEISPIEL 2
weiblich, 19 Jahre, Raucherin

TONHÖHENUMFANG

Eine gesunde Stimme sollte über einen Tonhöhenumfang von 24 Halbtönen (2 Oktaven) verfügen

Übungen und Lernbeispiele

Rufstimme (blau)

melodischer Akzent: **5** HT

dynamischer Akzent: ca. **25** dB

Erreicht die Patientin mit der Rufstimme Schalldruckpegel von mindestens 90 dB?

✔ ja

Akustische Stimmklanganalysen

Wie sind die Mittelwerte der Rausch- bzw. Irregularitätskomponenten zu bewerten:

normal:
Rauschkomponente <2,5
Irregularitätskomponente < 4,5

✔ Rauschkomponente grenzwertig, Irregularitätskomponente normal

Diagnose

Welche Verdachtsdiagnose stellen Sie?

beidseitige Stimmlippenknötchen

ÜBUNGSBEISPIEL 3
männlich, 42 Jahre,
Raucher

Berechnen Sie den Phonationsquotienten

PQ = **437,5** ml/s   ✔ pathologisch

Laryngostroboskopie

Bitte beurteilen Sie den laryngealen Befund (Abbildung 184):

Stimmlippen beidseits gerötet und ödematös verdickt, starke Rötung im Bereich der Processus vocales bds., Interarytaenoidregion mit weißlichen hyperkeratotischen Schleimhautveränderungen („Hahnenkammphänomen").

Welche Verdachtsdiagnose haben Sie?

Refluxlaryngitis

Welche weitere Diagnostik empfehlen Sie?

z.B. 24-h-pH-Metrie, Gastroösophagoskopie, röntgenologische Schluckuntersuchung, Videokinematographie des Schluckaktes

Lösungen

ÜBUNGSBEISPIEL 4
weiblich, 20 Jahre, Nichtraucherin

Auditive Stimmklanganalyse

R **1** B **1** H **1**

Laryngostroboskopie

Wie nennt man das stroboskopische Merkmal, welches in Abbildung 185 dargestellt ist?

✔ maximale Amplitude

Wie nennt man das stroboskopische Merkmal, welches in Abbildung 186 dargestellt ist?

✔ Glottisschluss

Stimmfeldmessung

Singstimme

tiefster Ton: *cis* (**131** Hz)

höchster Ton: *h²* (**992** Hz)

Tonhöhenumfang **33** HT

Ist dieser Wert

✔ physiologisch

Erreicht die Patientin mit der Singstimme Schalldruckpegel von mindestens 90 dB?

✔ ja

Besteht bei der Patientin

✔ ein Pianoverlust in höheren Frequenzbereichen

leise Sprechstimme (blau)
- melodischer Akzent: **4** HT
- dynamischer Akzent: ca. **15** dB

Rufstimme (schwarz)
- melodischer Akzent: **5** HT
- dynamischer Akzent: ca. **24** dB

ÜBUNGSBEISPIEL 5
männlich, 22 Jahre, Nichtraucher

Erreicht die Patientin mit der Rufstimme Schalldruckpegel von mindestens 90 dB?

✔ ja

Diagnose

Welche Verdachtsdiagnose haben Sie?

funktionelle Dysphonie mit hyperfunktioneller Symptomatik (stimmdiagnostische Hinweise: verlängerte Schlussphasen, Pianoverlust im Stimmfeld)
Bemerkung: im Falle einer Dysodie bestehen anamnestisch keine Probleme beim Sprechen.

Auditive Stimmklangbeurteilung

Beurteilen Sie den Stimmklang nach dem RBH-Schema (CD-Track 18)

R **0**   B **0**   H **0**

Die s/z-Ratio ergab den Wert von 0,8. Ist dieser Wert

✔ physiologisch

Stimmfeldmessung

Leistungen der Sprechstimme

leise Sprechstimme (blau)	melodischer Akzent:	**4**	HT
	dynamischer Akzent:	**10**	dB
Rufstimme (schwarz)	melodischer Akzent:	**6**	HT
	dynamischer Akzent:	**20**	dB

Leistungen der Singstimme

Tonhöhenumfang in Halbtönen bei lautem Singen	**25**	HT
Tonhöhenumfang in Halbtönen bei leisem Singen	**20**	HT
den Abstand zwischen mittlerer Sprechstimmlage bei leisem Sprechen (H/123,5 Hz) von der unteren Stimmgrenze in Halbtonschritten	**6**	HT

Lösungen

Liegt Ihrer Meinung nach eine konstitutionelle Hypofunktion der Stimme vor?

✔ nein (90 dB werden erreicht)

Liegt bei dem Patienten eine

✔ eine funktionelle Störung vor?

Diagnose

Welche Verdachtsdiagnose haben Sie?

Dysodie

Auditive Stimmklangbeurteilung

Beurteilen Sie den Stimmklang (CD Track 19):

R **2**   B **2**   H **2**

Berechnen Sie die s/z-Ratio, wie ist der von Ihnen errechnete Wert zu bewerten?

s/z-Ratio   **2,1**   ✔ pathologisch

Berechnen Sie den Phonationsquotienten, wie ist dieser Wert zu bewerten?

PQ = **390** ml/s   ✔ pathologisch

Stimmfeldmessung

Tonhöhenumfang der Singstimme vom tiefsten bis zum höchsten Ton

tiefster Ton: **d** (**147** Hz)

höchster Ton   **f¹** (**349** Hz)

Tonhöhenumfang   **15** HT

ÜBUNGSBEISPIEL 6

weiblich, 28 Jahre, Nichtraucherin

Ist dieser Wert

✔ pathologisch

Erreicht die Patientin mit der Singstimme Schalldruckpegel von mindestens 90 dB?

✔ ja

Beurteilen Sie die Leistungen der Sprechstimme!

leise Sprechstimme (schwarz)	melodischer Akzent:	**3** HT
	dynamischer Akzent: ca.	**10** dB
Rufstimme (blau)	melodischer Akzent:	**6** HT
	dynamischer Akzent: ca.	**12** dB

Erreicht die Patientin mit der Rufstimme Schalldruckpegel von mindestens 90 dB?

✔ ja

Bei welcher Stimmintensität (Lautstärke) ist die Stimmqualität objektiv besser

✔ bei lauter Phonation

Diagnose

Welche der folgenden Diagnosen würden Sie in Zusammenschau der vorliegenden Befunde in Erwägung ziehen?

✔ Larynxpapillomatose

Lösungen

Laryngostroboskopie

Teleangiektasien/Vasektasien auf beiden Stimmlippen

ÜBUNGSBEISPIEL 7
weiblich, 39 Jahre,
Nichtraucherin

Wie nennt man die morphologischen Veränderungen, die sich nur bei Phonation erkennen lassen?

funktionelle Phonationsverdickungen

Stimmfeldmessung

Angabe in Halbtönen und wenn möglich vom tiefsten bis zum höchsten Ton in Notennamen und Hertzangabe:

tiefster Ton: **H** (**123,5** Hz)

höchster Ton **a^2** (**880** Hz)

Tonhöhenumfang **34** HT

Ist dieser Wert

✔ physiologisch

Erreicht die Patientin mit der Singstimme Schalldruckpegel von mindestens 90 dB?

✔ ja

Besteht bei der Patientin

✔ keines von beiden

Beurteilen Sie die Leistungen der Sprechstimme!

leise Sprechstimme (schwarz)
melodischer Akzent: **7** HT
dynamischer Akzent: ca. **18** dB

Rufstimme (blau)
melodischer Akzent: **6** HT
dynamischer Akzent: ca. **25** dB

Übungen und Lernbeispiele

Erreicht die Patientin mit der Rufstimme Schalldruckpegel von mindestens 90 dB?

✔ ja

Diagnose

Teleangektasien auf beiden Stimmlippen
funktionelle Phonationsverdickungen

ÜBUNGSBEISPIEL 8
männlich, 49 Jahre,
Nichtraucher

Auditive Stimmklangbeurteilung

Beurteilen Sie den Stimmklang (CD Track 20)

R **1** B **0** H **1**

Berechnen Sie den Phonationsquotienten, wie ist dieser Wert zu bewerten?

PQ = **132** ml/s   ✔ normal

Stimmfeldmessung

Die Leistungen von Sing- und Sprechstimme wurden im Stimmfeld dokumentiert *(Abbildung 196)*.

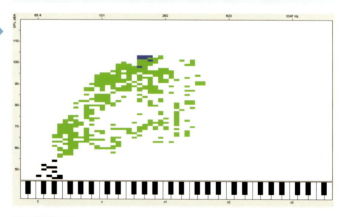

Abb. 205: Stimmfeld

Besteht bei dem Patienten beim Singen

✔ ein Pianoverlust

Lösungen

Wurde die Rufstimme (blau) bzw. die laute Singstimme Ihrer Meinung nach regelrecht gesteigert?

✔ ja, beide erreichen etwa gleiche maximale Schalldruckpegel von über 90 dB

Was schlussfolgern Sie beim Vergleich zwischen unterer Tonhöhenumfangsgrenze beim Singen und leiser Sprechstimme (schwarz)?

✔ die leise Sprechstimme liegt außerhalb des Singstimmfeldes, dieser Befund ist pathologisch

Auditive Stimmklangbeurteilung

Beurteilen Sie den Stimmklang der Patientin:

CD-Track 21: R **2** B **1** H **2** vor Therapie

CD-Track 22: R **1** B **0** H **1** nach Therapie

Bei welcher mittleren Frequenz findet sich die leise Sprechstimme der Patientin?

Notenname **d**   Frequenzangabe **147** Hz

Ist diese Frequenz als Indifferenzlage für eine Frau

✔ eher tief

> **ÜBUNGSBEISPIEL 9**
> weiblich, 52 Jahre, Nichtraucherin seit 1 Jahr

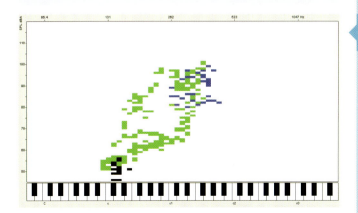

Abb. 206: Stimmfeld

Übungen und Lernbeispiele

Bewerten Sie die Leistungen der Singstimme im Vergleich zur Rufstimme. Würden Sie meinen, dass die Patientin die physiologische Grenze des oberen Tonhöhenumfanges erreicht hat?

✔ nein

War die Patientin in der Lage, hohe Töne zu singen?

✔ nein

Diagnose

Reinke-Ödem rechts

ÜBUNGSBEISPIEL 10
männlich, 38 Jahre, Nichtraucher

Auditive Stimmklangbeurteilung

Beurteilen Sie den Stimmklang des Patienten

R **2** B **0** H **2** vor logopädischer Therapie (CD-Track 23)

R **0** B **0** H **0** nach logopädischer Therapie (CD-Track 24)

Welcher morphologische Befund fällt Ihnen auf?

Rinnenbildung am freien Stimmlippenrand (Sulcus)

Stimmfeldmessung

Wie bewerten Sie folgende Kriterien der stimmlichen Leistungsfähigkeit des Patienten entsprechend Abbildung 203:

leise Sprechstimme (blau)	✔ etwas zu laut
Rufstimme (schwarz)	✔ „normal" laut mit SPL_{max}>90 dB
Schalldruckpegel der Singstimme	✔ Pianoverlust

Diagnose

Sulcus vocalis

Literatur

1 Aderhold E, Wolf E (1997) Sprecherzieherisches Übungsbuch. Henschel Verlag Berlin, 10. Auflage

2 Aloia JF, McGowan DM, Vaswani AN, Ross P, Cohn SH (1991) Relationship of menopause to skeletal and muscle mass. Am J Clin Nutr 53: 1378-1383

3 American Thoracic Society ATS Standardization of spirometry (1995) Am J Respir Crit Care Med 152: 1107-1136

4 Arndt HJ, Schäfer A (1994) The width-length quotient of the glottis as a measure of amplitude values. Folia Phoniatr 46: 265

5 The American Speech-Language-Hearing Association's (ASHA): Consensus Auditory-Perceptual Evaluation of Voice (CAPE-V)" http://www.asha.org/NR/rdonlyres/3FA67246-279B-4DA2-84D8-BEFCA5D99345/0/22559_1.pdf

6 Baba M, Natsugoe S, Shimada M, Nakano S, Noguchi Y, Kawachi K, Kusano C, Aikou T (1999) Does hoarseness of voice from recurrent nerve paralysis after esophagectomy for carcinoma influence patient quality of life? J Am Coll Surg 188: 231-236

7 Baken RJ (1992) Electroglottography. J Voice 6: 98-110

8 Berger R (1998) Stimmtauglichkeitsuntersuchungen notwendig oder unwichtig? Sprache Stimme Gehör 22: 39-42

9 Böhme G, Gross M (2001) Stroboskopie und andere Verfahren zur Analyse der Stimmlippenschwingungen. Median Verlag von Killich-Horn GmbH

10 Böhme G (2003) Sprach-, Sprech-, Stimm- und Schluckstörungen. Urban Fischer Verlag München Jena, 4. Auflage

11 Bouchayer M, Cornut G (1984) Les vergetures des cordes vocales. Rev Laryngol 105: 421

12 Boulet MJ, Oddens BJ (1996) Female voice changes around and after the menopause – an initial investigation. Maturitas 23: 15-21

13 Calvet J, Malhiac G (1952) Courbes vocals et mue de la voix. J Franc Otorhinolaygol 1: 115-124

14 Casiano RR, Zaveri V, Lundy DS (1992) Efficacy of videostroboscopy in the diagnosis of voice disorders. Otolaryngol Head Neck Surg 107: 95-100

15 Childers DG, Krishnamurthy AK (1985) A critical review of electroglottography. Crit Rev Biomed Engin 12: 131-161

16 Coleman R, Mott JB (1978) Fundamental frequency and sound pressure level profils of young female singers. Folia Phoniatr 30: 85-160

17 Damste PH (1988) Disorders of the voice. Textbook of Otolaryngology

18 Dejonckere PH, Obbens C, de Moor GM, Wieneke GH (1993) Perceptual evaluation of dysphonia: rehability and relevance. Folia Phoniatr 45: 76-83

19 Dejonckere PH, Remarcle M, Fresnel-Elbaz E, Woisard V, Crevier-Buchman LC, Millet B (1996) Differentiated perceptual evaluation of pathological voice quality: reliability and correlations with acoustic measurements. Rev Laryngol Otol Rhinol 114: 219-224

20 Dejonckere PH, Bradley P, Clemente P, Cornut G, Crevier-Buchman L, Friedrich G, van de Heyning P, Remarcle M, Woissard V (2001) A basic protocol for functional assessment of voice pathology, especially for evaluation of efficacy of (phonosurgical) treatments and evaluating new assessment techniques. Eur Arch Otorhinolaryngol 258: 77-82

21 Dikkers FG, Nikkels PG (1995) Benign lesions of the vocal folds: histopathology and phonotrauma. Ann Otol Rhinol Laryngol 104: 698-703

22 Dikkers FG, Nikkels PG (1999) Lamina propria of the mucosa of benign lesions of the vocal folds. Laryngoscope 109: 1684-1689

23 Eckel FC, Boone D (1981) The s/z-ratio as an indicator of laryngeal pathology. J Speech Hear Disord 46: 147-149

24 Eckerbom B, Lindholm CE, Alexopoulos C (1986) Airway lesions caused by prolonged intubation with standard and with anatomically shaped tracheal tubes. A post-mortem study. Acta Anaesthesiol Scand 39: 366-373

25 Elias ME, Sataloff RT, Rosen DC, Heuer RJ, Spiegel JR (1997) Normal strobovideolaryngoscopy: Variability in healthy singers: J Voice 11: 104-107

26 Eysholdt U, Rosanowski F, Hoppe U (2003) Messung und Interpretation von irregulären Stimmlippenschwingungen. HNO 51: 710-716

Literatur

27 *Fabre P* (1957) Un procédé électrique percutané d'inscription de l'accolement glottique au cours de la phonation: glottographie de haute fréquence; premiers résultats. Bull Acad Nat Med 141: 66-69

28 *Fant G* (1960) Acoustic theory of speech production, 'sGravenhage, Mouton, 1960.

29 *Farnsworth DW* (1940) High-speed motion pictures of the human vocal cords. Bell Telephone Records 18: 203-208

30 *Feldmann* (1994) Das Gutachten des Hals-Nasen-Ohren-Arztes. 3. Auflage, Thieme, Stuttgart, NewYork

31 *Filaire M, Mom T, Laurent S, Harouna Y, Naamee A, Vallet L, Normand B, Escande G* (2001) Vocal cord dysfunction after left lung resection for cancer. Eur J Cardiothorac Surg 20: 705-711

32 *Fourcin AJ* (1981) Laryngographic assessment of phonatory function; in Ludlow Hart. Proc. Conf. on the Assessment of Vocal Pathology. ASHA Rep 11: 116-127

33 *Frank F, Sparber M* (1970) Stimmumfänge bei Erwachsenen aus neuer Sicht. Folia Phoniatr 22: 403-412

34 *Friedrich G, Kainz J, Anderhuber F* (1988) Der Einfluss der Schildknorpelkonfiguration auf Asymmetrien des dorsalen Kehlkopfeingangspfeilers und deren Bedeutung für die Stimmfunktion. HNO 36: 241-250

35 *Friedrich G* (1996) Qualitätssicherung in der Phoniatrie. HNO 44: 401-416

36 *Friedrich G* (1998) Stimmdiagnostik in der Praxis. Logopädie 4: 8-15

37 *Friedrich G, Bigenzahn W, Zorowka P* (2005) Phoniatrie-Pädaudiologie, Verlag Hans Huber Bern, 3. Auflage

38 *Friedrich G, Bigenzahn W* (2001) Phonochirurgie – Moderne stimmverbessernde Kehlkopfchirurgie. Acta Chir Austriaca 33: 187-193

39 *Friedrich G, Kainz J, Freidl W* (1993) Zur funktionellen Struktur der menschlichen Stimmlippe. Laryngo Rhino Otol 72: 215-224

40 *Friedrich G* (2005) Basisprotokoll für die Stimmdiagnostik – Richtlinien der European Laryngological Society (ELS). logoTHEMA 3: 17-21

41 *Fröhlich M, Michaelis D, Kruse E* (1998) Objektive Beschreibung der Stimmgüte unter Verwendung des Heiserkeits-Diagramms. HNO 46: 684-689

42 *Frokjaer-Jensen B, Prutz S* (1976) Registration of voice quality. Brüel Kjaer Tech Rev

43 *Gall V, Gall D, Hanson J* (1971) Larynx-Fotokymographie. Arch Ohr Nas Kehlk Heilkd 200: 34-41

44 *Gilbert H, Weismer G* (1974) The effect of smoking on the speaking fundamental frequency of adult women. J Psycholing Res 3: 225-231

45 *Goldhan W* (1980) Kennzeichen der Sängerstimme. VEB Deutscher Verlag für Musik Leipzig

46 *Hajek M* (1891) Anatomische Untersuchungen über das Larynxödem. Langenbecks Arch klin Chir 42: 46-93

47 *Hammarberg B, Frizell B, Gauffin J, Sundberg J, Wedin L* (1980) Perceptual and acoustic correlates of abnormal voice quality. Acta otolaryngol 90: 441-451

48 *Hartman E, von Cramon D* (1984) Acoustic measurement of voice quality in central dysphonia. J Commun Disord 17: 425-440

49 *Hillmann RE, Holmberg EB, Perkell JS, Walsh M, Vaughan C* (1990) Phonatory function associated with hyperfunctionally related vocal fold lesions. J Voice 4: 52-63

50 *Hirano M* (1981) Clinical examination of voice. Springer Verlag New York

51 *Hirano* (1989) Objective evaluation of the human voice. Folia Phoniatr 41: 89-144

52 *Hirano M* (1992) Stroboscopic examination of the normal larynx. In: Blitzer A, Brian MF, Sasaki CT et al. (1992) Neurologic disorders of the larynx. Thieme Verlag, New York, 135

53 *Hogikyan ND, Sethuraman G* (1999) Validation of an instrument to measure voice-related quality of life (V-RQOL). J Voice 13: 557-569

54 *Holmberg EB, Doyle P, Perkell JS, Hammarberg B, Hillman RE* (2003) Aerodynamic and acoustic voice mearsurements of patients with vocal nodules: variation in baseline and changes across voice therapy. J Voice 17: 269-282

55 *Horii Y* (1979) Fundamental frequency perturbation observed in sustained phonation. J Speech Hear Res 22: 5-19

56 *Horii Y* (1980) Vocal shimmer in sustained phonation. J Speech Hear Res 23: 202-209

Literatur

57 Hulscher JBF, van Sandick JW, Devriese PP, van Lanschot JJB, Obertop H (1999) Vocal cord paralysis after subtotal oesophagectomy. Br J Surg 86:1583-1586

58 Iwata S, von Leden H (1970) Phonation quotient in patients with laryngeal diseases. Folia Phoniatr 22: 117-128

59 Jacobson BH, Johnson A, Grywalski C, Silbergleit A, Jacobson G, Benninger MS, Newman CW (1997) Voice Handicap Index (VHI): Development and validation. Am J Speech Lang Pathol 6: 66-70

60 Jotz GP, Cervantes O, Abrahão M, Settanni FAP, Carrara de Angelis E (2002) Noise-to-harmonics ratio as an acoustic measure of voice disorders in boys. J Voice 16: 28-31

61 Kang BH, Hsiung MW, Wang HW (2005) Possible involvment of nitric oxide and peroxynitrite in the pathogenesis of human vocal fold polyps and nodules. Eur Arch Otorhinolaryngol 262: 72-76

62 Kasuya H, Ogawa S, Kikuchi Y (1986) An adaptive comb filtering method as applied to acoustic analysis of pathological voice. ICASSP 86, Tokyo: 669-672

63 Keilmann A, Biermann G, Hörmann K (1997) CO_2-Laser versus konventionelle Mikrolaryngoskopie bei gutartigen Veränderungen der Stimmlippe. Laryng Rhino Otol 76: 484-489

64 Keilmann A, Scharfenberger M (2002/2003) Eignen sich Hochgeschwindigkeitsaufnahmen der Stimmlippen zur routinemäßigen Beurteilung des Stimmeinsatzes? In: Aktuelle phoniatrisch pädaudiologische Aspekte, Median Verlag Heiselberg, 37-40

65 Kitzing P, Akerlund L (1993) Long-term average spectrograms of dysphonic voice before and after therapy. Folia Phoniatr 45: 53-61

66 Kleinsasser O (1991) Mikrolaryngoskopie und endolaryngeale Mikrochirurgie. Schattauer Stuttgart New York

67 Klingholz F (1987) The measurement of the signal-to-noise-ratio (SNR) in continuous speech. Speech Communication 6: 15-26

68 Koike Y, Takahashi H, Calcaterra TC (1977) Acoustic measures for detecting laryngeal pathology. Acta Otolaryngol 84: 105-117

69 Koufman J, Isaacson G (1991) Voice disorders. The Otorhinolaryngologic Clinics of North America. Saunders, Philadelphia

70 Kramer H, Pérez Álvarez JC, Hacki T (1999): Stimmleistungscharakterisierende Kurventypen im Stimmbelastungstest. In: Gross M (Hrsg) Aktuelle phoniatrisch-pädaudiologische Aspekte, Band 6, Median Verlag von Killisch-Horn GmbH Heidelberg, 75-79

71 Kruse E (2004) Systematik und Klinik laryngealer Innervationsstörungen. In: Gross M, Kruse E (Hrsg) Aktuelle phoniatrisch-pädaudiologische Aspekte. Verlag videel OHG, Niebüll

72 Kruse E (1991) Funktionale Stimmtherapie – therapeutisch-konzeptionelle Konsequenz der laryngealen Doppelventilfunktion. Sprache Stimme Gehör 15: 127-134

73 Ladefoged P, McKinney NP (1963) Loudness, sound pressure and subglottal pressure in speech. J Acoust Soc Am 35: 454-460

74 Laver (1981) aus http://www.informatik.uni-frankfurt.de/~ifb/exphon/ss95/analyv_1.html)

75 von Leden H (1997) The history of phonosurgery. In: Sataloff RT (ed) Professional voice-the schience and the art of clinical care. 2nd edition ed. San Diego: Singular Publishing Group

76 Lieberman P (1961) Perturbation in vocal pitch. J Acoust Soc 33: 597-603

77 Lieberman P (1963) Some acoustic measures of the fundamental periodicity of normal and pathologic larynges. J Acoust Soc Am 35: 344-353

78 Linville SE (1987) Maximum phonational frequency range capabilities of women's voices with advancing age. Folia Phoniatr 39: 297-301

79 Luchsinger R, Arndt GE (1970) Die Stimme und ihre Störungen. Band 1 und 2, Springer Verlag Wien New York, 3. Auflage.

80 Ludlow CL, Bassich CJ, Connor NP, Coulter DC, Lee YJ (1987) The validity of using phonatory jitter and shimmer to detect laryngeal pathology. In Baer, Sasaki, Harris: Laryngeal function in phonation and respiration; College-Hill, San Diego

81 Lundy DS, Casiano RR, Sullivan PA, Roy S, Xue JW (1999) Incidence of abnormal laryngeal findings in asymptomatic singing students. Otolaryngol Head Neck Surg 121: 69-77

82 Maasz M, Keschmann L (1999) Beruf: Lehrer, Diagnose: Dysphonie. Diplomarbeit an der Akademie für den logopädisch-phoniatrisch-audiologischen Dienst des AKH Wien

Literatur

83 Marcotullio D, Magliulo G, Pietrunti St, Suriano M (2002) Exudative laryngeal disease of Reinke's space: A clinicohistopathological framing. J Otolaryngol 31: 376-380

84 Mendoza E, Muñoz, Valencia Naranjo N (1996) The long-term average spectrum (LTAS). J Voice 10: 59-66

85 Michaelis D, Gramss T, Strube HW (1995) Glottal-to-noise excition ratio – a new measure for describing pathological voices. Acta Acoustica 81: 700-706

86 Nawka T, Evans R (2005) RBH–Training und Diagnostik. WEVOS Verlag

87 Nawka T, Hosemann W (2005) Gestörte Stimme-Chirurgische Verfahren. Laryng Rhin Otol 84: S201-S212

88 Nawka T, Wiesmann U, Gonnermann U (2003) Validierung des Voice Handicap Index (VHI) in der deutschen Fassung. HNO 51: 921-929

89 Ng ML, Gilbert HR, Lerman JW (1997) Some aerodynamic and acoustic characteristics of acute laryngitis. J Voice 11: 356-363

90 Orlikoff RF, Baken JR (1990) Consideration of the relationship between the fundamental frequency of phonation and vocal jitter. Folia Phoniatr 42: 31-40

91 Orringer MB, Marshall B, Iannettoni MD (2001) Transhiatal esophagectomy for treatment of benign and malignant esophageal disease. World J Surg 25: 196-203

92 Pascher W, Spehr WE, Giffhorn A, Hansen J, Homoth R, Knipp P (1976) Larynxasymmetrie. Überlegungen zur Ätiologie und Pathogenese. In: Loebell E (Hrsg) 16. International Congress of Logopaedics and Phoniatrics. Karger, Basel

93 Patel NJ, Jorgensen C, Kuhn J, Merati AL (2004) Concurrent laryngeal abnormalities in patients with paradoxical vocal cord dysfunction. Otolaryngol Head Neck Surg 139: 686-689

94 Pierie JP, Goedegebuure S, Schuerman FABA, Leguit P (2000) Relation between functional dysphagia and vocal cord palsy after transhiatal oesophagectomy. Eur J Surg 166: 207-209

95 Plant RL (2005) Aerodynamics of the human larynx during vocal fold vibration. Laryngoscope 115: 2087-2100

96 Probst R, Grevers G, Iro H (2004) Hals-Nasen-Ohren-Heilkunde. Georg Thieme Verlag Stuttgart/New York, 2. Auflage

97 Qunjer P, Tammeling GJ, Cotes JE, Pedersen O, Peslin R, Yernault J (1993) Lung volumes and forced ventilatory flows. Report of a working party. Standardization of lung function tests, European Community of Steel and Coal. Official Statement of the European Respiratory Society. Eur Respir 16 [Suppl]: s5-s40

98 Raabe J, Pascher W (1999) Das Reinke-Ödem: Eine Untersuchung zu Fragen der Ätiologie, der Prognose und der Wirksamkeit therapeutischer Interventionen. Laryng Rhin Otol 78: 97-102

99 Rabinov CR, Kreimann J, Gerratt BR, Bielamovic S (1995) Comparing reliability of perceptual ratings of roughness and acoustic measure of jitter. J Speech Hear Res 38: 794-811

101 Reinke F (1895) Untersuchungen über das menschliche Stimmband. Fortschr Med Band 13; 12: 478

100 Reinke F (1897) Über die funktionelle Struktur der menschlichen Stimmlippe. Anatomische Hefte 9: 105-116

102 Reveiz L et al (2005) Antibiotics for acute laryngitis in adults. Cochrane Database Syst Rev 1: CD004783

103 Richter B: Biofeedback in der Stimmtherapie: Möglichkeiten und Grenzen. http://www.egms.de/en/meetings/dgpp2004/04dgpp14.shtml

104 Röcker K (2001) Vitalkapazität. Dtsch Z Sportmed 52: 295-296

105 Rothenberg M (1981) Some relations between glottal air flow and vocal fold contact area, ASHA Reports 11: 88-96

106 Rothschedl R (2002) Die Stimme im Alter. Diplomarbeit an der Akademie für den logopädisch-phoniatrisch-audiologischen Dienst des AKH Wien

107 Ruben RJ (1999) Redefining the survival of the fittest: communication disorders in the 21st century. Int J Ped Otorhinolaryngol 49: 37-38

108 Russel A, Penny L, Pemberton C (1995) Speaking fundamental frequency changes over time in women: a longitudinal study. J Speech Hear Res 38: 101-109

109 Saxman J, Burk K (1967) Speaking fundamental frequency characteristics of middle-aged females. Folia Phoniatr 19: 167-172

110 Schade G, Kirchhoff T, Hess M (2005) Geschwindigkeitsmessung der Stimmlippenbewegung. Folia Phoniatr 57: 202-215

Literatur

111 Schmidt H, Stasche N (2000) Digitale Foto- und Videodokumentation Teil 1. HNO 48: 963-971

112 Schmidt H, Stasche N (2001) Digitale Foto- und Videodokumentation Teil 2. HNO 49: 70-81

113 Schneider B, Seidner W, Wendler J, Bigenzahn W (2001) Quantitative assessment of selected stroboscopic parameters in euphonic voices. Acta Phon Lat 23: 281-291

114 Schneider B, Bigenzahn W (2002) Ergebnisse videostroboskopischer Untersuchungen an stimmlich beschwerdefreien Bewerbern für Sprechberufe. Laryng Rhin Otol 81: 894-899

115 Schneider B, Seidner W, Wendler J (2002) The relevance of stroboscopy in functional dysphonias. Folia Phoniatr 54: 44-54

116 Schneider B, Bigenzahn W (2003) Influence of glottal closure configuration on vocal efficacy in young euphonic women. J Voice 17: 468-480

117 Schneider B, Bigenzahn W (2004) Vocal risk factors for occupational voice disorders in female teacher students. Eur Arch Otorhinolaryngol 262: 272-276

118 Schneider B, Cecon M, Hanke G, Wehner S, Bigenzahn W (2004) Bedeutung der Stimmkonstitution für die Entstehung von Berufsdysphonien. HNO 52: 461-467

119 Schneider B, van Trotsenburg M, Hanke G, Bigenzahn W, Huber J (2004) Voice impairment in the menopause. The Menopause 11: 151-158

120 Schneider B, Bigenzahn W (2005) How we do it: Voice therapy to improve vocal constitution and endurance in female student teachers. Clin Otolaryngol 30: 66-71

121 Schneider B, Enne R, Cecon M, Diendorfer-Radner G, Wittels P, Bigenzahn W, Johannes B (2005) Towards the influence of vocal constitution and autonomic stress related reactivity on vocal endurance in female teacher students. J Voice [Epub ahead of print]

122 Schönhärl E (1960) Die Stroboskopie in der praktischen Laryngologie. Thieme Verlag Stuttgart

123 Schönweiler R, Hess M, Wübbelt P, Ptok M (1999/2000) Zur Unschärfe der Bewertung heiserer Stimmen: ein auditives oder ein akustisches Problem. In: Aktuelle phoniatrisch-pädaudiologische Aspekte, Band 7: 64-68

124 Schönweiler R, Wübbelt P, Hess M, Ptok M (2001) Psychoakustische Skalierung akustischer Stimmklangparameter durch multizentrisch validierte RBH-Bewertung. Laryng Rhin Otol 80: 117-122

125 Schuberth St., Hope U, Döllinger M, Lohscheller J, Eysholdt U (2002) High-precision measurement of the vocal fold length and vibratory amplitudes. Laryngoscope 112: 1043-1049

126 Schultz-Coulon HJ (1980) Die Diagnostik der gestörten Stimmfunktion. Arch Otorhinolaryngol 227: 1-169

127 Schultz-Coulon HJ, Battmer RD (1981) Die quantitative Bewertung des Sängervibratos. Folia Phoniatr 33:1-14

128 Seidner W, Schutte HK (1982) Empfehlung der UEP: Standardisierung Stimmfeldmessung/Phonetographie. HNO-Praxis 7: 305-307.

129 Seidner W, Wendler J (1997) Die Sängerstimme. Henschel Verlag Berlin, 3. erweiterte Ausgabe

130 Simberg S, Laine A, Sala E, Rönnemaa AM (2000) Prevalence of voice disorders among future teachers. J Voice 14: 231-235

131 Sinard RJ (1998) The aging voice: how to differentiate disease from normal changes. Geriatrics 53: 76-79

132 Snow V, Mottur-Pilson C, Gonzales R (2001) Principles of appropriate use for treatment of non-specific upper respiratory tract infections in adults. Ann Intern Med 134: 487-489

133 Sorensen D, Horii Y (1983) Frequency and amplitude perturbation in the voices of female speakers. J Commun Disord 16: 57-61

134 Sonninen A (1970) Phoniatric viewpoint on hoarseness. Acta Otolaryngol 263: 68-81

135 Stemple JC (1993) Voice therapy: a clinical study. Mosby Year Book. St. Luis

136 Stemple JC, Glaze LE, Gerdemann BK (1995) Clinical voice pathology. Theory and management. Singular Publishing Group, San Diego

137 Steurer M, Passler C, Denk DM, Schneider B, Niederle B, Bigenzahn W (2002) Advantages of recurrent laryngeal nerve identification in thyroidectomy and parathyroidectomy and the importance of preoperative and postoperative laryngoscopic examination in more than 1000 nerves at risk. Laryngoscope 112: 124-133

Literatur

138 *Stoicheff M* (1981) Speaking fundamental frequency characteristics of non-smoking female adults. J Speech Hear Res 24: 437-441

139 *Streim H, Pancocelli-Calzia* (1915) Inwieweit Ausmessungen von kymographischen Tonhöhen-Aufnahmen mit der Wirklichkeit übereinstimmen. Vox 25: 1-272

140 *Sundberg J, Titze I, Scherer R* (1993) Phonatory control in male singing: a study of the effects of subglottal pressure, fundamental frequency, and mode of phonation on the voice source. J Voice 7: 15-29

141 *Sundberg J* (1997) Die Wissenschaft von der Singstimme. Orpheus Verlag GmbH Bonn

142 *Sundberg J, Andersson M, Hultquist C* (1999) Effects of subglottal pressure variation on professional baritone singers' voice source. J Acoust Soc Am 105: 1965-1971

143 *Tanner K, Roy N, Ash A, Buder E* (2005) Spectral moments of the long-term average spectrum: sensitive indices of voice change after therapy. J Voice 19: 211-222

144 *Titze IR, Sundberg J* (2002) Vocal intensity in speakers and singers. J Acoust Soc Am 5: 2936-2946

145 *Titze IR* (1994) Mechanical stress in phonation. J Voice 8: 132-145

146 *Uloza V, Sareris V, Uloziene I* (2005) Perceptual and acoustic assessment of voice pathology and the efficacy of endolaryngeal phonomicrosurgery. J Voice 19: 138-145

147 *Vilkman E* (2000) Voice problems at work: A challenge for occupational safety and health arrangement. Folia Phoniatr 52: 120-125

148 *Waar CH, Damste PH* (1968) Het fonetogram. Logop Foniat 40: 198-201

149 *Wallis L, Jackson-Menaldi C, Holland W, Giraldo A* (2003) Vocal fold nodule vs. vocal fold polyp: Answer from surgical pathologist and voice pathologist point of view. J Voice 18:125-129

150 *Wendler J* (1967) Zur Bedeutung der Stimmstärke bei der stroboskopischen Untersuchung. Folia Phoniatr 19: 73-88

151 *Wendler J, Rauhut A, Krüger H* (1986) Classification of voice qualities. J Phonet 14: 483-488

152 *Wendler J, Köppen K* (1988) Schwingungsmessungen der Stimmlippen: Zur klinischen Relevanz der Stroboskopie. Folia Phoniatr 40: 297

153 *Wendler J* (1992) Stroboscopy. J Voice 6: 149-154

154 *Wendler J, Seidner W, Eysholdt U* (2005) Lehrbuch der Phoniatrie-Pädaudiologie. Georg Thieme Verlag Stuttgart New York, 4. Auflage

155 *Wuyts FL, De Bodt MS, Molenberghs G, Remarcle M, Heylen L, Millet B, Van Lierde K, Raes J, Van de Heyninhg PH* (2004) The dysphonia severity index: an objective measure of vocal quality based on a multiparametric approach. J Speech Lang Hear Res 43: 796-809

156 *Yumoto E, Gould WJ, Baer T* (1982) Harmonics-to-noise ratio as an index of the degree of hoarseness. J Acoust Soc Am 71: 1544-1550

157 *Yumoto E, Sasaki Y, Okamura H* (1984) Harmonics-to-noise ratio and psychophysical measurement of the degree of hoarseness. J Speech Hear Res 27: 2-6

158 *Zumtobel M, End A, Bigenahn W, Klepetko W, Schneider B* (2006) Reduced quality of life after thoracic surgery for unilateral vocal cord paralysis. Chirurg 30: 1586-1591

Anhang

Anhang 1

Standardtext „Der Nordwind und die Sonne" (Aesop)

Einst stritten sich Nordwind und Sonne, wer von ihnen beiden wohl der Stärkere wäre, als ein Wanderer, der in einen warmen Mantel gehüllt war, des Weges kam. Sie wurden einig, dass derjenige für den Stärkeren gelten sollte, der den Wanderer zwingen würde, seinen Mantel abzunehmen. Der Nordwind blies mit aller Macht, aber je mehr er blies, desto fester hüllte sich der Wanderer in seinen Mantel ein. Endlich gab der Nordwind den Kampf auf. Nun erwärmte die Sonne die Luft mit ihren freundlichen Strahlen und schon nach wenigen Augenblicken zog der Wanderer seinen Mantel aus. Da musste der Nordwind zugeben, dass die Sonne von ihnen beiden der Stärkere war.

Anhang 2

VOICE HANDICAP INDEX (VHI) in deutscher Fassung

	niemals	fast nie	manchmal	fast immer	immer
1. Aufgrund meiner Stimme können mich andere nur schwer hören.	○ (0)	○ (1)	○ (2)	○ (3)	○ (4)
2. In einem Raum mit Störgeräuschen werde ich von anderen nur schwer verstanden.	○ (0)	○ (1)	○ (2)	○ (3)	○ (4)
3. Meine Familie hat Schwierigkeiten, mich zu hören, wenn ich im Hause nach ihr rufe.	○ (0)	○ (1)	○ (2)	○ (3)	○ (4)
4. Ich benutze das Telefon seltener, als ich es gerne tun würde.	○ (0)	○ (1)	○ (2)	○ (3)	○ (4)
5. Aufgrund meiner Stimmstörung tendiere ich dazu, Gruppenveranstaltungen zu meiden.	○ (0)	○ (1)	○ (2)	○ (3)	○ (4)
6. Aufgrund meiner Stimmstörung unterhalte ich mich seltener mit Freunden, Nachbarn oder Verwandten.	○ (0)	○ (1)	○ (2)	○ (3)	○ (4)
7. Ich werde gebeten, mich zu wiederholen, wenn ich mich direkt mit jemandem unterhalte.	○ (0)	○ (1)	○ (2)	○ (3)	○ (4)
8. Meine Stimmstörung schränkt mein privates und soziales Leben ein.	○ (0)	○ (1)	○ (2)	○ (3)	○ (4)
9. Ich fühle mich von Unterhaltungen aufgrund meiner Stimme ausgeschlossen.	○ (0)	○ (1)	○ (2)	○ (3)	○ (4)
10. Aufgrund meiner Stimmstörung verdiene ich weniger Geld, als ich sonst verdienen würde.	○ (0)	○ (1)	○ (2)	○ (3)	○ (4)
11. Ich werde kurzatmig, wenn ich spreche.	○ (0)	○ (1)	○ (2)	○ (3)	○ (4)
12. Der Klang meiner Stimme verändert sich im Tagesverlauf.	○ (0)	○ (1)	○ (2)	○ (3)	○ (4)
13. Ich werde von anderen angesprochen, was denn bloß mit meiner Stimme los sei.	○ (0)	○ (1)	○ (2)	○ (3)	○ (4)
14. Meine Stimme klingt knarrend und trocken.	○ (0)	○ (1)	○ (2)	○ (3)	○ (4)

	niemals	fast nie	manchmal	fast immer	immer
15. Ich habe das Gefühl, mich anstrengen zu müssen, wenn ich meine Stimme einsetze.	O (0)	O (1)	O (2)	O (3)	O (4)
16. Bevor ich spreche, kann ich nicht sagen, wie meine Stimme wohl klingen wird.	O (0)	O (1)	O (2)	O (3)	O (4)
17. Ich versuche, meine Stimme zu verändern, um anders zu klingen.	O (0)	O (1)	O (2)	O (3)	O (4)
18. Ich strenge mich sehr an, um zu sprechen.	O (0)	O (1)	O (2)	O (3)	O (4)
19. Meine Stimme ist abends schlechter.	O (0)	O (1)	O (2)	O (3)	O (4)
20. Meine Stimme versagt mir mitten in der Unterhaltung.	O (0)	O (1)	O (2)	O (3)	O (4)
21. Aufgrund meiner Stimme bin ich angespannt, wenn ich mich mit anderen unterhalte.	O (0)	O (1)	O (2)	O (3)	O (4)
22. Meine Stimme scheint andere Menschen zu irritieren.	O (0)	O (1)	O (2)	O (3)	O (4)
23. Ich finde, dass andere Menschen mein Stimmproblem nicht verstehen.	O (0)	O (1)	O (2)	O (3)	O (4)
24. Mein Stimmproblem regt mich auf.	O (0)	O (1)	O (2)	O (3)	O (4)
25. Aufgrund meines Stimmproblems gehe ich seltener aus.	O (0)	O (1)	O (2)	O (3)	O (4)
26. Aufgrund meiner Stimme fühle ich mich behindert.	O (0)	O (1)	O (2)	O (3)	O (4)
27. Ich ärgere mich, wenn ich aufgefordert werde, mich zu wiederholen.	O (0)	O (1)	O (2)	O (3)	O (4)
28. Es ist mir peinlich, wenn ich aufgefordert werde, mich zu wiederholen.	O (0)	O (1)	O (2)	O (3)	O (4)
29. Aufgrund meiner Stimme fühle ich mich "unfähig".	O (0)	O (1)	O (2)	O (3)	O (4)
30. Ich schäme mich für mein Stimmproblem.	O (0)	O (1)	O (2)	O (3)	O (4)

Anhang 3

Stimmklangbeispiele für ausgewählte Patientenbeispiele*

Die dem Lehrbuch beigelegte CD enthält Stimmbeispiele von Patienten mit verschiedenen Stimmerkrankungen. Die Tracks 1-14 sollen einen Stimmklangeindruck der im Text genannten Patientenbeispiele vermitteln. Die Tracks 15 bis 24 wurden für das selbständige Üben der RBH-Beurteilung im Rahmen der Übungsbeispiele zusammengestellt. Die jeweilige Bewertung ist nicht nur in nachfolgender Tabelle, sondern auch in den Lösungensvorgaben für die Übungsbeispiele enthalten.

Sämtliche Stimmbeispiele wurden in Gruppenhörversuchen der Mitarbeiter der Klinischen Abteilung Phoniatrie-Logopädie der Univ.HNO-Klinik Wien bewertet. Entsprechend der Ergebnisse wurden Mittelwerte (MW) und Standardabweichungen (SD) berechnet, die Mittelwerte wurden entsprechend gerundet.

*Für Schnitt und Bearbeitung der Stimmbeispiele danken wir Johannes Bigenzahn.

CD-Track	Patientenbeispiel	Diagnose	Alter, Geschlecht	R	MW±SD	B	MW±SD	H	MW±SD
1	Beispiel 5	Chronische Laryngitis	29 Jahre, weiblich	2	1,6±0,5	2	1,8±0,5	2	2,0±0,0
2	Beispiel 6	Chronische Laryngitis mit Leukoplakien	44 Jahre, männlich	0	0,1±0,4	0	0,1±0,4	0	0,3±0,5
3	Beispiel 8	Reinke-Ödem vor phonochirurgischer Abtragung	74 Jahre, weiblich	3	2,8±0,5	2	1,9±0,4	3	2,8±0,5
4		Reinke-Ödem nach phonochirurgischer Abtragung		1	1,3±0,5	2	1,8±9,5	2	1,8±0,5
5	Beispiel 11	Larynxpapillomatose	21 Jahre, weiblich	2	1,6±0,5	2	1,0±0,4	2	1,9±0,4
6	Beispiel 13	Rekurrensparese links	42 Jahre, männlich	1	1,3±0,7	2	1,6±0,5	2	1,0±0,4
7	Beispiel 14	Rekurrensparese links vor Thyroplastik	56 Jahre, männlich	2	1,9±0,4	3	2,8±0,5	3	2,8±0,5
8		Rekurrensparese links nach Thyroplastik		1	1,0±0,0	0	0,3±0,5	1	1,0±0,0
9	Beispiel 23	Dysodie	57 Jahre, weiblich	0	0,0±0,0	0	0,0±0,0	0	0,0±0,0
10	Beispiel 28	Stimmlippenknötchen vor logopädischer Therapie	38 Jahre, weiblich	0	0,4±0,3	0	0,0±0,0	0	0,4±0,3
11		Stimmlippenknötchen nach logopädischer Therapie		0	0,0±0,0	0	0,0±0,0	0	0,0±0,0
12	Beispiel 29	Stimmlippenpolyp links	25 Jahre, weiblich	2	1,8±0,5	1	1,0±0,0	2	1,8±0,5
13	Beispiel 31	Stimmlippenpolyp links vor phonochirurgischer Abtragung	21 Jahre, weiblich	1	1,0±0,0	2	1,8±0,5	2	1,8±0,5
14		Stimmlippenpolyp links nach phonochirurgischer Abtragung		0	0,0±0,0	0	0,5±0,5	0	0,5±0,5
15	Übungsbeispiel 1	Rekurrensparese links	56 Jahre, männlich	3	2,9±0,4	3	2,6±0,5	3	3,0±0,0
16	Übungsbeispiel 2	Stimmlippenknötchen	19 Jahre, weiblich	2	1,9±0,4	2	1,6±0,5	2	1,9±0,4
17	Übungsbeispiel 4	Funktionelle Dysphonie mit hyperfunktioneller Komponente	20 Jahre, weiblich	1	1,3±0,5	1	1,0±0,0	1	1,3±0,5
18	Übungsbeispiel 5	Dysodie	22 Jahre, männlich	0	0,1±0,4	0	0,2±0,5	0	0,1±0,4
19	Übungsbeispiel 6	Larynxpapillomatose	28 Jahre, weiblich	2	1,8±0,4	2	1,6±0,6	2	1,8±0,5
20	Übungsbeispiel 8	Supraglottisch gelegenes Lipom	49 Jahre, männlich	1	0,6±0,5	0	0,0±0,0	1	0,6±0,5
21	Übungsbeispiel 9	Reinke-Ödem vor phonochirurgischer Abtragung	52 Jahre, weiblich	2	1,9±0,3	1	0,7±0,5	2	1,9±0,3
22		Reinke-Ödem nach phonochirurgischer Abtragung		1	1,1±0,2	0	0,0±0,0	1	1,1±0,2
23	Übungsbeispiel 10	Sulcus vocalis vor logopädischer Therapie	38 Jahre, männlich	2	2,0±0,3	0	0,0±0,0	2	2,0±0,3
24		Sulcus vocalis nach logopädischer Therapie		0	0,4±0,5	0	0,0±0,0	0	0,4±0,5

Anhang 4

KLAVIER-FREQUENZ

Halbtonstufen entsprechend der Klaviertastatur mit Angabe der deutschen Notennamen und Frequenz (in Hz)

Halbtonstufen	Notennamen	Frequenz in Hz
88	c5	4186
87	h4	3951
86	ais4/b4	3729
85	a4	3520
84	gis4/ges4	3322
83	g4	3136
82	fis4/ges4	2960
81	f4	2794
80	e4	2637
79	dis4/es4	2489
78	d4	2349
77	cis4/des4	2217
76	c4	2093
75	h3	1976
74	ais3/b3	1865
73	a3	1760
72	gis3/as3	1661
71	g3	1568
70	fis3/ges3	1480
69	f3	1397
68	e3	1319
67	dis3/es3	1245
66	d3	1175
65	cis3/des3	1109
64	c3	1047
63	h2	988
62	ais2/b2	932
61	a2	880
60	gis2/as2	831
59	g2	784
58	fis2/ges2	740
57	f2	698
56	e2	659
55	dis2/es2	622
54	d2	587
53	cis2/des2	554
52	c2	523
51	h1	494
50	ais1/b1	466
49	a1	440
48	gis1/as1	415
47	g1	392
46	fis1/ges1	370
45	f1	349
44	e1	330
43	dis1/es1	311
42	d1	294
41	cis1/des1	277
40	c1	262
39	h	247
38	ais/b	233
37	a	220
36	gis/as	208
35	g	196
34	fis/ges	185
33	f	175
32	e	165
31	dis/es	156
30	d	147
29	cis/des	139
28	c	131
27	H	123
26	Ais/B	117
25	A	110
24	Gis/As	104
23	G	98
22	Fis/Ges	92
21	F	87
20	E	82
19	Dis/es	78
18	D	73
17	Cis/Des	69
16	C	65
15	H1	62
14	Ais1/B1	58
13	A1	55
12	Gis1/As1	52
11	G1	49
10	Fis1/Ges1	46
9	F1	44
8	E1	41
7	Dis1/Es1	39
6	D1	37
5	Cis1/Des1	35
4	C1	33
3	H2	31
2	Ais2/B2	29
1	A2	28

Stichwortverzeichnis

A

Abtastrate 122
Abtasttiefe 123
Aerodynamische Messungen 57, 60, 61
Akustische Messungen 57, 119
Amplitude, maximale 82
Antiformant 36
Aphonie 11, 89, 115
Arbeitshyperämie 155, 229
Artikulation 29, 37, 44
Atemformen 30
Atemkapazitäten 61
Atemvolumina 61
Atemzugsvolumen 61
Auflösung 122

B

Berufsdysphonie 6
Beugung 26
Biofeedback 21
Body-Cover-Modell 32
Bodyplethysmographie 63
Brechung 26

C

CAPE-V 116
Cepstrum-Analyse 142

D

Digitalisierung 122
Druck, subglottischer 71
dynamischer Akzent 146
Dysodie 221
Dysphonia Severity Index, DSI 148
Dysphonie 11
Dysphonie-Index n. Friedrich 148

E

Elektroglottographie 95
Endoskop 74
Erythroplakie 157
Euphonie 11

F

Fast Fourier Transformation 134
Feedback 21
FFT, siehe Fast Fourier Transformation 134
Formant 29, 36, 140
Formanttuning 46
Forteverlust 214, 215
funktionelle Dysphonie 6, 11, 12, 73, 85, 213
funktionelle Phonationsverdickungen 14, 19, 109, 221, 227

G

Geräusch 24
Glottal to Noise Excitation Ratio, GNE 128
Glottisschluss 57, 59, 83
Göttinger Heiserkeitsdiagrammn 128
GRBAS-Skala 112
Greisendiskant 210
Grundfrequenz 34, 145
Gutachten, medizinische 251

H

Harmonics-to-Noise-Ratio 57, 129
Heiserkeitsdiagramm 128
Hochgeschwindigkeitskinematographie 91
Hypofunktion, konstitutionelle 13, 218

I

Intubationsgranulom 199
Intubationsschaden 199

J

Jitter 124, 131

K

Kardinalvokale 39
Klang 24
Klimakterium 205
Kommunikation 3, 148
Konsonanten 38, 139
Kontaktgranulom 241
Kontaktulkus 241
Kymographie 91, 94

L

Lärmheiserkeit 219
Laryngitis, akute 153
Laryngitis, chronische 156
Laryngostroboskopie 57, 59
Larynxkarzinom 176
Larynxpapillomatose 172
Lebensqualität 159, 188
Leistungsspektrum 135, 136
Leukoplakie 157, 161
Linear Predictive Coding 141
Logopädie 9
Long Term Average Spektrum, LTAS 142
Lungenfunktionsdiagnostik 62
Lupenlaryngoskopie 74

M

melodischer Akzent 146
Menopause 206
Multi Dimensional Voice Program, MDVP 130
Mutation 201
Mutationsdysphonie 201
Mutationsfistelstimme 201

N

N.laryngeus inferior 180
N.laryngeus superior 182

O

Oberton 24, 29, 34, 99, 222
Offenzeit 85
Öffnungsphase 84, 213
organische Dysphonie 12, 85, 153
Oszillogramm 121

P

Pachydermie 157
Periode 23
Periodenkorrelation 126
Periodizitätsanalysen 54
Perzeption 57, 59
Phonation 3,
Phonationsassoziierte Stimmlippenveränderungen, siehe Phonationsverdickungen 14
Phonationsquotient 68
Phonationsverdickungen 6, 9, 15, 83, 85, 86, 235,

Phoniatrie 4
Phonochirurgie 15
Pianoverlust 109, 252
Plosive 38
Pneumographie 70
Pneumotachographie 63
Präkanzerosen 157, 161
Presbyakusis 208
Presbyphonie 207
Prosodie 117, 144

Q

Qualitätssicherung 10,

R

Randkantenverschieblichkeit 82
Randödem 230
Raumakustik 27, 51
RBH-Klassifikation 114
Reflexion 26
Refluxlaryngitis 169
Register 43, 47
Reinke-Ödem 165
Reservevolumen 61
Residualkapazität 61
Rohschall 29

S

Sanduhrglottis 59, 83, 233, 234, 249
Sängerformant 22, 48, 217, 245
Sängerknötchen 233
Schall 23
Schalldruckpegel 88, 97
Schallquelle 24, 25, 27
Schließungsphase 84
Schlussphase 83, 213
Schreiknötchen 233
Schwingung 23
Shimmer 60, 109, 126, 128, 131
Shutter-Technik 90
Signalaufnahme 120
Singen 43, 45, 51, 155, 221
Singstimme 45
Sonagraphie 136
Soorinfektion 164
Spektralanalyse 134

Stichwortverzeichnis

Spektrogramm 104, 134, 135, 141
Spektrum 24, 29, 36, 48, 51, 135, 139, 140, 142
Spektrumbilanz 143
Spirometrie 63, 68
Sprechen 43
Sprecherziehung 44
Sprechstimme 43
Stimmbelastungstest 105
Stimmberufe 5
Stimmfeldmessung 97
Stimmlagen 49, 224
Stimmlippenhämatom 197
Stimmlippenknötchen 15, 233
Stimmlippenlähmung 180
Stimmlippenpolyp 15, 238
Stimmlippenschwingung 33
Stimmlippenzyste 194
Stimmsignalaufnahmen 120
Stimmstörungen 11
Stroboskopie 20, 53, 55, 57, 78, 213, 249
Sulcus vocalis 191
s/z-Ratio 60, 69

T

Tauglichkeit, stimmliche 18, 243
Teleangiektasie 197
Timbre 47
Tonhaltedauer, maximale 67
Tremolo 49

V

Vibrato 49
Videostrobokymographie 90
Visuelle Analogskalen 149
Vitalkapazität 62
Voice Handicap Index 150
Vokalausgleich 46
Vokale 33, 36, 38, 44, 46, 51, 112, 128, 140, 141
Vokalformanten 40
Vokaltrakt 29, 33, 34, 35, 46, 82, 142, 208,

W

Welle 24

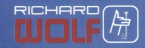

spirit of excellence

The visible voice

Wolf hat ein neues digitales Aufzeichnungsverfahren entwickelt, das die Möglichkeiten moderner Video-Technologie in der laryngoskopischen Diagnostik nutzbar macht. Stimmbandschwingungen werden mit bis zu 4000 Bildern pro Sekunde aufgezeichnet und können unabhängig von einem Mikrophonsignal dargestellt und ausgewertet werden. Erstmals sind präzise Diagnosen auch bei Patienten „ohne Stimme" möglich. Die High-Speed ENDOCAM von Wolf – eine Gesamtlösung für hochauflösende Bildgebung und exakte Bewegungsanalyse.

High-Speed ENDOCAM 5562

Laryngoskopisches Diagnose-System

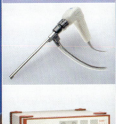

info@richard-wolf.com · www.richard-wolf.com

RICHARD WOLF GmbH · D-75434 Knittlingen · Postfach 1164 · Telefon +49 70 43 - 35-0 · Telefax +49 70 43 - 3 53 00
Belgien/ Niederlande · Deutschland · Frankreich · Indien · Österreich · UK · USA · V.A.E.

EndoSTROB
The New Generation

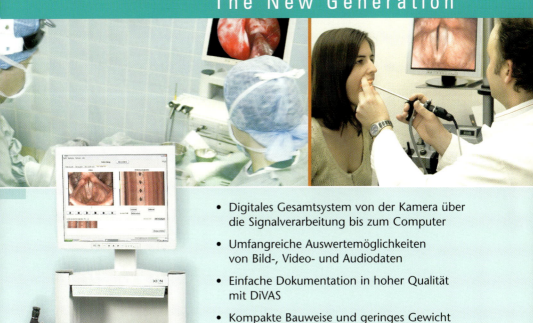

- Digitales Gesamtsystem von der Kamera über die Signalverarbeitung bis zum Computer
- Umfangreiche Auswertemöglichkeiten von Bild-, Video- und Audiodaten
- Einfache Dokumentation in hoher Qualität mit DiVAS
- Kompakte Bauweise und geringes Gewicht ermöglichen platzsparende Lösungen

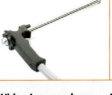 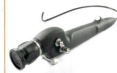

Video-Laryngoskope
Die XION-Video-Laryngoskope integrieren Optik, Kamerachip und Mikrofon in einem optimal handhabbaren Instrument. Es ist mit nur einem Kabel mit der Endo-STROB-Steuereinheit verbunden.

Endoskope
Die XION-Endoskope für Ohr, Nase und Nasennebenhöhlen sind sehr robust und langlebig.
Das qualitativ hochwertige optische System bietet eine große Detailtreue.

Nasopharyngoskope
Die XION-Nasopharyngoskope liefern große und helle Bilder bester Auflösung. Sie sind ergonomisch optimal geformt, entwickelt für die notwendige Feinfühligkeit im täglichen Routineeinsatz und ein ermüdungsfreies Arbeiten.

XION GmbH
Pankstraße 8-10, 13127 Berlin, Deutschland
Tel +49 (0)30-47 49 87-0
Fax +49 (0)30-47 49 87-11
info@xion-medical.com
www.xion-medical.com

NEUROTH MEDICAL DIVISION

Vertrieb in Österreich:
Neuroth AG, Wiedner Hauptstraße 120, 1050 Wien
Tel 01-5455013
Fax 01-5455013-500
MedTech-Wien@Neuroth.at

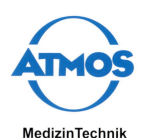

MedizinTechnik

Akustische Stimmanalyse von ATMOS – ATMOS Voice

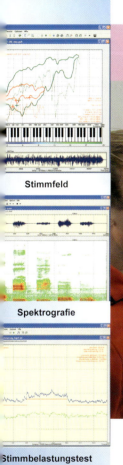

Stimmfeld

Spektrografie

Stimmbelastungstest

Analyse von Videostroboskopiedaten

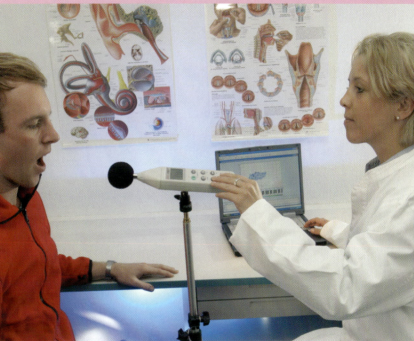

ATMOS Voice – Die bedienerfreundliche Lösung für HNO-Praxis und Phoniatrie!

- Schnelle Aufzeichnung von Stimmfeldern auch durch die Helferin
- Schneller Screening Test (DSI)
- Göttinger Heiserkeitsdiagramm (GHD)
- Stimmbelastungstest
- Spektrografie, Jitter, Shimmer, Sängerformant
- Import und Analyse von Videostroboskopieergebnissen
- Einbindung in die Praxissoftware

Bitte fordern Sie weitere Informationen an:

ATMOS MedizinTechnik GmbH & Co. KG
Ludwig-Kegel-Str. 16 · 79853 Lenzkirch / Germany
Tel: +49 7653 689-370 · Fax: +49 7653 68986-370
HNO@atmosmed.de · www.atmosmed.de

SpringerMedizin

Norbert Faller

Atem und Bewegung

Theorie und 100 praktische Übungen

Geleitwort von Norbert Vetter.
2006. XII, 237 Seiten. Mit zahlreichen Abbildungen.
Broschiert **EUR 29,80**, sFr 46,–
ISBN 978-3-211-25218-5

Atem und Bewegung gehören zu den Grundlagen des Lebens und sind von Natur aus eng miteinander verbunden. Durch Atem und Bewegung können sowohl die Gesundheit und die Entwicklung des Menschen gefördert als auch die Behandlung von Störungen und Erkrankungen unterstützend begleitet werden. Im Theorieteil des Buches beschreibt der Autor die ganzheitlichen Aspekte des Atems, die wichtigsten Grundlagen der Arbeit mit Atem und Bewegung sowie 17 spezielle Anwendungsbereiche, wie etwa zur Gesundheitsförderung zuhause oder im Büro, bei Rückenbeschwerden, Stress oder Atemerkrankungen. Der zweite und größte Teil des Buches ist überaus praxisorientiert aufgebaut. 100 Übungen werden vorgestellt und beschrieben – wie sie ablaufen und was sie bewirken. Im letzten Teil des Buches wird Wissenswertes zur Anatomie und Physiologie der Atmung leicht verständlich erläutert. Das Buch bietet jedem Menschen eine gute Hilfe im Alltag und ist für alle im Gesundheitsbereich Tätigen sehr empfehlenswert.

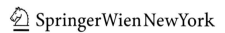

P.O.Box 89, Sachsenplatz 4–6, 1201 Wien, Österreich, Fax +43.1.330 24 26, books@springer.at, **springer.at**
Haberstraße 7, 69126 Heidelberg, Deutschland, Fax +49.6221.345-4229, SDC-bookorder@springer.com, springer.com
P.O. Box 2485, Secaucus, NJ 07096-2485, USA, Fax +1.201.348-4505, service@springer-ny.com, springer.com
Preisänderungen und Irrtümer vorbehalten.